WTG ExPres

WTG ExPres

Mw. mr. H.H.M. Debets
Mw. mr. K. Schroten

Gezondheidswetgeving in de praktijk

Redactie:
mr. R.N. van Donk
prof. mr. J.C.J. Dute
mr. dr. H.E.G.M. Hermans
mr. dr. J.J.M. Linders

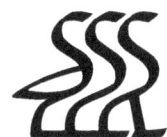

Bohn Stafleu van Loghum
Houten 2005

© 2005 Bohn Stafleu van Loghum, Houten
Alle rechten voorbehouden. Niets uit deze uitgave mag worden verveelvoudigd, opgeslagen in een geautomatiseerd gegevensbestand, of openbaar gemaakt, in enige vorm of op enige wijze, hetzij elektronisch, mechanisch, door fotokopieën, opnamen, of enig andere manier, zonder voorafgaande schriftelijke toestemming van de uitgever.

Voorzover het maken van kopieën uit deze uitgave is toegestaan op grond van artikel 16b Auteurswet 1912 j° het Besluit van 20 juni 1974, Stb. 351, zoals gewijzigd bij Besluit van 23 augustus 1985, Stb. 471 en artikel 17 Auteurswet 1912, dient men de daarvoor wettelijk verschuldigde vergoedingen te voldoen aan de Stichting Reprorecht (Postbus 3060, 2130 KB Hoofddorp). Voor het overnemen van (een) gedeelte(n) uit deze uitgave in bloemlezingen, readers en andere compilatiewerken (artikel 16 Auteurswet 1912) dient men zich tot de uitgever te wenden.

Samensteller(s) en uitgever zijn zich volledig bewust van hun taak een zo betrouwbaar mogelijke uitgave te verzorgen. Niettemin kunnen zij geen aansprakelijkheid aanvaarden voor onjuistheden die eventueel in deze uitgave voorkomen

ISBN 90 313 4658 6
NUR 825

Ontwerp binnenwerk: TEFF, Peter Matthias Noordzij, Hurwenen
Ontwerp omslag: designwork-bno, Deventer
Automatische opmaak: Alfabase, Alphen aan den Rijn

Bohn Stafleu van Loghum
Het Spoor 2
Postbus 246
3990 GA Houten
www.bsl.nl

Distributeur in België:
Standaard Uitgeverij
Belgiëlei 147a
2018 Antwerpen
www.standaarduitgeverij.be

Woord vooraf

De WTG ExPres is per 1 februari 2005 in werking getreden en brengt een aantal wijzigingen in de Wet tarieven gezondheidszorg (WTG) aan. De naam WTG ExPres staat voor het opnemen van een experimenteermogelijkheid in de WTG en het faciliteren van prestatiebekostiging.

De WTG ExPres vormt een onderdeel van de diverse maatregelen van de overheid om het vastgelopen stelsel van centraal aanbodsturing te vervangen door een decentraal vraaggericht stelsel. Het instrumentarium van de WTG ExPres bevordert de liberalisering van de prijsvorming in de gezondheidszorg via op maat gesneden tarief- en/of prestatieregulering. Naast de WTG ExPres is en wordt door de overheid ook op andere wijze gewerkt aan het ombouwen van het aanbodgerichte stelsel in de richting van een vraaggericht stelsel. In het overzicht verwante wetgeving wordt deze regelgeving weergegeven.

Met de inwerkingtreding van de WTG ExPres, is het mogelijk geworden diagnosebehandelingcombinaties met 'vrije tarieven', waarbij ziekenhuizen en ziektekostenverzekeraars zelf de prijs kunnen bepalen, in te voeren. Dat is overigens niet de enige verdienste van de WTG ExPres, maar wel een op dit moment zichtbaar resultaat daarvan. De wet geeft daarmee een aanzet voor beleid dat gericht is op een meer prestatiegerichte bekostiging van de zorg. In combinatie met de Wet Herziening overeenkomstenstelsel zorg (Wet HOZ), welke een aanpassing behelst van de Ziekenfondswet en de AWBZ, kan de weg ingeslagen worden naar een zorgstelsel met prikkels voor concurrentie binnen bepaalde wettelijke kaders (gereguleerde marktwerking).

Voldoende redenen aldus om een apart boek voor de WTG ExPres te maken. Het boek beschrijft de aanpassingen als gevolg van de WTG ExPres, maar geeft ook uitleg over de 'klassieke' WTG-tariefregulering. Dat is nodig omdat de WTG ExPres op onderdelen een wijziging van de WTG behelst. Voor een goed begrip van deze wijzigingen is inzicht in de werking van de

WTG ten algemene vereist. Ter adstructie hiervan is ook, daar waar nuttig bevonden, karakteristieke jurisprudentie uit het verleden opgenomen. Jurisprudentie op basis van de aanpassingen die voortvloeien uit de WTG ExPres is nog niet voorhanden.

Met de WTG Expres is een opstap gemaakt naar wetgeving die naast tariefregulering ook vrije prijsvorming en het toezicht daarop mogelijk maakt. Het zeer recent ingediende wetsvoorstel Wet marktordening gezondheidszorg (WMG) integreert beide vormen van prijsvorming en koppelt daaraan ook een nieuw zelfstandig bestuursorgaan: de Zorgautoriteit. Net na het afsluiten van de tekst van dit boek is het wetsvoorstel WMG aan de Tweede Kamer aangeboden. De contouren van deze wet waren voorheen echter al zichtbaar. Deze zijn daarom ook beschreven in hoofdstuk 6.

Het tarievenstelsel in de gezondheidszorg is sterk in beweging. Het boek geeft zicht op het kader waarbinnen dit proces zich afspeelt en de redactie van Gezondheidszorgwetgeving in de praktijk voorziet dat het boek daarmee in een behoefte van de praktijk voorziet, zowel voor juristen als niet-juristen.

Namens de redactie,
 Hans Linders
 juli 2005

Inhoud

Woord vooraf		**V**
1	**Overzicht verwante wetgeving**	**1**
2	**Doelen van de WTG ExPres**	**5**
3	**Wordingsgeschiedenis WTG ExPres**	**9**
4	**Tariefregulering op basis van de WTG: het klassieke juridische kader**	**13**
4.1	Inleiding	13
4.1.1	Doelen WTG	14
4.1.2	Goedkeuring en vaststelling van tarieven	14
4.1.3	Beleidsregels als toetsingskader voor CTG/ZAio	15
4.1.4	Besluit werkingssfeer WTG	18
4.1.5	Welke prestaties?	19
4.1.6	Toezicht WTG en strafbaarheid tariefovertredingen	20
4.1.7	Rechtsbescherming	20
4.2	Jurisprudentie	21
4.2.1	Inleiding	21
4.2.2	Beleidsregels als grondslag	21
4.2.3	Inherente afwijkingsbevoegdheid	24
4.2.4	Orgaangerichte benadering	27
4.2.5	Tariefmaatregelen op grond van macrobudgettaire overwegingen	29
5	**Juridisch instrumentarium WTG ExPres**	**33**
5.1	WTG ExPres	33
5.2	Beheerste en soepele invoering prestatiebekostiging	34
5.2.1	Prestatiebekostiging	34
5.2.2	Tariefsoorten	37

5.3	Experimenten	40
5.4	Voorkoming van fraude	44
5.4.1	Artikel 2 van de WTG (verbodsbepaling)	44
5.4.2	Nadere regels: administratie-, bekendmakings- en declaratievoorschriften	45
5.4.3	Bestuursrechtelijke handhaving	49
5.4.4	Document Bestuursrechtelijke handhaving CTG/ZAio	51
5.4.5	Meldpunt onregelmatige declaraties (artikel 29d)	52
5.5	Voorkomen van onnodige bureaucratie	53
5.5.1	Procedurele wijzigingen	53
5.5.2	Informatie-uitwisselingsbepalingen	55
5.5.3	Informatievoorschriften	55
6	**Overige wet- en regelgeving**	**59**
6.1	Van CTG/ZAio naar Zorgautoriteit	59
	Literatuur	**63**
Bijlage 1	**Tekst WTG ExPres (Stb. 2005, 24)**	**65**
Bijlage 2	**Geconsolideerde tekst Wet tarieven gezondheidszorg**	**77**
Bijlage 3	**Besluit Werkingssfeer WTG 1992**	**97**
Bijlage 4	**Wetsvoorstel Wet Marktordening gezondheidszorg (TK 2004-2005, 30 186, nr. 2)**	**103**
Bijlage 5	**Tariefgrondslagenschema**	**149**
Bijlage 6	**WTG evaluatie (TK 1999-2000, 27 156, Notitie over de Wet tarieven gezondheidszorg, nrs. 1 en 2)**	**153**
	Bijlage I	205
	Bijlage II	208
	Bijlage III	218
	Bijlage IV	220
Bijlage 7	**Document Bestuursrechtelijke handhaving**	**229**
Bijlage 8	**Briefwisseling VWS-COTG over de relatie tussen de Wet BIG en de werkingssfeer van de WTG**	**235**

Bijlage 9 **Circulaire en beleidsregel algemene**
bepalingen experimenten **249**
Circulaire 250
Beleidsregel bijlage bij circulaire 257

1 Overzicht verwante wetgeving

In dit hoofdstuk staat een overzicht van de wetten die betrekking hebben op het thema van dit boek.

Wijziging van de Wet tarieven gezondheidszorg in verband met experimenten, prestatiebekostiging en enige andere maatregelen (WTG ExPres) (Stb. 2005, nr. 24)

De wet is per 1 februari 2005 in werking getreden. De WTG ExPres kent vier sporen. Deze sporen zijn:
– het mogelijk maken van experimenten,
– het beheerst en soepel invoeren van prestatiegerichte bekostiging,
– het voorkomen van onnodige bureaucratie dan wel het terugdringen van administratieve lasten,
– het tegengaan van fraude.

De naam WTG ExPres is ontleend aan het scheppen van mogelijkheden voor experimenten en het faciliteren van prestatiebekostiging.

De WTG ExPres beoogt de mogelijkheden van de overheid om aan het perspectief van gereguleerde marktwerking vorm te geven te vergroten door een uitbreiding van het WTG-instrumentarium. Via dit uitgebreide WTG-instrumentarium is het mogelijk de liberalisering van de prijsvorming in de gezondheidzorg te bevorderen via op maat gesneden tarief- en/of prestatieregulering, die afhankelijk is van de verschillende deelmarkten in de gezondheidszorg. De wijzigingen kunnen enerzijds de transitie van aanbodsturing naar vraagsturing bevorderen waardoor in de zorg de behoeften van patiënten en cliënten meer centraal komen te staan. Anderzijds wordt met enkele wijzigingen een nadrukkelijker accent gelegd op de eigen verantwoordelijkheid van partijen (zorgaanbieders, ziektekostenverzekeraars e.d.) in de zorg.

Wijziging van de Ziekenfondswet, de Algemene Wet Bijzondere Ziektekosten en enkele andere wetten, in verband met herziening van het overeenkomstenstelsel in de sociale ziektekostenverzekering alsmede enkele andere wijzigingen (Wet herziening overeenkomstenstelsel zorg) (Stb. 2005, nr. 27)

Deze wet is per 1 februari 2005 in werking getreden. De wet brengt wijzigingen aan in het overeenkomstenstelsel van de Ziekenfondswet (ZFW) en de Algemene Wet Bijzondere Ziektekosten (AWBZ). Het betreft in hoofdlijnen:
- de afschaffing van de landelijk geldende uitkomsten van overleg en modelovereenkomsten in de Ziekenfondswet en de AWBZ,
- de afschaffing van de (omgekeerde) contracteerplicht voor bij of krachtens algemene maatregel van bestuur (AMvB) te bepalen vormen van zorg of categorieën van zorginstellingen,
- het wegnemen van (formele) belemmeringen voor zorgaanbieders gevestigd in een ander EU- of EER-land of in een verdragsland om zorg aan Nederlandse verzekerden te leveren.

De toepassing van de tweede bepaling houdt mede verband met het overheidsbesluit om op beperkte schaal de prijsvorming van de ziekenhuiszorg vrij te laten. In het model van gereguleerde concurrentie heeft de (omgekeerde) contracteerplicht plaatsgemaakt voor selectieve onderhandelingen, dragen zorgaanbieders zelf verantwoordelijkheid voor hun investeringsbeslissingen en zijn prijzen een afspiegeling van de kosten.

Bij Besluit van 25 januari 2005 is de (omgekeerde) contracteerplicht voor bij Ministeriële Regeling aan te wijzen diagnosebehandelingcombinaties (DBC's) opgeheven (Stb. 2005 nr. 43). Op basis van deze AMvB is de Regeling vrij onderhandelbare DBC's vastgesteld. Op basis van deze regeling is voor die vormen van medisch specialistische zorg waarvoor vrije tarieven gelden de (omgekeerde) contracteerplicht opgeheven.

Vereenvoudiging van het stelsel van overheidsbemoeienis met het aanbod van zorginstellingen (Wet toelating zorginstellingen) (EK 2004-2005, 27 659)

De voorgenomen inwerkingtredingsdatum van de wet was 1 januari 2005. Volgens de huidige planning zal het wetsvoorstel in september 2005 in de Eerste Kamer worden behandeld en is het de bedoeling dat de wet per 1 januari 2006 in werking treedt. De Wet toelating zorginstellingen (WTZi) vervangt de Wet ziekenhuisvoorzieningen en het toelatingenregime ZFW en AWBZ. Doel van de WTZi is de vereenvoudiging van het stelsel van overheidsbemoeienis met het aanbod van zorginstellingen. De wet past in het streven van de overheid om over te gaan van aanbod- naar vraagregulering en biedt een kader voor beleids- en besluitvorming ten aanzien van zorginstellingen. In de WTZi is het proces van zorgverlening zelf, waarbij 'bouw' een van de elementen is, het aangrijpingspunt voor de vormgeving van de zorginfrastructuur. De rol van partijen (zorgaanbieders en ziektekostenverzekeraars) die functioneel bij de zorg zijn betrokken, wordt versterkt. De verschuiving van verantwoordelijkheid naar partijen leidt ertoe dat de beoordeling van initiatieven van instellingen door de minister van VWS en het College voor zorgverzekeringen (gefaseerd) globaler van aard wordt en de overheidsbemoeienis beperkt blijft tot het borgen van publieke belangen. Dit leidt tot een in algemenere termen geformuleerd beleidskader en een ruimere omschrijving van de inhoud van toelatingen. De vrijheid van handelen van de instellingen neemt daardoor toe.

De minister van VWS heeft in maart 2005 een brief 'Transparante en integrale tarieven in de gezondheidszorg' over het kapitaallastenvraagstuk bij zorginstellingen aan de Tweede Kamer aangeboden (TK 2004-2005, 27 659, nr. 52). Op grond hiervan zal rond 2010 het bouwregime zijn afgeschaft.

Wet houdende regels inzake de marktordening, doelmatigheid en beheerste kostenontwikkeling op het gebied van de gezondheidszorg (Wetsvoorstel Wet marktordening gezondheidszorg)

De minister van VWS heeft bij brief van 10 september 2004 aan de Eerste en Tweede Kamer het wetsvoorstel aangekondigd dat de instelling van de Nederlandse Zorgautoriteit (NZa)[1] regelt. Dit wetsvoorstel is op 18 juli 2005 aan de Tweede Kamer aangeboden. De NZa heeft als taak toezicht te houden op de markten van zorgverlening, zorginkoop en zorgverzekering. Ook houdt de NZa toezicht op de uitvoering van de nieuwe standaardverzekering voor curatieve zorg (krachtens de Zorgverzekeringswet) en de AWBZ. De NZa oefent specifiek (markt)toezicht uit om die markten in de gezondheidszorg waar nog geen daadwerkelijke concurrentie is te stimuleren. Daartoe beschikt de NZa over instrumenten om marktverstorende gedragingen te voorkomen of te bestrijden en marktwerking te bevorderen. Het algemene, voornamelijk repressieve, mededingingstoezicht is geen taak voor de NZa, maar wordt uitgeoefend door de Nederlandse Mededingingsautoriteit (NMa). Bij inwerkingtreding van de Wet marktordening gezondheidszorg wordt de WTG ingetrokken. Zie over dit onderwerp verder paragraaf 6.1.

Richtsnoeren NMa/Mededingingswet

Op 26 oktober 2002 zijn de door de NMa vastgestelde 'Richtsnoeren voor de zorgsector' in werking getreden (Stb. 25 oktober 2002, nr. 206). Met behulp van die richtsnoeren kunnen zorgaanbieders, ziektekostenverzekeraars en andere ondernemers in de zorgsector zelf hun samenwerkingsvormen en gedragingen toetsen aan de Mededingingswet.

---

[1] *CTG/ZAio wordt omgevormd tot NZa. Tevens zal het College toezicht zorgverzekeringen (CTZ) in de NZa opgaan.*

Zorgverzekeringswet (Stb. 2005, nr. 358)

Inmiddels is de Zorgverzekeringswet, waarin een sociale verzekering voor geneeskundige zorg ten behoeve van de gehele bevolking wordt geregeld, vastgesteld. De bedoeling is dat deze wet per 1 januari 2006 in werking treedt. De inwerkingtreding van de Zorgverzekeringswet wordt geregeld bij koninklijk besluit. De wet voorziet in één wettelijk verzekeringsregime voor alle ingezetenen van Nederland. Deze verzekering wordt uitgevoerd door privaatrechtelijke zorgverzekeraars. In het algemeen belang zullen deze verzekeraars bij de uitvoering van de verzekering worden gebonden door sociale randvoorwaarden, zoals een acceptatieplicht, een wettelijk bepaald verzekeringspakket, een gelijke nominale premie ongeacht leeftijd en ziekterisico en een wettelijk geregeld toezicht. Ten opzichte van hun verzekerden hebben de zorgverzekeraars een zorgplicht waar zij invulling aan kunnen geven hetzij via het sluiten van overeenkomsten met zorgaanbieders (naturavariant) hetzij via een restitutievariant. Bij de restitutievariant bestaat de zorgplicht van de zorgverzekeraars erin er voor te zorgen dat verzekerden de voor hen benodigde zorg daadwerkelijk kunnen krijgen. Dit laatste kan een bemiddelende rol van de zorgverzekeraar vergen.

Invoerings- en aanpassingswet Zorgverzekeringswet (EK 2004-2005, 30 124)

Op 30 juni 2005 is de Invoerings- en aanpassingswet Zorgverzekeringswet betreffende de invoering van de Zorgverzekeringswet en de aanpassing van overige wetten aan die wet aan de Eerste Kamer aangeboden. Dit wetsvoorstel bevat tevens een aantal wijzigingen van de Wet tarieven gezondheidszorg. In artikel 5.2 van dit wetsvoorstel is geregeld dat de inwerkingtreding plaatsvindt bij koninklijk besluit en dat het tijdstip van inwerkingtreding per artikel of onderdeel van de wet verschillend kan zijn.

Nieuw is dat CTG/ZAio afwijzend kan beslissen op tarief- dan wel prestatiebeschrijvingsverzoeken van een zorgaanbieder en/of ziektekostenverzekeraar, indien de goedkeuring of vaststelling van het tarief of de prestatiebeschrijving leidt tot een prestatiebeschrijving die in strijd is met het recht of met het belang van de volksgezondheid. Onder strijd met het recht wordt aldus de toelichting onder andere verstaan strijd met de wettelijke doelstellingen van de WTG. Onder strijd met het belang van de volksgezondheid wordt verstaan strijd met het beleid of het ontbreken van financiële middelen. Een voorbeeld van strijd met het belang van de volksgezondheid is de mogelijke inbreuk die gemaakt zou kunnen worden op het systeem van diagnosebehandelingcombinaties in de curatieve zorg. Daarbij gaat het dan om het behoud van een transparant aanbod van prestaties waarover ziektekostenverzekeraars en patiënten met aanbieders van die prestatie kunnen onderhandelen. Met de voorgestelde aanpassingen van de WTG kan CTG/ZAio voorstellen die daarop een inbreuk maken, afwijzen.

2 Doelen van de WTG ExPres

De WTG ExPres vergroot de mogelijkheden van de overheid om aan het perspectief van gereguleerde marktwerking vorm te geven door een uitbreiding van het WTG-instrumentarium. De wijzigingen kunnen enerzijds de transitie van aanbodsturing naar vraagsturing bevorderen waardoor in de zorg de behoeften van patiënten en cliënten meer centraal komen staan. Anderzijds wordt met enkele wijzigingen een nadrukkelijker accent gelegd op de eigen verantwoordelijkheid van partijen in de zorg. De overheid blijft de toegankelijkheid, betaalbaarheid en kwaliteit van de zorg garanderen.

De WTG ExPres kent daartoe vier sporen. Deze sporen zijn:
1 de mogelijkheid tot het houden van experimenten,
2 de invoering van prestatiegerichte bekostiging,
3 de vermindering van de administratieve lastendruk,
4 het tegengaan van fraude.

De eerste twee sporen bieden, aldus de Memorie van Toelichting, de mogelijkheden om snel, soepel en beheerst de overheidsbemoeienis met de prijsvorming los te laten, terwijl het voor de overheid mogelijk blijft om bij te sturen. Door speelruimte te bieden aan zorgaanbieders en ziektekostenverzekeraars en onnodige overheidsregulering (administratieve lasten) te schrappen, ontstaat meer ruimte voor de eigen verantwoordelijkheid van partijen (derde spoor). De WTG ExPres voorziet bovendien in een wettelijke basis voor gegevensuitwisseling tussen het College tarieven gezondheidszorg (CTG/ZAio) en de NMa respectievelijk het Staatstoezicht op de volksgezondheid als bedoeld in de gezondheidswet (IGZ), hetgeen bijdraagt aan de afstemming van hun activiteiten en aan het verminderen van de informatielast bij de bevraagden (eveneens spoor drie). De fraudemaatregelen van de wet (vierde spoor) beogen de eigen verantwoordelijkheid van zorgaanbieder en ziektekostenverzekeraar ten aanzien van het voeren van een goede administratie te stimuleren. Hiermee wordt het opsporen van fraude eenvoudiger dan wel zijn zorgaanbieder en ziektekostenverzekeraar in staat zelf tijdig kennelijke verschrijvingen/misslagen inzake tarieven te corrigeren.

De stap naar marktwerking in het zorgstelsel moet, aldus de Memorie van Toelichting, leiden tot een doelmatiger en meer op de wensen van de cliënt gerichte sturing van de zorg. Voor gereguleerde marktwerking is het van belang dat er voldoende zorgaanbod is en dat zorgaanbieders en ziektekostenverzekeraars hiervoor zoveel mogelijk ruimte krijgen en eigen verantwoordelijkheid gaan dragen. De WTG ExPres beoogt op het terrein van de prijsvorming in de gezondheidszorg liberalisering te bevorderen dan wel te bewerkstelligen, afhankelijk van de mogelijkheden op de verschillende deelmarkten in de gezondheidszorg.

In de gezondheidszorg bestaan uiteenlopende deelmarkten. Deze deelmarkten verschillen in de marktstructuur, productkenmerken en in de vorm en mate van marktfalen. Dat kan leiden tot een verschil in de wijze waarop de publieke belangen geborgd kunnen worden en dat vraagt derhalve om maatwerk. De keuze is dus niet wél of géén concurrentie, maar een keuze uit hardere dan wel zachtere marktprikkels. De WTG ExPres biedt al deze mogelijkheden. Op grond van deze wet kan gekozen worden voor de invoering van marktprikkels ineens, maar is het ook mogelijk dat marktprikkels eerst worden uitgeprobeerd in een experiment.

In de Memorie van Toelichting worden een aantal marktprikkels onderscheiden. De sterkste marktprikkel is concurrentie óp de markt. Op deze markt werken, binnen de door de overheid gestelde randvoorwaarden bijvoorbeeld op het terrein van kwaliteit, de marktprikkels in beginsel maximaal. Deze vorm van marktwerking impliceert vrij onderhandelbare tarieven. Op grond van dit uitgangspunt is voor de planbare ziekenhuiszorg (B-segment) per 1 februari 2005 gekozen voor de invoering van vrije tarieven (zie verder paragraaf 5.2.1). Als gevolg van marktfalen kan door de overheid (en CTG/ZAio) voor een minder sterke marktprikkel worden gekozen. In geval rendabele dienstverlening slechts door één zorgaanbieder verricht zou kunnen worden, zou gekozen kunnen worden voor concurrentie óm de markt. Via een veiling, aanbesteding of het toekennen van bepaalde rechten kan worden bereikt dat meerdere zorgaanbieders op een bepaald moment concurreren om het recht de markt voor een bepaalde tijd te mogen bedienen. Bij ernstige vormen van marktfalen, die elke vorm van 'echte' concurrentie uitsluiten is als marktprikkel vrijwel altijd nog maatstafconcurrentie[2] mogelijk. Zachtere marktprikkels als maatstafconcurrentie liggen met name in de AWBZ voor de hand. Daar is immers geen sprake van risicodragende verzekeraars. Ook voor de acute (curatieve) zorg liggen zachte marktprikkels voor de hand. Enerzijds vanwege het publieke belang van spreiding en beschikbaarheid en anderzijds omdat de ernst van de omstandigheden aan de patiënt geen keuze laat.

De stap naar gereguleerde marktwerking vindt plaats door de invoering van de WTG ExPres, maar ook door het aanpassen, opstellen dan wel wijzigen van WTG-beleidsregels door CTG/ZAio. Op grond van de WTG ExPres zal een wijziging van de tariefsoort (bijvoorbeeld van vaste naar vrije tarieven) immers in WTG-beleidsregels (moeten) worden vastgelegd (zie verder paragraaf 5.2.2).

Ten aanzien van de stap naar gereguleerde marktwerking is daarnaast het vervallen van de (omgekeerde) contracteerplicht voor zorgaanbieders van belang op grond van de herziening van het overeenkomstenstelsel in de Ziekenfondswet en de AWBZ en de op basis van deze wet vast te stellen AMvB. Middels een AMvB kan voor bepaalde vormen van zorg of categorieën van instellingen de (omgekeerde) contracteerplicht worden afgeschaft. Voor marktwerking is het afschaffen van de (omgekeerde) contracteerplicht een essentiële randvoorwaarde. Indien de contracteerplicht op grond van de Ziekenfondswet zou blijven bestaan, zouden ziekenfondsen met alle toegelaten instellingen een contract moeten sluiten, waardoor een ziekenfonds niet in staat is om de keuze te maken om met een toegelaten instelling al dan niet een contract aan te gaan. Voorts zou, op basis van de omgekeerde contracteerplicht in de Ziekenfondswet, een instelling die reeds een contract met een ziekenfonds heeft gesloten andere ziekenfondsen een contract met dezelfde voorwaarden (en prijs) moeten aanbieden. Het is duidelijk dat onder dergelijke omstandigheden geen sprake kan zijn van marktwerking. Dezelfde redenering geldt voor de (omgekeerde) contracteerplicht in de AWBZ.

---

2 *Maatstafconcurrentie krijgt bijvoorbeeld vorm door voor een bepaald zorgproduct het tarief vast te stellen op de gemiddelde kosten van een nader te bepalen percentage meest efficiënte zorgaanbieders. Zorgaanbieders die bij de productie voor dat zorgproduct hogere kosten maken dan het tarief, zullen een slechter exploitatieresultaat behalen. Dit geeft een prikkel om ofwel de kosten omlaag te brengen, ofwel het product niet meer aan te bieden. Verondersteld wordt dat na een bepaalde periode alle aanbieders van dat zorgproduct efficiënter werken. De gemiddelde kosten van de meest efficiënte zorgaanbieders zijn inmiddels gedaald, waardoor het tarief verder naar beneden kan. Zo worden de zorgaanbieders constant geprikkeld om hun efficiëntie te verbeteren. In dit systeem worden efficiënte aanbieders beloond met een groter positief exploitatiesaldo omdat hun kosten lager zijn dan het tarief en/of zij krijgen meer volume omdat inefficiënte aanbieders een bepaald product niet meer aanbieden. Een lichte vorm van maatstafconcurrentie is benchmarken omdat hierbij uitsluitend vergelijking van prestaties plaatsvindt.*

Overigens was de (omgekeerde) contracteerplicht AWBZ extramuraal al per 1 september 2004 geschrapt.[3]

---

3 Met de inwerkingtreding van de ZVW per 1 januari 2006 komt de (omgekeerde) contracteerplicht voor instellingen te vervallen. Ook ten aanzien van de AWBZ intramuraal heeft de minister van VWS inmiddels advies gevraagd aan het College voor zorgverzekeringen om de gevolgen van het afschaffen van de (omgekeerde) contracteerplicht AWBZ intramuraal in kaart te brengen.

3 Wordingsgeschiedenis WTG ExPres

Een aantal van de maatregelen in de WTG ExPres is al aangekondigd in de notitie Speelruimte en verantwoordelijkheid (TK, 1999-2000, 27 156, nrs. 1 en 2; bijlage 6 van dit boek). Deze notitie gaf aan dat de WTG al goede mogelijkheden biedt om de transitie van aanbodsturing naar vraagsturing te bevorderen waardoor in de zorg de behoeften van patiënten en cliënten meer centraal komen te staan.

Bij brief van 19 juni 2002 (met kenmerk: WV/jo/A/02/073) heeft het CTG een uitvoeringstoets uitgebracht over de voornemens van VWS met betrekking tot de wijziging van de WTG, voortvloeiend uit de notitie Speelruimte en verantwoordelijkheid. Het CTG heeft zich in de zogenoemde uitvoeringstoets Renovatie WTG voorstander getoond van de voorgestelde maatregelen. Zo was het CTG positief over het voornemen van de overheid allerlei soorten tarieven (naast de destijds bestaande punt- en maximumtarieven) vast te stellen, waardoor de speelruimte voor zorgaanbieders en ziektekostenverzekeraars op lokaal niveau sterk zou worden vergroot. Het CTG onderschreef verder de stelling van de overheid over de behoefte van lokale partijen aan de consultatie van en de (vrijwillige) geschillenbeslechting[4] door het CTG. Het CTG voorzag dat naarmate de speelruimte voor lokale partijen zou worden vergroot, de behoefte van lokale partijen aan consultatie en geschillenbeslechting zou toenemen. Ook het voornemen van een goede consumentenvoorlichting op het gebied van de prijzen in de gezondheidszorg viel bij het CTG in goede aarde. Het CTG gaf verder aan reeds lange tijd voorstander te zijn van het opnemen van een experimenteermogelijkheid in de WTG. Wel vond het CTG het niet voor de hand liggend om voor (individuele) experimenten te kiezen voor het instrument van een WTG-beleidsregel. Ten aanzien van de handhaving sprak het CTG zijn voorkeur uit om alleen de administratie- en declaratievoorschriften bestuursrechtelijk te handhaven. Voor

---

4 Deze geschillenbeslechting door het CTG zou mogelijk moeten zijn in het geval dat partijen op lokaal niveau niet tot overeenstemming kunnen komen over een tarief.

de handhaving van tarieven en prestatiebeschrijvingen had het CTG een sterke voorkeur voor strafrechtelijke handhaving. Tot slot hield het CTG een pleidooi voor de concentratie van alle zaken betreffende de WTG bij één rechtbank.

De overheid heeft met de WTG ExPres gekozen voor een gefaseerde aanpak van de voorgestelde wijzigingen. Op grond van een prioriteitsstelling beperkt de wijziging zich tot het expliciteren in de wet van experimenten en het faciliteren van prestatiebekostiging. In de loop van het ontwikkelingsproces zijn daar achtereenvolgens het terugdringen van administratieve en bestuurlijke lasten en het tegengaan van fraude aan toegevoegd. In een volgend voorstel van wet tot wijziging van de WTG komen de positie van de zorgautoriteit (zie verder hoofdstuk 6), de uitbreiding van de bestuursrechtelijke handhaving en de decollectivisering van de procedures aan bod.

Met name de eerste twee sporen van de WTG ExPres, te weten het mogelijk maken van experimenten ten aanzien van de bekostiging van zorgaanbieders en de mogelijkheid om prestatiebekostiging toe te passen, bieden aldus de Memorie van Toelichting, de mogelijkheden om snel, soepel en beheerst de overheidsbemoeienis met prijsvorming los te laten, terwijl de mogelijkheid voor de overheid tot bijsturen blijft.

De wijzigingen van de WTG vormen ook de uitwerking van het Hoofdlijnenakkoord[5] waarin is geconstateerd dat de centrale aanbodsturing is vastgelopen en zo snel als verantwoord is, wordt vervangen door gereguleerde marktwerking (TK, 2002-2003, 28 637, nr. 19). Daarnaast is in het Hoofdlijnenakkoord de eigen verantwoordelijkheid van maatschappelijke actoren geaccentueerd. Door in de wet speelruimte te bieden aan zorgaanbieders en ziektekostenverzekeraars en onnodige overheidsregulering te schrappen, is meer ruimte voor de eigen verantwoordelijkheid van partijen ontstaan. Het terugdringen van administratieve lasten is het derde spoor van de WTG ExPres. Tenslotte bevat de WTG ExPres maatregelen gericht op het tegengaan van fraude, zoals bijvoorbeeld de verplichting voor zorgaanbieders en ziektekostenverzekeraars tot het voeren van een goede en toegankelijke administratie. Tevens zijn de bestuursrechtelijke instrumenten van aanwijzing en bestuursdwang in de wet opgenomen. Deze instrumenten dienen ter handhaving van een aantal wettelijke administratie-, declaratie-, bekendmakings- en informatievoorschriften en de door CTG/ZAio in dit kader vastgestelde nadere regels.

De wet maakt een gefaseerde en beheerste invoering van marktwerking in het zorgstelsel mogelijk. De voortschrijdende ontwikkeling van de vraagstu-

---

5 *Het Hoofdlijnenakkoord schetst het perspectief van de zorg in de komende tijd en is gevoegd bij de brief van 16 mei 2003 van de informateurs.*

ring, en met name de ontwikkeling van de DBC's, had er immers toe geleid dat per 1 januari 2005 prestatieregulering mogelijk moest zijn.[6]

De WTG ExPres past ook in de lijn van de stappen die zijn gezet om de mogelijkheden van ziekenfondsen voor onderhandelingen met zorgaanbieders te vergroten en de bijbehorende grotere verantwoordelijkheid van ziekenfondsen voor doelmatige zorginkoop. De mogelijkheid die de WTG ExPres biedt voor vrije prijsonderhandelingen faciliteert evenals het opheffen van de (omgekeerde) contracteerplicht de marktwerking in de gezondheidszorg.

---

6 *Als gevolg van invoeringsperikelen is de WTG ExPres eerst per 1 februari 2005 in werking getreden. Eerst vanaf 1 februari 2005 zijn er derhalve door CTG/ZAio vrije tarieven vastgesteld voor de DBC's in het zogenaamde B-segment.*

Tariefregulering op basis van de WTG: het klassieke juridische kader

4.1	**Inleiding**	**13**
4.1.1	Doelen WTG	14
4.1.2	Goedkeuring en vaststelling van tarieven	14
4.1.3	Beleidsregels als toetsingskader voor CTG/ZAio	15
4.1.4	Besluit werkingssfeer WTG	18
4.1.5	Welke prestaties?	19
4.1.6	Toezicht WTG en strafbaarheid tariefovertredingen	20
4.1.7	Rechtsbescherming	20
4.2	**Jurisprudentie**	**21**
4.2.1	Inleiding	21
4.2.2	Beleidsregels als grondslag	21
4.2.3	Inherente afwijkingsbevoegdheid	24
4.2.4	Orgaangerichte benadering	27
4.2.5	Tariefmaatregelen op grond van macrobudgettaire overwegingen	29

4.1 Inleiding

De WTG belast CTG/ZAio met de goedkeuring en vaststelling van tarieven die door zorgaanbieders voor de door hen geleverde zorg in rekening mogen worden gebracht aan verzekeraars en patiënten. Deze tariefbepaling vindt plaats op basis van door CTG/ZAio vast te stellen en door de minister van VWS goed te keuren beleidsregels. Zorgaanbieders die onder de werkingssfeer van de WTG vallen zijn aan deze tarieven gebonden.[7] Indien een dergelijke zorgaanbieder een tarief in rekening brengt dat strijdig is met het door

---

7 In het Besluit werkingssfeer WTG staat welke zorgaanbieders onder de werkingssfeer van de WTG vallen. Zie verder paragraaf 4.1.4.

CTG/ZAio bepaalde tarief is hij strafbaar. Dit klassieke kader is door de WTG ExPres in principe niet gewijzigd. Hieronder wordt op dit klassieke WTG-kader nader ingegaan. Wanneer verwezen wordt naar artikelen van de WTG is dat uiteraard naar de WTG zoals gewijzigd door de WTG ExPres.

4.1.1 Doelen WTG

De wetgever heeft met de WTG gestalte willen geven aan vier doelstellingen, te weten:
– het scheppen van een uniforme procedure voor de totstandkoming van tarieven;
– het totstandbrengen van een evenwichtig stelsel van tarieven;
– het bijdragen aan het doelmatig functioneren van de gezondheidszorg; en
– de beheersing van de kosten van de gezondheidszorg.

De eerste doelstelling spreekt voor zichzelf. Met de WTG kwam er een voor alle sectoren gelijke procedure voor de totstandkoming van tarieven. Met de tweede doelstelling is beoogd dat over de tarieven wordt beslist aan de hand van algemeen geldende uitgangspunten en maatstaven, dat de maatstaven voor de tariefstelling zoveel mogelijk in gelijke mate op de verschillende categorieën van zorgaanbieders van toepassing zijn en dat bij gelijke prestaties gelijke tarieven horen. De derde doelstelling heeft zowel betrekking op de macrodoelmatigheid (gezondheidszorg als geheel) als op de microdoelmatigheid (doelmatigheid op het niveau van de individuele zorgaanbieder). De vierde doelstelling (kostenbeheersing) heeft twee aspecten. De WTG is in de eerste plaats een instrument ter beheersing van de kosten van gezondheidszorg c.q. beheersing van de collectieve lastendruk en in de tweede plaats een instrument om binnen de macro beschikbare ruimte belangen af te wegen en prioriteiten te stellen.

4.1.2 Goedkeuring en vaststelling van tarieven

In de titels 2 en 3 van hoofdstuk II van de WTG wordt de goedkeuringsprocedure respectievelijk vaststellingsprocedure van tarieven geregeld. Uitgangspunt van de WTG is dat er een gezamenlijk tariefverzoek wordt ingediend, dat wil zeggen een tariefverzoek van een (representatieve organisatie van) zorgaanbieder(s) en een (representatieve organisatie van) ziektekostenverzekeraar(s) (artikelen 4 en 5 WTG). De term goedkeuring is gereserveerd voor de tarieven die totstandkomen op zo'n gezamenlijk verzoek van partijen, maar wil overigens niet zeggen dat CTG/ZAio elk gezamenlijk verzoek dat wordt ingediend (zonder meer) accepteert. Ook een verzoek om goedkeuring van een tarief wordt door CTG/ZAio getoetst aan de geldende beleidsregels. De term vaststelling is gereserveerd voor tarieven die CTG/ZAio afgeeft op eenzijdig verzoek of ambtshalve (artikel 8 WTG). Een eenzijdig verzoek is een tariefverzoek van een (representatieve organisatie van) zorgaanbieder(s) of een tariefverzoek van een (representatieve organisatie van) ziektekostenverzekeraar(s) en kan worden ingediend als een gezamenlijk verzoek niet totstandkomt of wordt afgewezen. Voor een gedetailleerde beschrijving van de tariefgrondslagen in de WTG kan het als bijlage 6 van dit boek toegevoegde tariefgrondslagenschema worden geraadpleegd. CTG/ZAio kan overigens bij beleidsregel voorschrijven dat een verzoek gezamenlijk moet worden ingediend (artikel 11 lid 2 WTG), een element dat met de inwerkingtreding van de WTG ExPres expliciet in de WTG is vastgelegd. Bekende tariefverzoeken betreffen de jaarlijks door instelling (en ziektekostenverzekeraars) voor 1 maart in te dienen productieafspraken ten behoeve van de budgetvaststelling en verzoeken tot nacalculatie.

Een representatieve organisatie is een koepel van zorgaanbieders of ziektekostenverzekeraars, die door de minister van VWS representatief is verklaard (artikel 3 WTG). Indien een organisatie representatief is verklaard is hij bevoegd tot het indienen van tariefverzoeken (zie hierboven) en tot het instellen van bezwaar en beroep tegen WTG-besluiten (artikel 35 WTG).

4.1.3 Beleidsregels als toetsingskader voor CTG/ZAio

Artikel 11 lid 1 van de WTG bepaalt dat CTG/ZAio beleidsregels vaststelt met het oog op de uitvoering van zijn taak om tarieven goed te keuren of vast te stellen. Aan de hand van de beleidsregels beoordeelt CTG/ZAio de aanvaardbaarheid van een ontvangen tariefverzoek. Indien een tariefverzoek niet past binnen de geldende beleidsregels wordt het in beginsel afgewezen.

Op grond van artikel 3:2 van de Awb dient CTG/ZAio als bestuursorgaan bij de voorbereiding van beleidsregels de nodige kennis te verzamelen omtrent de relevante feiten en de af te wegen belangen. In dat kader betrekt CTG/ZAio dan ook diverse organisaties en personen bij de totstandkoming van beleidsregels. Dit gebeurt in de zogenaamde commissies van CTG/ZAio waarin periodiek overleg plaatsvindt over beleidsregelvoorstellen tussen vertegenwoordigers van CTG/ZAio, de representatieve organisaties, onafhankelijke deskundigen (sinds 1 januari 2005) en de waarnemer van VWS. CTG/ZAio weegt vervolgens de adviezen van partijen en de onafhankelijk deskundigen en het secretariaatsstandpunt tegen elkaar af en neemt een besluit over het al dan niet (gewijzigd) vaststellen van een bepaalde beleidsregel. Deze besluitvorming door CTG/ZAio vindt plaats in de maandelijkse openbare bestuursvergaderingen. Een door CTG/ZAio vastgestelde beleidsregel behoeft om in werking te kunnen treden de goedkeuring van de minister van VWS. Het initiatief voor een beleidsregel(wijziging) kan dus uitgaan van de representatieve organisaties, de onafhankelijk deskundigen of CTG/ZAio maar de aanleiding tot een beleidsregel kan ook gelegen zijn in een verzoek of aanwijzing van de minister van VWS. De minister heeft de bevoegdheid om aan CTG/ZAio een aanwijzing te geven en CTG/ZAio op die wijze op te dragen een bepaalde beleidsregel vast te stellen. Zo'n aanwijzing tot het vaststellen van een beleidsregel heeft juridisch zelf eveneens het karakter van een beleidsregel. De aanwijzingsbevoegdheid van de minister is neergelegd in artikel 13 van de WTG. De minister gebruikt zijn bevoegdheid tot het geven van aanwijzingen in veel gevallen om op grond van macrobudgettaire overwegingen bepaalde tariefkortingen door te voeren. Zie hierover ook paragraaf 4.2.5.

De beleidsregels bepalen welke kosten in het tarief kunnen worden verdisconteerd en tot welk niveau dat kan. De beleidsregels regelen derhalve hoe de tarieven worden berekend. De WTG schrijft daarbij niet een bepaald tariefberekeningssysteem voor, maar laat als kaderwet aan CTG/ZAio de ruimte om per categorie aanbieders te kijken welk systeem het beste kan worden gehanteerd. Deze flexibiliteit wordt nog vergroot door het feit dat de WTG niet voorschrijft op welke eenheid van zorg een tarief betrekking moet hebben. Een tarief kan niet alleen de prijs zijn voor één bepaalde zorgprestatie, maar ook voor een deelprestatie of een geheel van prestaties.

Omdat een tarief ook betrekking kan hebben op het geheel van prestaties van een zorgaanbieder, kan CTG/ZAio tariefberekeningssystemen hanteren waarbij gewerkt wordt met een budget. In een budgetsysteem wordt vooraf bepaald welke kosten een zorgaanbieder gedurende een jaar mag maken. Deze zogenaamde 'aanvaardbare kosten' vormen het budget. Via een sluittarief dat betrekking heeft op het geheel van prestaties kan vervolgens worden bewerkstelligd dat de opbrengsten van een aanbieder (verkregen uit de declaratie van tarieven per prestatie) uiteindelijk gelijk zijn aan de kosten c.q. het budget.

De budgetsystematiek (in allerlei variaties) is als het gaat om instellingen een zeer bekende en klassieke tariefstellingssystematiek, hetgeen – zoals hiervoor is aangegeven – niet betekent dat de WTG voor andere tariefstellingsmethoden geen ruimte zou bieden. Voor de berekening van de tarieven van vrije beroepsbeoefenaren voorzien de beleidsregels doorgaans in een systeem waarin de formule '[kosten + inkomen] / rekennorm = tarief' het tarief bepaalt. De rekennorm is een begrip om het aantal zorgeenheden uit te drukken, bijvoorbeeld het aantal zittingen (fysiotherapeuten) of het aantal receptregels (apothekers).

> In de voor ziekenhuizen geldende beleidsregels wordt sinds 1983 voorzien in een budgetsysteem. Om de hoogte van het budget te bepalen maakt dit systeem onderscheid tussen capaciteitsgebonden kosten en productiegebonden kosten. De verschillende kostentypen kennen verschillende parameters met verschillende parameterbedragen. Het capaciteitsgebonden deel van het budget varieert niet met de omvang van de productie, het productiegebonden deel wel. Over de omvang van de productie maken een ziekenhuis en verzekeraars productieafspraken. Het gaat om afspraken over het aantal eerste polikliniekbezoeken, opnamen, dagverpleging en verpleegdagen, maar ook om afspraken over het aantal bijzondere verrichtingen.
>
> Het aldus bepaalde en voor een jaar beschikbare budget drukt uit wat een ziekenhuis dat jaar kan uitgeven (kosten). Deze budgetomvang wordt vervolgens verwerkt in de tarieven die het ziekenhuis op grond van de WTG

ter financiering van de begrote uitgaven mag declareren voor de verleende zorg. Aldus wordt samenhang aangebracht tussen de kostenkant (het voor uitgaven beschikbare bedrag) en de opbrengstenkant (wat een ziekenhuis aan inkomsten ontvangt).

Deze verwerking in de tarieven geschiedt concreet via het verpleegtarief dat een ziekenhuis in rekening mag brengen voor een verpleegdag. Het verpleegtarief functioneert als sluittarief om kosten en inkomsten op elkaar af te stemmen en is dus per ziekenhuis verschillend. De andere tarieven die het ziekenhuis in rekening kan/mag brengen zijn verrichtingentarieven die landelijk gelden en die niet variëren met de hoogte van een individueel ziekenhuisbudget. Het verpleegdagtarief wordt verkregen door het deel van het budget dat niet wordt gedekt door inkomsten uit de verrichtingentarieven te delen door het aantal verpleegdagen.

Als een instelling minder uitgeeft dan het budget, mag zij het overschot behouden als positieve reserve. Als een instelling meer uitgeeft dan het budget, heeft zij in dat jaar een negatieve mutatie van de reserve. Deze egalisatiereserve wordt de RAK genoemd, de Reserve Aanvaardbare Kosten. De RAK kan positief of negatief zijn. Als een ziekenhuis meer of minder opbrengsten uit de tarieven heeft dan nodig ter financiering van het budget (de begrote uitgaven), worden die inkomsten het volgende jaar door het CTG verrekend. Dat gebeurt weer via de sluitpost van het verpleegtarief per instelling. Komt er te veel geld binnen dan gaat het verpleegtarief omlaag, komt er te weinig binnen dan gaat het verpleegtarief omhoog.

Met de invoering van de DBC-systematiek per 1 februari 2005 is er overigens voor ziekenhuizen niet langer sprake van een integraal instellingsbudget. Dit vanwege de splitsing in twee segmenten: segment A en segment B.

De budgetsystematiek is, weliswaar enigszins gewijzigd, blijven bestaan voor het zogenaamde A-segment (geen vrije tarieven). Dit segment beslaat landelijk gezien zo'n 90% van de omzet van ziekenhuizen. In dit segment wordt vooralsnog het budget bepaald volgens de hierboven beschreven systematiek. Het budget is wel opgeschoond: het B-segment is eruit gehaald. Een verschil is voorts dat in de oude systematiek de verpleegdag het sluittarief vormde, terwijl dat in het DBC-systeem het toeslagpercentage is. Dit toeslagpercentage wordt dus voor elk ziekenhuis apart vastgesteld. Op termijn dienen de DBC's die tot het A-segment behoren de functie van budgetparameter over te nemen. Aan de inkomstenkant worden in het A-segment DBC-tarieven gedeclareerd. Indien DBC's ook de functie van budgetparameter krijgen, vindt dus zowel de declaratie door ziekenhuizen als de bekostiging van ziekenhuizen plaats op basis van DBC's.

In segment B bestaat de budgetsystematiek niet langer. Het B-segment bestaat uit DBC's waarvoor CTG/ZAio geen tarieven vaststelt, omdat de tarieven (uitgezonderd de honorariumbedragen voor de medisch specialisten) in dat segment vrij zijn. Ten aanzien van het honorarium gelden maximumtarieven.

Tariefverzoeken die niet passen binnen de beleidsregels worden in beginsel door CTG/ZAio afgewezen. Dit is alleen anders indien de onverkorte toepassing van een beleidsregel wegens bijzondere omstandigheden onevenredig zou uitpakken voor een belanghebbende zorgaanbieder of ziektekostenverzekeraar. Deze afwijkingsplicht is neergelegd in artikel 4:84 van de Algemene wet bestuursrecht (Awb). Bijzondere omstandigheden zijn omstandigheden die niet zijn verdisconteerd in de van toepassing zijnde beleidsregel. Dat een omstandigheid is verdisconteerd wil niet steeds zeggen dat hierover iets in de beleidsregel is geregeld. Er kan ook bewust van regeling in de beleidsregel zijn afgezien.

4.1.4 Besluit werkingssfeer WTG

In het Besluit werkingssfeer WTG (zie bijlage 3) staan de zorgaanbieders ('organen voor gezondheidszorg') vermeld die onder de WTG vallen. Het gaat om instellingen, zoals ziekenhuizen (artikel 1A sub 1) en AWBZ-instellingen (artikel 1A sub 10) maar ook zelfstandige behandelcentra (artikel 1A sub 29a) en priveklinieken (artikel 1A sub 29b) vallen onder de werkingssfeer van de WTG. In artikel 1B zijn de beroepsbeoefenaren genoemd die onder de WTG vallen, waaronder medisch specialisten (artikel 1B sub 5), huisartsen (artikel 1B sub 1), tandartsen (artikel 1B sub 4), fysiotherapeuten (artikel 1B sub 7), psychotherapeuten (artikel 1B sub 10) en vrijgevestigde diëtisten (artikel 1B sub 11). Vrije beroepsbeoefenaren die een beroep uitoefenen waarvoor een systeem van titelbescherming geldt en die zich in dat verband ingevolge artikel 3 van de Wet op de beroepen in de individuele gezondheidszorg (Wet BIG)[8] kunnen laten registreren, vallen alleen onder de werkingssfeer van de WTG indien zij zich hebben laten inschrijven in het betreffende BIG-register. Met een tandarts als bedoeld in artikel 1B sub 2 van het Besluit werkingssfeer WTG wordt dus bedoeld een tandarts die zich heeft laten registreren in het kader van de Wet BIG. En een fysiotherapeut (art. 1B sub 7 Besluit werkingssfeer WTG) valt alleen onder de werkingssfeer van de WTG indien hij BIG-geregistreerd is. Zie hierover de als bijlage 8 opgenomen correspondentie tussen VWS en het toenmalige Centraal Orgaan tarieven gezondheidszorg (COTG) (brieven VWS van 11 mei 1998 en 22 februari 1999 en brieven COTG van 18 augustus 1998 en 22 december 1998).

Zorgaanbieders die onder de WTG vallen zijn niet alleen gebonden aan de WTG voor wat betreft de tariefstelling, maar zijn ook gehouden te voldoen aan andere verplichtingen ingevolge de WTG zoals bijvoorbeeld de informa-

---

8 *Op grond van artikel 3 van de Wet BIG geldt voor de volgende beroepen een systeem van titelbescherming: arts, tandarts, apotheker, gezondheidszorgpsycholoog, psychotherapeut, fysiotherapeut, verloskundige en verpleegkundige.*

tieverplichtingen op grond van de artikelen 30 en 30a van de WTG. Dit brengt mee dat CTG/ZAio de zorgaanbieders kan 'monitoren' ook al zijn de prestaties van de betreffende zorgaanbieders vrijgesteld van tarifering op grond van het Vrijstellingsbesluit (zie paragraaf 4.1.5) of is bij beleidsregel bepaald dat voor de prestaties van de desbetreffende zorgaanbieders vrije tarieven gelden (mogelijkheid op grond van de WTG ExPres).

Artikel 4 van het Besluit werkingssfeer WTG bepaalt dat als organen voor gezondheidszorg mede worden aangemerkt personen of instellingen, voor zover zij tarieven in rekening brengen namens, ten behoeve van of in verband met het leveren van een prestatie of een geheel van prestaties door organen voor gezondheidszorg als bedoeld in de artikelen 1 tot en met 3 van het Besluit werkingssfeer WTG. De achtergrond van dit artikel is erin gelegen dat zorgaanbieders niet altijd zelf hun declaraties sturen maar dit overlaten aan zogenaamde factormaatschappijen. Zonder een bepaling als artikel 4 zouden zorgaanbieders via declaratie door factormaatschappijen aan de WTG-tarifering kunnen ontkomen omdat factormaatschappijen anders dan de zorgaanbieders zelf niet gebonden zijn aan de WTG. Artikel 4 is opgenomen in het Besluit werkingssfeer WTG nadat een dergelijk voorval zich ook daadwerkelijk had voorgedaan. In een arrest van 17 december 1996 (RZA, 1997 nr. 27 Plastic Surgical Care) oordeelde de Hoge Raad namelijk dat een bedrijf dat ten behoeve van een onder de WTG vallende zorgaanbieder niet WTG-conforme tarieven in rekening bracht niet strafbaar was, omdat dat bedrijf zelf niet kon worden aangemerkt als orgaan voor gezondheidszorg. Door middel van artikel 4 is deze lacune dus verholpen.

4.1.5 Welke prestaties?

Een zorgaanbieder die onder de WTG valt ingevolge het Besluit werkingssfeer WTG, is voor al zijn prestaties gebonden aan de tariefstelling op basis van de WTG (orgaangerichte benadering). Dit betekent dat een zorgaanbieder die onder de WTG valt, voor een prestatie in het kader van gezondheidszorg niets anders in rekening mag brengen dan het tarief dat overeenkomt met het voor die prestatie door CTG/ZAio vastgestelde tarief. Bij een vast tarief van bijvoorbeeld € 25,- voor prestatie x mag voor prestatie x uitsluitend dit bedrag in rekening worden gebracht, geen € 26,- maar ook geen € 24,-. Bij maximumtarieven mag een zorgaanbieder wel minder maar niet meer dan het maximumtarief in rekening brengen. Indien voor een bepaalde prestatie (nog) geen tarief is vastgesteld mag een zorgaanbieder daarvoor dus niet iets in rekening brengen. Een zorgaanbieder kan wel proberen dit punt geagendeerd te krijgen in het reguliere WTG-commissie-overleg, bijvoorbeeld via zijn representatieve organisatie die in de commissie is vertegenwoordigd. Indien een prestatie van een onder de WTG vallende zorgaanbieder is opgenomen in het Vrijstellingsbesluit WTG is een zorgaanbieder wel vrij om een zelfbepaald tarief in rekening te brengen. Zie hierover bijlage IV 'De reikwijdte van de Wet tarieven gezondheidszorg' van de in mei

2000 door VWS uitgebrachte notitie 'Speelruimte en verantwoordelijkheid – notitie over de WTG'. Deze notitie is met bijlagen opgenomen als bijlage 6 van dit boek.

4.1.6 Toezicht WTG en strafbaarheid tariefovertredingen

De medewerkers van de FIOD-ECD zijn belast met het toezicht op de naleving van de WTG (o.a. tariefovertredingen). In de Regeling aanwijzing toezichthouders WTG (Stc. 1998, 124) zijn zij aangewezen als toezichthouders (zie artikel 31 WTG). Ingevolge artikel 1 onder 2° van de Wet op de economische delicten (WED) worden overtredingen van de bij of krachtens de artikelen 2, 2a, 2b, 30 en 30a WTG gestelde voorschriften aangemerkt als economisch delict. Voorzover zo'n delict opzettelijk is gepleegd vormt het een misdrijf in plaats van een overtreding (artikel 2 lid 1 WED). Tegen een economisch delict kan strafrechtelijk worden opgetreden. Ingevolge artikel 17, eerste lid onder 2° WED jo. het Besluit van de minister van Justitie van 8 februari 1982 tot aanwijzing opsporingsambtenaren Wet tarieven gezondheidszorg (Stb. 1982, nr. 30) vindt de opsporing daarvan plaats door de opsporingsambtenaren van de FIOD-ECD.

Behalve strafrechtelijk kunnen artikelen 2a, 2b, 30 en 30a van de WTG en de daarop gebaseerde nadere regels ook bestuursrechtelijk worden gehandhaafd (zie paragraaf 5.4.3).

4.1.7 Rechtsbescherming

Artikel 35 van de WTG bepaalt dat een (representatieve organisaties van) zorgaanbieder(s) en ziektekostenverzekeraar(s), die rechtstreeks door een op grond van de WTG genomen besluit in zijn belang wordt getroffen, beroep kunnen instellen bij het College van Beroep voor het bedrijfsleven (CBB). Blijkens de Memorie van Toelichting is met deze bepaling niet beoogd beroep tegen beleidsregels open te stellen. Wel is beoogd dat tegen alle beschikkingen op grond van de WTG beroep kan worden ingesteld bij het CBB (TK 2003-2004, 29 379, nr. 3, p. 67). De mogelijkheid van beroep staat open tegen alle WTG-besluiten die ingevolge de Awb appellabel zijn. Daarbij moet in de eerste plaats gedacht worden aan tariefbeschikkingen en besluiten tot afwijzing van een tariefverzoek. Voorts valt te denken aan besluiten van de minister van VWS op representativiteitsverzoeken (artikel 3 WTG) en aan het besluit van de minister van VWS tot onthouding van goedkeuring aan een door CTG/ZAio vastgestelde beleidsregel (art. 12 WTG). Tegen prestatiebeschrijvingsbeschikkingen die CTG/ZAio op basis van de WTG/ExPres kan afgeven staat eveneens beroep open. Ingevolge artikel 7:1 van de Awb dient voorafgaand aan het instellen van beroep tegen genoemde WTG-besluiten eerst bezwaar gemaakt te worden.9

4.2 Jurisprudentie

4.2.1 Inleiding

De WTG ExPres is op 1 februari 2005 in werking is getreden. Deze wijzigingen van de WTG hebben derhalve nog niet tot specifieke jurisprudentie aanleiding gegeven of kunnen geven. Hieronder wordt wel ingegaan op recente rechtspraak over algemene of klassieke WTG-thema's. Uitspraken die ook na invoering van de WTG ExPres hun relevantie behouden. Het gaat over jurisprudentie van het CBB a) over beleidsregels in de zin van artikel 11 WTG als grondslag voor de tariefstelling, b) de wijze waarop CTG/ZAio omgaat met de inherente afwijkingsbevoegdheid, c) de orgaangerichte benadering en d) van overheidswege opgelegde kortingen.

4.2.2 Beleidsregels als grondslag

De WTG schrijft voor dat de tariefbepaling door CTG/ZAio plaatsvindt op basis van door CTG/ZAio vast te stellen en door de minister van VWS goed te keuren beleidsregels. Het CBB heeft de afgelopen jaren een aantal verschillende uitspraken gedaan over beleid dat wel (mede)bepalend is voor de tariefstelling maar niet is neergelegd in een beleidsregel.

Het beleid voor instellingen in financiële problemen, dat door CTG/ZAio niet als beleidsregel was vastgesteld en evenmin als zodanig door de minister was goedgekeurd en door CTG/ZAio op voorgeschreven wijze was bekendgemaakt, werd door het CBB niettemin aangemerkt als beleidsregel in de zin van artikel 11 WTG (CBB 23 oktober 2003, Stg Zorgverlening 's-Heeren Loo, No. AWB 02/806).

> De Stichting Opmaat te Bedum (instelling voor zorg aan verstandelijk gehandicapten) verkeerde in financiële, personele en organisatorische problemen. Met betrekking tot de financiële problematiek heeft Opmaat een verzoek om financiële steun ingediend bij het CTG. Het beleid dat het CTG in het kader van zijn inherente afwijkingsbevoegdheid hanteert bij dergelijke verzoeken bevat criteria waaraan instellingen moeten voldoen om in afwijking van de geldende beleidsregels voor steun in aanmerking te komen en stelt ook eisen aan de steunverlening.

---

9 *Tegen de onthouding van goedkeuring aan een beleidsregel door VWS behoeft op grond van artikel 7:1 lid 1 sub c van de Awb niet eerst bezwaar te worden aangetekend, maar kan direct beroep worden ingesteld.*

Het verzoek van Opmaat om financiële steun is door CTG/ZAio, met inachtneming van het beleid inzake instellingen in financiële problemen, gedeeltelijk gehonoreerd. De instelling is van mening dat CTG/ZAio de hoogte van het steunbedrag te laag heeft vastgesteld.

Het CBB is met betrekking tot de door het CTG gehanteerde beleidslijn voor instellingen in financiële problemen van oordeel dat de beleidslijn strekt tot het – in aanvulling op de door de minister goedgekeurde beleidsregels – vaststellen van posten die door de voor dit beleid in aanmerking komende instellingen mede in de tarieven mogen worden doorberekend. De beleidslijn, welke is gepubliceerd in het jaarverslag over 1999, is naar oordeel van het CBB niet aan te merken als invulling van de bevoegdheid die artikel 4:84 van de Awb biedt om in bijzondere omstandigheden af te wijken van beleidsregels. De beleidslijn heeft betrekking op de hoogte, opbouw en wijze van berekening van – onderdelen van – het tarief voor de desbetreffende categorie instellingen en moet dan ook worden aangemerkt als een beleidsregel in de zin van artikel 11 van de WTG (ook al constateert het CBB ook dat deze beleidsregel niet overeenkomstig artikel 12, eerste lid van de WTG is goedgekeurd door de minister).

Inhoudelijk gezien is het CBB in de onderhavige zaak van oordeel dat het CTG op alle punten in redelijkheid tot zijn beslissing heeft kunnen komen (bijzondere omstandigheden reeds gelegen in toekennen van balanssteun; tranchegewijze terbeschikkingstelling van bij uitzondering toegekende compensatiebedrag voor kosten ter bestrijding ziekteverzuim; inverdientaakstelling met betrekking tot verleende balanssteun; balanssteun niet bedoeld voor vermogensopbouw). Het CBB verklaart het beroep Stichting Opmaat c.q. Stichting Zorgverlening 's Heeren Loo ongegrond.

In een andere casus waarin beleid van CTG/ZAio dat niet in een beleidsregel was neergelegd, nadelig uitpakte voor een instelling, werd een door die instelling gevraagde voorlopige voorziening toegewezen en de tariefbeschikking die op basis van het beleid was afgegeven, geschorst (CBB 22 juli 2003, Stichting RIAGG Rijnmond Zuid, No. AWB 03/644).

Het betreft het verzoek om een voorlopige voorziening hangende de bezwaarfase bij het CTG van de Stichting RIAGG Rijnmond Zuid strekkend tot het opheffen van een in een tariefbeschikking gemaakte reservering. Het CTG heeft de GGZ-instellingen in een circulaire geïnformeerd over de afhandeling van de budgetten 2003. Hierin heeft het CTG onder meer bepaald dat een stijging van het budget 2003 ten opzichte van 2002 vooralsnog beperkt worden aanvaard, namelijk tot maximaal 10%. Deze voorlopige groeibeperking is niet opgenomen in de toepasselijke beleidsregels.

De voorzieningenrechter stelt allereerst vast dat sprake is van een spoedeisend belang aan de zijde van de stichting nu het CTG de stelling van de Stichting, dat zij niet in staat is tot voorfinanciering van de voorgenomen groei, onvoldoende heeft weersproken. Vervolgens stelt de voorzieningenrechter vast dat de toepasselijke beleidsregels onvoldoende grondslag bieden voor toepassing van de 10% regel, die is opgenomen in de circulaire van het CTG. De tariefbeschikking is onmiskenbaar onrechtmatig omdat het CTG niet de toepasselijke beleidsregels heeft toegepast maar op structurele, niet nader individueel bepaalde gronden is afgeweken van het vastgestelde beleid.

De Voorzieningenrechter schorst de tariefbeschikking voorzover hierin de groeibeperking is verwerkt tot zes weken nadat het CTG een nieuwe beslissing op bezwaar heeft genomen. De rechter bepaalt verder dat het CTG de gehele budgetstijging alsnog voorcalculatorisch aan de Stichting ter beschikking dient te stellen.

In een andere casus ten slotte, waarin er ook sprake was van niet in een beleidsregel neergelegd beleid, maar dan beleid opgesteld ten gunste van instellingen (maar niet van verzekeraars!), werd de beslissing op bezwaar echter in stand gelaten (CBB 31 augustus 2004, 't Lange Land Ziekenhuis, No. AWB 03/204).

't Lange Land Ziekenhuis (LLZ) heeft CTG/ZAio verzocht de lumpsum 2000 te verhogen voor 1,0 fte anesthesist en 1,0 fte radioloog. Dit verzoek is (ook in bezwaar) afgewezen. Tegen de beslissing op bezwaar heeft het ziekenhuis beroep ingesteld. Naar aanleiding van de zitting bij het CBB heeft CTG/ZAio de beslissing op bezwaar alleen op het punt van de motivering herzien. De aangehouden beroepsprocedure is daarna voortgezet.

CTG/ZAio heeft het verzoek van het ziekenhuis afgewezen omdat het gaat om een uitbreiding voor ondersteunende specialismen terwijl de voor 2000 geldende beleidsregel (I-438) bepaalt dat verhoging van de lumpsum alleen mogelijk is voor wijzigingen van het aantal fte poortspecialisten. Het ziekenhuis voldeed bovendien niet aan het door CTG/ZAio gehanteerde criterium voor knelpunten op grond waarvan afwijking van de beleidsregel mogelijk zou zijn. Die eis is dat het ziekenhuis een gevrijwaarde omzet heeft van minimaal 99% van de lumpsum. Dit knelpuntencriterium is niet neergelegd in de geldende beleidsregel. De door LLZ aangevoerde bijzondere omstandigheden (groeistatus, ondersteunersknelpunt, hoge productie) vormen volgens CTG/ZAio evenmin aanleiding voor afwijking van de beleidsregel.

Het CBB is van oordeel dat het knelpuntencriterium c.q. de 99%-norm niet is op te vatten als een regel waarbij uitputtend is genormeerd wat tot afwijking van vastgesteld beleid kan leiden, maar in feite een uitzonderingsbepaling vormt op de algemene bepalingen van de beleidsregel. Voor de toelaatbaarheid van de hantering van dergelijk nader beleid dat niet is vastgesteld volgens de formele beleidsregelprocedure verwijst het CBB naar zijn uitspraak inzake Stichting RIAGG Rijnmond Zuid van 23 oktober 2003 waarin het CBB heeft geoordeeld dat CTG/ZAio niet de bevoegdheid heeft op structurele gronden af te wijken van de beleidsregels. In het verlengde daarvan wijst het CBB erop dat een algemene regel die betrekking heeft op de hoogte, opbouw en wijze van berekening van (onderdelen van) een tarief zijn neerslag zal moeten vinden in een beleidsregel die conform de WTG is vastgesteld en door de minister is goedgekeurd. Het CBB is echter van mening dat het gaat om een gedragslijn die – in aanvulling op dan wel in afwijking van goedgekeurd beleid – mogelijk in het voordeel werkt van het ziekenhuis, zodat CTG/ZAio deze uit een oogpunt van rechtszekerheid mede in aanmerking heeft kunnen nemen bij de beoordeling van het verzoek van het LLZ.

4.2.3 Inherente afwijkingsbevoegdheid

Inherent aan het in de WTG voorgeschreven instrument van beleidsregels als toetsingskader voor de tariefstelling, is dat CTG/ZAio gehouden is te handelen overeenkomstig de geldende beleidsregels, tenzij die beleidsregeltoepassing vanwege bijzondere omstandigheden zou leiden tot onevenredige gevolgen voor (één of meer) belanghebbenden. Deze aan beleidsregels inherente afwijkingsbevoegdheid is neergelegd in artikel 4:84 van de Awb. Tal van uitspraken laten zien dat het CBB toetst of CTG/ZAio deze bevoegdheid op correcte wijze toepast. Bij een drietal wordt hieronder nader stilgestaan. Allereerst is dat bij de uitspraak van het CBB van 28 februari 2002 (Gewest Kop van Noord-Holland, No. AWB 99/62). In deze uitspraak gaat CBB op een mooie, systematische wijze na of het CTG terecht heeft kunnen besluiten dat er in casu geen noodzaak bestond voor afwijking van de geldende beleidsregel. Daartoe gaat het CBB eerst in op de rechtmatigheid van de beleidsregel, bespreekt het college vervolgens de vraag of er sprake is van onevenredige gevolgen om ten slotte nog in te gaan op de door de ambulancedienst aangevoerde bijzondere omstandigheden.

> Voor het ambulancevervoer heeft het CTG per 1 januari 1998 een budgetbekostigingssystematiek ingevoerd. Conform die in een beleidsregel neergelegde systematiek heeft CTG/ZAio aan ambulancedienst Gewest Kop van Noord-Holland een tariefbeschikking afgegeven. De dienst heeft hiertegen bezwaar gemaakt, met name tegen de vastgestelde herallocatie die over 1998 € 14.454,- (ƒ 31.853,-) negatief bedraagt. Het CTG heeft het bezwaar ongegrond verklaard.
> Het CBB is allereerst van oordeel dat het CTG redelijkerwijs het gehanteerde budgetmodel in de beleidsregel heeft kunnen opnemen. Volgens het CBB heeft het CTG die bevoegdheid en aan de invoering van een dergelijke systematiek is inherent dat sommige instellingen daarvan profijt hebben en dat anderen, zoals Gewest Kop van Noord-Holland, juist met kortingen worden geconfronteerd. Het CBB overweegt verder dat voor het

jaar 1998 eventuele nadelige financiële effecten beperkt zijn tot maximaal 1,5% van het normbudget. Er is voorzien in een evaluatie, die inmiddels heeft plaatsgevonden en die heeft geleid tot aanpassing van het model. Er is rekening gehouden met verschillen in regio's. Inherent aan het systeem is dat niet alle mogelijke denkbare regionale aspecten in beschouwing zijn genomen en dat landelijke gemiddelden zijn gehanteerd bij het aanleggen van maatstaven. Ook is relevant dat de budgetsystematiek is ingevoerd in overleg met de representatieve organisatie voor ambulancezorg.

Het CBB is voorts van oordeel dat er voor het CTG geen aanleiding bestond af te wijken van de beleidsregels op grond van het feit, dat de gevolgen van het handelen overeenkomstig die beleidsregel onevenredig zijn in verhouding tot de daarmee te dienen doelen. De toepassing van de beleidsregel heeft voor de ambulancedienst voor 1998, waar het in deze zaak uitsluitend over gaat, een beperkt effect gehad (negatieve herallocatie voor 1998 bedraagt ruim dertigduizend gulden). De herallocatie voor de jaren 1999 en 2000 is bevroren op het niveau van 1998. De ambulancedienst heeft niet met concrete financiële gegevens onderbouwd dat zij in 1998 met het beschikbare budget niet die diensten heeft kunnen leveren die moeten worden geleverd ingevolge het bepaalde bij en krachtens de Wet ambulancevervoer en de Kwaliteitswet zorginstellingen. De gestelde achteruitgang van het budget is evenmin onderbouwd en niet aannemelijk is gemaakt dat dit een rechtstreeks gevolg is van de toepassing van het budgetmodel.

Ten aanzien van de stelling van de ambulancedienst dat er sprake is van bijzondere omstandigheden gelegen in specifieke regiokenmerken heeft het CBB overwogen, dat weliswaar niet kan worden ontkend dat de situatie als gevolg van de ligging van deze regio anders is dan die van anderen. Het is dan ook niet ondenkbaar dat dit aspect op enig moment een bijzondere, tot afwijking van de aan de orde zijnde beleidsregel nopende omstandigheid zou kunnen betreffen. Niet aannemelijk is echter gemaakt in de aan de orde zijnde zaak dat de ambulancedienst voor het jaar 1998 met het haar toegekende budget, waarin de herallocatie is beperkt tot 1,5% van de genoemde budgetten, de wettelijk voorgeschreven taken niet heeft kunnen vervullen. Dat voor andere, vergelijkbare, regio's wel extra gelden beschikbaar zijn gesteld voor ambulancehulpverlening kan niet leiden tot een geslaagd beroep op het gelijkheidsbeginsel, alleen al niet omdat deze gelden betrekking hebben op een ander jaar (1999) dan in deze zaak aan de orde.

Het CBB verklaart het beroep van de ambulancedienst ongegrond.

Uit een andere uitspraak wordt duidelijk dat het type beleidsregel ook relevant is voor de afweging of CTG/ZAio gehouden is tot afwijking van een beleidsregel. In een door Stichting IJmond ingesteld beroep bij het CBB was de vraag aan de orde of CTG/ZAio de beleidsregel indieningstermijnen onverkort had mogen toepassen (CBB 17 april 2003, AWB 02/1649). CTG/ZAio had in dit geval naar het oordeel van het CBB het belang dat CTG/ZAio heeft bij toepassing van die beleidsregel af moeten wegen tegen het belang van de instelling bij afwijking ervan. Aan de orde was dat instelling en zorgkantoor een verzoek tot overheveling van budget in combinatie met een verzoek tot wijziging van de gemaakte budgetafspraken, te laat hadden ingediend, terwijl dit verzoek bij tijdige indiening conform de inhoudelijk geldende beleidsregel zou zijn gehonoreerd.

> Het CBB heeft ten aanzien van de bevoegdheid van het CTG om beleidsregels met een indieningstermijn vast te stellen geoordeeld dat de toepassing van het budgetsysteem, zoals neergelegd in de beleidsregels op grond van artikel 11 van de WTG, een tijdige prognose van de uitgaven en inkomsten van de instellingen in het betreffende budgetjaar vereist. Het CBB acht het derhalve in het algemeen aanvaardbaar dat het CTG in de beleidsregels een indieningstermijn opneemt. Wel is het CTG als bestuursorgaan verplicht na te gaan of onverkorte toepassing van de in de beleidsregel opgenomen bepaling, dat het budgetverzoek bij termijnoverschrijding zonder inhoudelijk oordeel wordt afgewezen, voor belanghebbende gevolgen heeft die wegens bijzondere omstandigheden onevenredig zijn in verhouding tot de met de beleidsregel te dienen doelen. In dat laatste geval dient het CTG af te wijken van de beleidsregel.
>
> Het CBB heeft in dit geval geoordeeld dat het belang van het CTG om een na de indieningstermijn ingediend budgetoverhevelingsverzoek niet meer in behandeling te nemen niet opweegt tegen het belang van de instelling om nog in het lopende budgetjaar tot een andere verdeling van de voor de instelling beschikbare middelen te kunnen komen.
>
> Het CBB heeft verder geoordeeld dat het CTG, kennelijk op grond van het standpunt dat toepassing van de beleidsregel bij een zo ruime overschrijding van de indieningstermijn zonder meer tot afwijzing van de aanvraag moet leiden, naar de argumenten en de achtergronden van die overschrijding ten onrechte geen actief onderzoek heeft ingesteld. Het gaat dan om de reden van de termijnoverschrijding, de financiële noodsituatie, de extra loonkosten als gevolg van het aantrekken van uitzendkrachten in verband met de krapte op de arbeidsmarkt met als doel de gemaakte productieafspraken na te komen (hetgeen uiteindelijk niet gelukt is) en het feit dat een tijdige aanvraag zonder meer had kunnen worden ingewilligd. Gelet hierop heeft het CTG naar het oordeel van het CBB gehandeld in strijd met het zorgvuldigheids- en het motiveringsbeginsel.

Uit een andere uitspraak ten slotte kan worden afgeleid dat afwijking van beleidsregels in een individueel geval niet mogelijk is, indien die beleidsregels voorzien in een systematiek van maximumtarieven. Het CBB heeft namelijk geoordeeld dat uit doel en strekking (van de tariefsoort) maximumtarieven volgt dat zo'n maximumtarief de mogelijkheid dient te bieden (per saldo) op kostendekkende wijze zorg te verlenen en dat een volledig op de bijzondere omstandigheden van een individueel geval toegesneden tariefbesluit (in casu een individuele toeslag) strijdig is met het karakter van maximumtarieven (CBB 18 december 2003, KNMP, No. AWB 03/679).

> Onder meer KNMP en LHV hebben beroep ingesteld tegen door het CTG genomen beslissingen op bezwaar. In deze beslissingen op bezwaar heeft het CTG, met inachtneming van de uitspraak van de voorlopige voorzieningenrechter van het CBB op 29 april 2003, een aantal zaken gewijzigd ten opzichte van de claw back maatregel zoals neergelegd in de eerder genomen primaire besluiten. Deze wijziging betreft niet het percentage van de claw back of korting die op de inkoopvergoeding van multi source geneesmiddelen en single source geneesmiddelen wordt toegepast. Deze percentages blijven 40% respectievelijk 8%. Wel is de aftopping van de claw back bij multi source geneesmiddelen verlaagd van € 40,- naar € 20,- en heeft het CTG voorzien in een vangnet voor apotheekhoudenden die door de claw back maatregel mogelijk in de problemen zouden komen.
>
> Hangende het beroep vragen appellanten de president van het CBB om een voorlopige voorziening. Dit verzoek wordt afgewezen, maar de voorzieningenrechter plaatst wel enkele kanttekeningen bij regeling van de vangnetvoorziening. Om aan deze kanttekeningen tegemoet te komen besluit het CTG op 1 december 2003 tot wijziging van de vangnetvoorziening per 1 januari 2004. Beknopt weergegeven houdt de vangnetvoorziening in dat een apotheekhoudende onder bepaalde voorwaarden gerechtigd is het voor hem eventueel aanwezige nadeel als toeslag te declareren. Dit nadeel is aanwezig als de netto inkoopkosten van de afgeleverde geneesmiddelen hoger zijn dan de tarieven die hij gegeven de claw back maatregel mag declareren en gelijk aan het verschil daartussen. Op 2 december 2003 vindt bij het CBB de zitting in de bodemprocedure plaats.
>
> Het CBB oordeelt dat uit doel en strekking van (de tariefsoort) maximumtarieven volgt dat zo'n maximumtarief de mogelijkheid dient te bieden (per saldo) op kostendekkende wijze zorg te verlenen. Dat er een reëel risico bestaat dat de toepassing van maximumtarieven leidt tot een (per saldo) verliesgevende situatie voor apotheekhoudenden staat daarmee op gespannen voet. Een regeling die voorziet in een individuele toeslag (vangnetvoorziening) maakt dit in de ogen van het CBB niet anders. Volgens het CBB is zo'n volledig op de bijzondere omstandigheden van een individueel geval toegesneden toeslag namelijk strijdig met het karakter van maximumtarieven. Dit brengt het CBB tot het oordeel dat de beslissingen op bezwaar en de daarbij behorende tariefbeschikkingen niet in stand kunnen blijven.

4.2.4 Orgaangerichte benadering

In 4.1.4 en 4.1.5 is aangegeven dat een zorgaanbieder die onder de (het Besluit werkingssfeer van de) WTG valt, voor al zijn prestaties is gebonden aan de WTG. Dit wordt de orgaangerichte benadering genoemd. De CBB uitspraak van 16 april 2002 (Van Glabbeek, No. AWB 00/676) vormt een mooie illustratie van deze lijn. Het gaat over een BIG-geregistreerde fysiotherapeut, die manuele therapie volgens de methode Van der Bijl levert. Omdat fysiotherapeuten onder de WTG vallen indien zij zich als fysiotherapeut in het BIG-register hebben laten inschrijven (zie paragraaf 4.1.4), is de fysiotherapeut voor al zijn prestaties in het kader van gezondheidszorg gebonden aan de WTG, derhalve ook voor manuele therapie (volgens de methode Van der Bijl).

> Een man, in het register van fysiotherapeuten ingeschreven, verricht manuele therapie volgens de zogenoemde Van der Bijlmethode en heeft bezwaar tegen een tariefbesluit van het CTG van 15 december 1999, waarin de met ingang van 1 januari 2000 maximaal door fysiotherapeuten in rekening te brengen tarieven voor een reguliere zitting en voor een zitting manuele therapie zijn vastgesteld. Hij is van mening dat manuele therapie volgens de methode Van der Bijl een ander vak is dan fysiotherapie en dat het onjuist is in de tarieven een koppeling te maken tussen die vorm van manuele therapie en fysiotherapie.
>
> Het CBB acht de beleidsregel 'tariefopbouw in de berekening van de maximumtarieven voor hulp door fysiotherapeuten in de ziekenfonds- en particuliere praktijk' (VI-5800-4.0.-4), en in het bijzonder het daarin neergelegde uitgangspunt voor de berekening van het tarief voor manuele therapie, niet onredelijk. Het beleidsuitgangspunt komt materieel overeen met dat wat de representatieve organisatie van fysiotherapeuten destijds heeft voorgesteld. De in het tariefbesluit opgenomen aantekening dat onder manuele therapie ook wordt verstaan manuele therapie volgens de methode Van der Bijl betreft geen materiële wijziging ten opzichte van eerdere tariefbesluiten voor fysiotherapie. Het CBB acht het niet onredelijk dat het tarief voor manuele therapie is vastgesteld op 1,5 keer het reguliere tarief voor fysiotherapie. Van belang wordt daarbij geacht dat het tarief materieel overeenkomt met het voorstel van de representatieve organisatie van fysiotherapeuten en dat de vereniging van manueel therapeuten geen gebruik heeft gemaakt van de mogelijkheid om ideeën naar voren te brengen inzake herijking en/of differentiatie van het voor fysiotherapeuten geldende tarief voor manuele therapie. Deze mogelijkheid was haar door het CTG geboden ook al is/was de VMT niet aangewezen als representatieve organisatie in de zin van artikel 3 WTG.
>
> Het door appellant gemelde vonnis van de Economische politierechter van 30 december 1999 is voor dit geschil niet relevant. Ten tijde van het aangevochten tariefbesluit bestond voor appellant al de keuzevrijheid om al dan niet ingeschreven te staan in het Wet BIG-register en daarmee tevens de keuzevrijheid om al dan niet onderworpen te zijn aan de voor fysiotherapeuten vastgestelde tarieven. Dat voor de toepasselijkheid van het tarievenstelsel een onderscheid bestaat tussen manueel therapeuten die wel of niet tevens als fysiotherapeut zijn ingeschreven in het BIG-register

is, aldus de CBB, een rechtstreeks gevolg van de systematiek van de WTG. Het CBB verklaart het beroep ongegrond.

4.2.5 Tariefmaatregelen op grond van macrobudgettaire overwegingen

Tariefkortingen die zijn ingegeven door macrobudgettaire overwegingen zijn in de rechtspraak altijd tamelijk gemakkelijk aanvaard (zie voor voorbeelden Hamilton-van Hest, *Juist geprijsd?*, p. 144 e.v. en De Groot, *Tarieven in de gezondheidszorg*, p. 116-130). Een dergelijke maatregel wordt doorgaans voorafgegaan door een aanwijzing van de minister. Voor de aanvaardbaarheid van dergelijke tariefmaatregelen maakt het geen verschil dat de WTG na inwerkingtreding van de WTG ExPres niet meer de zogenaamde macrobepaling van artikel 11, tweede lid, WTG (oud) bevat waarin werd bepaald dat een beleidsregel gericht kan zijn op het tot stand brengen van afhankelijkheid tussen de hoogte van een tarief of tarieven en het totaal van in enige periode in rekening gebrachte, dan wel te brengen tarieven.

Dit blijkt uit de Memorie van Toelichting bij de WTG ExPres (artikelsgewijze toelichting op artikel 11 WTG, TK 2003-2004, 29379, nr. 3, p. 60-62). In de toelichting op het eerste lid staat dat de beleidsregels gericht kunnen zijn op het tot stand brengen van afhankelijkheid tussen de hoogte van een tarief of tarieven en het totaal van in enige periode in rekening gebrachte, dan wel in rekening te brengen tarieven. Het feit dat de macro-bepaling van artikel 11 lid 2 WTG (oud) met de WTG ExPres uit de WTG is verdwenen, doet aan de mogelijkheid om tariefmaatregelen te baseren op macrobudgettaire overwegingen dus niet af. Aangenomen werd altijd al dat deze macrobepaling eigenlijk een overbodige bepaling betrof, omdat het een specifieke invulling betreft van het (buiten discussie staande) gegeven dat een beleidsregel betrekking kan hebben op de hoogte van een tarief (zie De Groot, *Tarieven in de gezondheidszorg*, p. 127 e.v.).[10]

Een recent voorbeeld van een uitspraak uit de rechtspraak van het CBB inzake een korting op grond van macrobudgettaire overwegingen, betreft de uitspraak van het CBB van 30 januari 2003 inzake het beroep van 24 ziekenhuizen verenigd in de Samenwerkende Algemene Ziekenhuizen (SAZ-ziekenhuizen, No. AWB 01/585). De uitspraak van het CBB is klassiek in zijn over-

---

10 *Overigens is de formulering van artikel 11, eerste lid WTG (oud) dat het CTG beleidsregels vaststelt omtrent de hoogte, de opbouw en de wijze van berekening van een tarief of van onderdelen van dat tarief, met de inwerkingtreding van de WTG ExPres ook uit de WTG verdwenen. Het eerste lid bepaalt nu slechts dat het CTG beleidsregels vaststelt met het oog op het uitvoeren van zijn wettelijke taken. Uit de Memorie van Toelichting bij de WTG ExPres (p. 60) blijkt dat dit is gebeurd om het misverstand te vermijden dat de reikwijdte, strekking en inhoud van beleidsregels beperkter zouden zijn dan nodig voor een goede uitvoering van de WTG. Met de wijziging is dus geen beperking beoogd.*

wegingen over de gebondenheid van CTG/ZAio aan aanwijzingen van de minister en de hantering van het macrobudget in verhouding tot de doeleinden van de WTG.

Aanleiding voor de beroepszaak was de 'Aanwijzing budgetkorting algemene ziekenhuizen' van de minister van 26 november 1999. De aanwijzing strekt ertoe dat een bedrag van ongeveer € 21,2 miljoen (f 46,7 miljoen) wordt teruggehaald, nu de volumeontwikkeling in 1998 bij de algemene ziekenhuizen ongeveer € 21,2 miljoen (f 46,7 miljoen) hoger is uitgevallen dan de raming van het Jaaroverzicht Zorg (thans: Budgettair Kader Zorg) voor dat jaar. De minister geeft het CTG in de aanwijzing in overweging uitvoering aan de aanwijzing te geven door middel van kortingen bij instellingen waar gedurende één of enkele jaren de gerealiseerde productie is achtergebleven bij de gemaakte productieafspraken. Het CTG heeft ter uitvoering van de aanwijzing op 13 december 1999 de Beleidsregel aanpassingen aanvaardbare kosten 2000 (I-417) vastgesteld. Deze beleidsregel houdt onder andere in dat voor alle ziekenhuizen de aanvaardbare kosten 2000 worden aangepast met min 0,46% van het FB-budget, inclusief het eerstelijnsbudget ten opzichte van de aanvaardbare kosten 1999.

Het College wijst er allereerst op dat het CTG – volgens vaste rechtspraak van het College en gelet op het in de WTG neergelegde stelsel van bevoegdheidsverdeling tussen minister en CTG – in beginsel gehouden is om overeenkomstig de inhoud van een aanwijzing van de minister een beleidsregel vast te stellen. Dit is slechts anders indien de aanwijzing in strijd zou zijn met een hogere algemeen verbindende regeling of indien de aanwijzing in strijd zou zijn met de algemene rechtsbeginselen. Van dat laatste is naar oordeel van het CBB meer in het bijzonder sprake, indien moet worden geoordeeld dat de minister, in aanmerking genomen de belangen die hem ten tijde van de totstandkoming bekend waren of hadden behoren te zijn, in redelijkheid niet tot die aanwijzing had kunnen komen.

Het CBB constateert verder dat het CTG heeft besloten de budgetkorting waartoe de aanwijzing verplicht, te realiseren door middel van een generieke korting. Hoewel deze vormgeving niet uitdrukkelijk in de aanwijzing is voorzien, is zij naar het oordeel van het CBB evenmin uitgesloten en derhalve niet onverenigbaar met de aanwijzing. Ook overigens is de keuze van het CTG niet onrechtmatig te achten waarbij volgens het CBB in aanmerking moet worden genomen dat artikel 11, tweede lid, WTG uitdrukkelijk voorziet in de mogelijkheid een aanwijzing betrekking te doen hebben op een door het CTG vast te stellen beleidsregel die gericht is op het tot stand brengen van een afhankelijkheid tussen de hoogte van tarieven en het totaal van in enige periode in rekening gebrachte, dan wel te brengen tarieven.

Overigens geeft het CBB wel aan dat geconstateerd kan worden dat zich een zekere frictie voordoet, voortvloeiend uit enerzijds de in de budgetsystematiek besloten vrijheid van de ziekenhuizen om over een budget te beschikken dat opgebouwd is uit een aantal berekeningselementen (productieparameters) die zijn afgestemd op de verwachte productie, en anderzijds uit de omstandigheid dat op de optelsom van het totaal van de budgetten een neerwaartse correctie wordt toegepast, wanneer het macrobudget op een voor de overheid onaanvaardbare wijze is overschreden. Naar oordeel van het CBB wordt echter met de generieke kortingsmaatregel het toepassingsbereik van artikel 11, tweede lid, WTG niet overschreden. Hierbij neemt het CBB in aanmerking dat de SAZ niet aannemelijk heeft gemaakt dat door toepassing van de onderhavige korting van 0,46% de mogelijkheden voor de ziekenhuizen tot het verlenen van een adequate zorg tot een onaanvaardbaar niveau worden teruggebracht.

5 Juridisch instrumentarium WTG ExPres

5.1	**WTG ExPres**	**33**
5.2	**Beheerste en soepele invoering prestatiebekostiging**	**34**
5.2.1	Prestatiebekostiging	34
5.2.2	Tariefsoorten	37
5.3	**Experimenten**	**40**
5.4	**Voorkoming van fraude**	**44**
5.4.1	Artikel 2 van de WTG (verbodsbepaling)	44
5.4.2	Nadere regels: administratie-, bekendmakings- en declaratievoorschriften	45
5.4.3	Bestuursrechtelijke handhaving	49
5.4.4	Document Bestuursrechtelijke handhaving CTG/ZAio	51
5.4.5	Meldpunt onregelmatige declaraties (artikel 29d)	52
5.5	**Voorkomen van onnodige bureaucratie**	**53**
5.5.1	Procedurele wijzigingen	53
5.5.2	Informatie-uitwisselingsbepalingen	55
5.5.3	Informatievoorschriften	55

5.1 WTG ExPres

Op 20 januari 2005 is de WTG ExPres gepubliceerd in het Staatsblad (Stb. 2005, nr. 24). Als gevolg van invoeringsperikelen (Tijdelijke referendumwet) is de wet eerst op 1 februari 2005 in werking getreden. Dit had tot gevolg dat de per 1 januari 2005 voorziene liberalisering ten aanzien van een deel van de tarieven in de ziekenhuiszorg (het zogenoemde B-segment), de tarieven voor de fysiotherapeuten en de tarieven voor de psychotherapeuten eerst per 1 februari 2005 is doorgevoerd.

De wet heeft belangrijke wijzigingen in de WTG aangebracht ten aanzien van prestatiebekostiging en experimenten. Deze wijzigingen waren noodzakelijk om de stap naar gereguleerde marktwerking te maken. Ook draagt de wet bij aan een vermindering van de administratieve lastendruk en het voorkomen van fraude.

In het raamwetkarakter van de WTG zijn geen wijzigingen aangebracht. De WTG gold en geldt voor alle zorgaanbieders die zijn aangewezen in het Besluit werkingssfeer WTG 1992 en voor alle ziektekostenverzekeraars (ziekenfondsen, particuliere en publiekrechtelijke verzekeraars). Het daadwerkelijk gebruik van de mogelijkheden die de WTG, zoals gewijzigd bij de WTG ExPres, biedt, wordt vanwege het raamwetkarakter bepaald door de specifieke beleidsdossiers als de Modernisering van de AWBZ, de invoering van de DBC's in de curatieve zorg, het terugdringen van administratieve lasten en het voorkomen en bestrijden van fraude.

In de volgende paragrafen zullen de vier sporen van de WTG ExPres verder worden uitgewerkt. In paragraaf 5.2 komt de prestatiebekostiging aan de orde. Paragraaf 5.3 behandelt de experimenteermogelijkheid. In paragraaf 5.4 zullen de wijzigingen ter voorkoming van fraude aan bod komen. Tot slot zal in paragraaf 5.5 worden ingegaan op de vermindering van onnodige bureaucratie.

5.2 Beheerste en soepele invoering prestatiebekostiging

5.2.1 Prestatiebekostiging

Zoals reeds eerder is aangegeven, heeft de WTG ExPres onder meer tot doel het beheerst en soepel invoeren van prestatiegerichte bekostiging mogelijk te maken. Onder prestatiebekostiging wordt verstaan de bekostiging per prestatie ongeacht hoe die prestatie wordt beschreven of genoemd. In de AWBZ-sector kan het hierbij bijvoorbeeld gaan om zorgfuncties (zoals behandeling, ondersteunende en activerende begeleiding), in de cure-sector wordt bijvoorbeeld gesproken over verrichtingen, zittingen, consulten of DBC's.

De invoering van prestatiebekostiging heeft te maken met de omslag van aanbod- naar vraagsturing. Om het concept van gereguleerde marktwerking te laten werken, moet de bekostiging van een zorgaanbieder gerelateerd zijn aan de geleverde prestaties (TK 2003-2004, 29 379 nr. 3 p. 13). De budgetsystematiek zoals die door CTG/ZAio is en deels nog wordt toegepast gaat uit van een centraal gestuurde allocatie van beschikbare middelen. Deze centraal gestuurde allocatie van beschikbare middelen scoort relatief laag ten aanzien van de microdoelmatigheid. Ook de transparantie van de kosten die gemoeid zijn met het leveren van de onderscheiden prestaties in de zorg is vrij beperkt in dit budgetmodel. Politiek wordt derhalve beoogd de in hoofdstuk 4.1.3 beschreven klassieke instellingsbudgettering te vervangen door alternatieve tariefstellingsmethoden die uitgaan van bekostiging per prestatie.

Prestatiebekostiging kan aldus de Memorie van Toelichting bijvoorbeeld door het ontwikkelen van kostenconforme parameters en tarieven voor relevante prestaties en gestandaardiseerde behandelwijzen. Hierbij dienen instellingen met een behoorlijk doelmatigheids- en kwaliteitsniveau het uitgangspunt te zijn. De doelmatige aanbieder kan worden vastgesteld op basis van een uniform model voor de berekening van kostprijzen. Goed onderbouwde tarieven die gerelateerd zijn aan prestaties stimuleren het veld om werk te maken van microdoelmatigheid en de transparantie van maatschappelijk gewenste zorg door middel van prestatietypering en benchmarking.

De overheid staat voor de stap naar gereguleerde marktwerking een model voor waarin de prestaties zoveel mogelijk integrale kostendragers zijn. Als voorbeeld van integrale kostendragers kunnen de DBC's voor de ziekenhuizen worden genoemd[11]. Deze DBC's (prestaties) worden vastgelegd via landelijk uniforme prestatiebeschrijvingen in WTG-beleidsregels (en uiteindelijk in prestatiebeschrijvingsbeschikkingen). Voor het A-segment (zie paragraaf 4.1.3) gaat het om tariefbeschikkingen waarin de prestatiebeschrijving (via verwijzing) is opgenomen. Voor de transparantie en vergelijkbaarheid is het immers van belang dat er sprake is van landelijk vastliggende prestaties die bindend zijn voor alle partijen, ook als CTG/ZAio geen tarief bepaalt voor de betreffende prestatie(s). Zonder landelijke prestaties zou de vergelijking van tarieven van verschillende aanbieders niet goed mogelijk zijn omdat op voorhand niet duidelijk is welke zorg voor een bepaald tarief geleverd wordt. Richting verzekerden en verzekeraars zou dit ongewenst zijn. Voor verzekeraars is daarbij niet alleen de vergelijkbaarheid van tarieven van belang maar ook de vraag of een prestatie geheel of gedeeltelijk onderdeel is van de ziekenfonds- of AWBZ-verstrekking. Ook de monitoring door CTG/ZAio van markten met vrije tarieven zou ernstig worden bemoeilijkt als aanbieders vrij zouden zijn om de prestaties te bepalen waarvoor zij vrije tarieven hanteren.

---

11 *Ten aanzien van het project diagnosebehandelingcombinaties 2003 is geconcludeerd dat aanvullende regelgeving noodzakelijk was om prestatiebekostiging op basis van DBC's mogelijk te maken. De WTG was de meest gerede wet om de noodzakelijke regelgeving te verankeren. Uitgangspunt was dat er een DBC-prestatiebeschrijving kan worden vastgesteld die landelijk geldt en waarvan door individuele partijen niet kan worden afgeweken. Dit biedt rechtsbescherming aan de verzekerde/patiënt die recht heeft op de inhoud van de prestatiebeschrijving voor het afgesproken tarief.*

Voorzien is daarom in de bevoegdheid voor CTG/ZAio om in beleidsregels de prestaties vast te leggen door het vaststellen van prestatiebeschrijvingen die bij het in rekening brengen van tarieven moeten worden gehanteerd, ook als er sprake is van vrije tarieven. Het wettelijke systeem voorziet enerzijds in de gebondenheid van zorgaanbieders aan de vastgestelde prestatiebeschrijvingen bij vaste, maximum-, minimum- of bandbreedtetarieven en anderzijds in de gebondenheid van aanbieders aan de vastgestelde prestatiebeschrijvingen bij vrije tarieven.

In de WTG (artikel 10a) is derhalve de (nieuwe) mogelijkheid opgenomen om landelijke vaste prestaties vast te stellen die bindend zijn voor alle partijen, zonder tariefbepaling door CTG/ZAio. Voorgaande betekent dat zorgaanbieders alleen de door CTG/ZAio vastgestelde dan wel goedgekeurde prestatiebeschrijvingen in rekening mogen brengen. Tevens kunnen ziektekostenverzekeraars en/of zorgaanbieders alleen de door CTG/ZAio vastgestelde of goedgekeurde prestatiebeschrijvingen betalen of aan derden vergoeden. Over het tarief kunnen zorgaanbieders en ziektekostenverzekeraars vrij onderhandelen.

Bij niet-vrije tarieven bepaalt artikel 6 lid 1 sub a van de WTG dat een gezamenlijk tariefverzoek (goedkeuringsverzoek) een voorstel bevat voor de toe te passen prestatiebeschrijving. Deze bepaling is ingevolge artikel 10 van de WTG van overeenkomstige toepassing op de vaststelling van een tarief door CTG/ZAio (op eenzijdig verzoek of ambtshalve). Bij niet-vrije tarieven vormt de prestatiebeschrijving dus een onderdeel van de tariefbeschikking.

Voor vrije tarieven bevat artikel 10a van de WTG een aparte regeling. Van vrije tarieven kan in drie gevallen sprake zijn. Allereerst als een prestatie op basis van artikel 1 lid 5 van de WTG in het Vrijstellingsbesluit is vrijgesteld van tariefstelling op basis van de WTG. In de tweede plaats als bij beleidsregel is bepaald dat voor bepaalde prestaties vrije tarieven gelden (artikel 11 lid 4 sub c WTG). Een derde grondslag voor vrije tarieven wordt gevonden in artikel 15 lid 3 van de WTG. Artikel 15 maakt experimenten met tarief- of prestatieregulering mogelijk. Dit onderwerp zal in paragraaf 5.3 verder aan bod komen. Artikel 10a van de WTG bepaalt voor alledrie de gevallen dat een zorgaanbieder, een ziektekostenverzekeraar of een representatieve organisatie CTG/ZAio kan verzoeken een prestatiebeschrijving vast te stellen. Deze kan-bevoegdheid lijkt vrijblijvend maar is het niet. De door de WTG ExPres gewijzigde verbodsbepaling van de WTG (artikel 2) legt zorgaanbieders (naast het zogenaamde tariefverbod) nu namelijk ook het verbod op om een prestatie in rekening te brengen waarvoor door CTG/ZAio geen prestatiebeschrijving of een andere prestatiebeschrijving is vastgesteld.[12] Op artikel 2 van de WTG wordt in paragraaf 5.4.1 verder ingegaan. Bij vrije tarieven is er (uiteraard) geen sprake van een tariefbeschikking, maar geeft CTG/ZAio een afzonderlijke prestatiebeschrijvingsbeschikking af.

Naast de mogelijkheid van het vaststellen van landelijke vaste prestaties die bindend zijn voor alle partijen (vrije tarieven) biedt de WTG ExPres de mogelijkheid dat een prestatie kan worden opgesplitst in meerdere deelprestaties en aan elke deelprestatie een afzonderlijke tariefsoort door CTG/ZAio kan worden gehangen. Een voorbeeld van een deelprestatie vormt het kapitaallastentarief. Hiermee wordt op maat gesneden prestatiebekostiging mogelijk.

5.2.2 Tariefsoorten

Onder tarief wordt verstaan het bedrag dat door een zorgaanbieder concreet in rekening wordt gebracht dan wel kan worden gebracht voor de geleverde of te leveren prestaties.

Voor de inwerkingtreding van de WTG ExPres bestonden er slechts twee tariefsoorten, te weten de (punt)tarieven en de maximumtarieven. Van (punt)tarieven mocht in het geheel niet worden afgeweken, dat wil zeggen niet naar boven en niet naar beneden. Van maximumtarieven mocht alleen niet naar boven worden afgeweken. Bij AMvB werd bepaald welke tariefsoort van toepassing was. Op grond van artikel 17a van de WTG[13] (oud) gold voor bij AMvB aan te wijzen prestaties en voor prestaties van bij AMvB aan te wijzen categorieën van organen voor gezondheidszorg de maximumtarievensystematiek. In een AMvB, het zogeheten Besluit werkingssfeer maximumtarieven WTG[14], werd geregeld welke prestaties en welke categorieën van zorgaanbieders onder deze maximumtarievensystematiek vielen. Voor prestaties of categorieën van organen voor gezondheidszorg die niet waren genoemd in het Besluit werkingssfeer maximumtarieven WTG, golden (punt)tarieven.

Het aantal tariefsoorten op basis van de WTG (oud) lijkt op grond van voorgaande beperkt. Binnen het stelsel van (punt)tarieven bestond echter de mogelijkheid van een tarief met een minimum en een maximum. Bij de maxi-

---

12 *Voor de inwerkingtreding van de WTG ExPres had CTG/ZAio geen enkele bemoeienis met een vrijgestelde prestatie op basis van het Vrijstellingsbesluit. Door het nieuwe artikel 10a in combinatie met artikel 2 WTG lijkt het erop dat de wetgever voor de prestaties als genoemd in het Vrijstellingsbesluit onbedoeld heeft bepaald dat CTG/ZAio voor deze prestaties prestatiebeschrijvingsbeschikkingen moet afgeven, alvorens deze prestaties rechtsgeldig door zorgaanbieders kunnen worden gedeclareerd.*
13 *Artikel 17a WTG is met de inwerkingtreding van de WTG ExPres vervallen.*
14 *Het Besluit werkingssfeer maximumtarieven WTG is vervallen met de inwerkingtreding van de WTG ExPres.*

mumtarievensystematiek was een minimumtarief uitgesloten. [15] Vergelijk De Groot in zijn proefschrift 'Tarieven in de gezondheidszorg':

'Artikel 2 sluit bij (punt)tarieven niet zonder meer uit dat in een tariefbeschikking het minimum- en het maximumbedrag wordt vastgelegd dat in rekening mag worden gebracht. De verbodsbepaling van artikel 2 dwingt er niet toe het tarief op een gefixeerd bedrag te bepalen. Zo lang het in rekening gebrachte bedrag zich tussen dat minimum en maximum beweegt, handelt de hulpverlener immers niet in strijd met de verbodsbepaling. Historische voorbeelden van een tarief met zekere marges zijn de pro rata-regel *voor huisartsen en de (inmiddels afgeschafte)* pendel *in de specialistentarieven. (...) Beide typen tarieven golden reeds ten tijde van de totstandkoming van de WTG. Aangezien de wetgever in de WTG ruimte heeft willen bieden voor alle toen gangbare tariefvormen, mag worden aangenomen dat dergelijke tarieven toelaatbaar zijn.'*

Met de inwerkingtreding van de WTG ExPres wordt de keuze voor een tariefsoort, niet in een AMvB (zoals het vervallen Besluit werkingssfeer maximumtarieven WTG), maar in een WTG-beleidsregel neergelegd. De WTG zoals gewijzigd door de WTG ExPres maakt verder meer tariefsoorten mogelijk. Naast de al bestaande tarieven en maximumtarieven, is het ook mogelijk om bijvoorbeeld bandbreedtetarieven, minimumtarieven en vrije tarieven vast te stellen. Bovendien kan per prestatie of deel van een prestatie een andere tariefsoort worden vastgelegd.

De grondslag hiervoor is te vinden in artikel 11, derde en vierde lid van de WTG waarin is bepaald dat CTG/ZAio in zijn beleidsregels de relevante prestatiebeschrijving en tariefsoort kan opnemen. Op grond van artikel 11 lid 4 sub a van de WTG kan CTG/ZAio in een beleidsregel met betrekking tot het in rekening te brengen tarief bepalen dat sprake is van een vast tarief. Het kan hierbij gaan om een individueel of collectief (landelijk geldend) vast tarief waar lokaal niet van mag worden afgeweken. Voorts kan krachtens artikel 11 lid 4 sub b van de WTG een beleidsregel met betrekking tot het in rekening te brengen tarief bepalen dat sprake is van een bedrag dat ten minste of een bedrag dat ten hoogste als tarief in rekening wordt gebracht. Onder deze definitie vallen het bandbreedtetarief, het minimumtarief en het maximumtarief. In de Memorie van Toelichting worden hier verder als voorbeelden genoemd: pendeltarief, toptarief, opslagtarief, basistarief, bodemtarief, deeltarief en totaaltarief. Een minimumtarief kan bijvoorbeeld gebruikt worden om ongewenste kruissubsidiëring tegen te gaan. Een historisch voorbeeld voor een pendeltarief is de pendel in de specialistentarieven. De pendel hield in dat het in rekening te brengen tarief al naar gelang de afwijkende tijdsduur en moeilijkheidsgraad met 10% mocht worden verhoogd of worden verlaagd. (CBB 11 februari 1992, RZA 1992, 60). Tot slot kan CTG/ZAio op grond van artikel 11 lid 4 sub c van de WTG in een beleidsregel bepalen dat met betrekking tot het in rekening te brengen tarief sprake is van een tarief waarop de artikelen 2, eerste lid, onder c en d, en 3 tot en met 10 niet

---

15 *Zie G.R.J. de Groot,* Tarieven in de gezondheidszorg, *pag. 236 en 237.*

van toepassing zijn. Het betreft hier het zogenaamde vrije tarief. Over de tariefhoogte geeft CTG/ZAio in dat geval geen oordeel. CTG/ZAio stelt in dit laatste geval alleen de prestatiebeschrijving(en) vast (o.g.v. artikel 10a van de WTG). Een voorbeeld van vrije tarieven zijn de DBC's in het zogeheten B-segment. Ten aanzien van de B-DBC's kunnen zorgaanbieders en verzekeraars lokaal een tarief overeenkomen voor de door CTG/ZAio vastgestelde DBC's (prestatiebeschrijvingen). Het kan onder bepaalde marktomstandigheden immers vereist zijn dat aan alle zorgaanbieders de verplichting kan worden opgelegd om eenzelfde prestatiebeschrijving (DBC) te hanteren om onderling te kunnen vergelijken. Die onderlinge vergelijking op basis van landelijk uniforme prestatiebeschrijvingen is nodig voor de mededinging, de inhoud van de DBC als onderdeel van de uniforme verstrekking ziekenhuiszorg en het onderhoud daarvan (zie ook paragraaf 5.2.1).

Ter uitvoering van de bevoegdheid om de tariefsoort in een beleidsregel vast te leggen, heeft CTG/ZAio inmiddels een algemene overkoepelende beleidsregel definities tariefsoorten vastgesteld met daarin de definities van de tariefsoorten zoals die door CTG/ZAio worden gehanteerd. In alle specifieke beleidsregels wordt vervolgens alleen de tariefsoort bepaald en hoeft geen definitie van de tariefsoort opgenomen te worden.

Daarnaast kan CTG/ZAio op grond van artikel 11 lid 5 in een beleidsregel ook voorwaarden, voorschriften en beperkingen aan het in rekening te brengen tarief verbinden (bijvoorbeeld een kostenmodel of kostenoriëntatie voorschrijven). Voorwaarden, voorschriften en beperkingen kunnen aan tarieven (vast, bandbreedte of vrij) gekoppeld worden. Om afdwingbaar te zijn, moeten deze voorwaarden, voorschriften en beperkingen worden vertaald naar een tarief- of prestatiebeschrijvingsbeschikking. De wet biedt hiervoor slechts een impliciete grondslag. In de Memorie van Toelichting (TK 2003-2004, 29 379, nr. 3 p. 19) is ten aanzien van vrije tarieven en de mogelijkheden van ingrijpen (ultimum remedium) het volgende bepaald. Een beleidsregel kan bepalen dat een vaste prestatiebeschrijving wordt gehanteerd en dat de vaststelling van het concreet voor die prestatie in rekening te brengen tarief aan de onderhandelende partijen wordt overgelaten. Lopen de vrije prijzen voor bepaalde prestaties uit de hand dan kunnen de vrije tarieven voor die prestaties door middel van een beleidsregelwijziging eenvoudig aan voorwaarden, voorschriften of beperkingen worden gebonden. Bijvoorbeeld door in de beleidsregel te bepalen dat het in rekening te brengen tarief aan bepaalde voorwaarden moet voldoen waaronder de eis van kostenoriëntatie. Een ander alternatief zou zijn om de tariefsoort in de beleidsregel te wijzigen en te bepalen dat voor die prestaties een maximumtarief geldt.

Ook al wordt de tariefsoort met de inwerkingtreding van de WTG ExPres in een beleidsregel in plaats van in een AMvB neergelegd, de overheid houdt de mogelijkheid tot bijsturing ten aanzien van de tariefsoort. In de eerste plaats omdat de WTG-beleidsregels de goedkeuring van de minister van VWS behoeven. In de tweede plaats doordat de minister van VWS op basis van artikel 13 WTG een aanwijzing tot het vaststellen van beleidsregels aan CTG/ZAio kan geven.

Zoals ook in paragraaf 4.1.7 is geconcludeerd is tegen een beleidsregel als zodanig geen bezwaar en beroep mogelijk. Ook tegen de in een beleidsregel vastgelegde tariefsoort is dus geen rechtstreeks bezwaar en beroep mogelijk. Wel kunnen (representatieve organisaties van) zorgaanbieders en (representatieve organisaties van) ziektekostenverzekeraars indirect de (rechtmatigheid van de) beleidsregel aan de orde stellen via bezwaar en beroep tegen een tariefbeschikking of prestatiebeschrijvingsbeschikking. De rechter (veelal het CBB) zal slechts marginaal toetsen of CTG/ZAio binnen zijn discretionaire bevoegdheden is gebleven.

Geconcludeerd kan worden dat de wijzigingen van de WTG ExPres resulteren in een flexibele prijssystematiek, waarmee kan worden aangesloten bij de verschillen in en tussen deelmarkten die niet alle even rijp zijn voor (gereguleerde) marktwerking. Voor iedere deelmarkt of deelprestatie kan immers flexibel en eenvoudig een tariefsoort worden vastgesteld. Zo is voor een beperkt deel van de planbare ziekenhuiszorg, het zogenaamde B-segment, bepaald dat daar vrije tarieven gelden voor de kostencomponent, terwijl voor de honorariumcomponent maximumtarieven gelden. Voor het overige deel van de ziekenhuiszorg gelden vaste tarieven (zie ook paragraaf 4.1.3).

5.3 Experimenten

De WTG ExPres heeft in de WTG de mogelijkheid geïntroduceerd om op kleine schaal te experimenteren met tarief- en prestatieregulering (artikel 15 WTG). Zonder die grondslag was dat niet mogelijk. Aan de beleidsregels, en dus ook de WTG-beleidsregels, is immers inherent dat het gaat om besluiten van algemene strekking. De 'gewone' beleidsregels gelden dus altijd voor een hele categorie zorgaanbieders en bieden dus geen mogelijkheid om bijvoorbeeld voor één of twee ziekenhuizen een andere bekostiging of tarifering te regelen als voor de ongeveer honderd andere ziekenhuizen. Een recent voorbeeld betreft de wens van de toenmalige minister Bomhof om in de ziekenhuizen van Groningen en Heerlen ervaring op te doen met een klein aantal DBC's (waarvoor vrije tarieven gelden). Dit was op basis van de oude WTG niet mogelijk, zodat alleen de mogelijkheid van een landelijk experiment overbleef.

Artikel 15 van de WTG biedt – zoals aangegeven – de grondslag voor experimenten. Daarbij heeft de wetgever gekozen voor het instrument van de beleidsregel. In een beleidsregel in de zin van artikel 11 van de WTG – het artikel dat de (inhoud van de) 'gewone' beleidsregels regelt – kan CTG/ZAio de mogelijkheid van een experiment opnemen. Verder dient CTG/ZAio de bepalingen van artikel 15 WTG inzake experimenten in acht te nemen.

CTG/ZAio heeft ter uitwerking van die mogelijkheid tot het starten van experimenten gekozen voor een tweedelige systematiek. In de Beleidsregel algemene bepalingen experimenten, die begin januari 2005 is goedgekeurd door de minister van VWS en per 1 februari 2005 in werking is getreden, zijn de regels neergelegd die voor alle experimenten gelden (deze beleidsregel en de bijbehorende circulaire zijn als bijlage 9 opgenomen). Per experiment dient daarnaast een specifieke experimentbeleidsregel te worden vastgesteld met bepalingen die specifiek voor het betreffende experiment gelden. Met inachtneming van de specifieke experimentbeleidsregel geeft CTG/ZAio experimentbeschikking(en) af die bepalend is (zijn) voor de vraag welke zorgaanbieders en welke ziektekostenverzekeraars daadwerkelijk deelnemen aan het experiment. Zo'n experimentbeschikking is overigens steeds een tarief- of prestatiebeschrijvingsbeschikking in de zin van de WTG.

Inhoudelijk bepaalt artikel 15 WTG dat het mogelijk is te experimenteren met 'de bekostiging van een prestatie' (lid 1). Geëxperimenteerd kan derhalve worden met tarief- én prestatieregulering. De duur van een experiment is bepaald op maximaal vijf jaar (lid 8). Omdat een experimentbeleidsregel een beleidsregel in de zin van artikel 11 van de WTG is, kan een experimentbeleidsregel over alles gaan waar een 'gewone' WTG-beleidsregel ook over gaat, dat wil zeggen over tariefhoogte en de tariefsoort, de bekostigingssystematiek en de prestatiebeschrijving.

In lid 2 en 3 van artikel 15 is geregeld dat bij experimentbeleidsregel kan worden afgeweken van de 'gewone' beleidsregels. Dat de reikwijdte van een experiment beperkt kan zijn is geregeld in lid 3. Een experiment kan zich beperken tot één gebied, zorgaanbieder, zorgverzekeraar, prestatie, verzekerde of patiënt (zie ook TK 2003-2004, 29 379, nr. 3 p. 13 en 62).

Via een experimentbeleidsregel kunnen ook wettelijke bepalingen opzij gezet worden! Hierover gaan de leden 4 tot en met 7 van artikel 15 WTG. Op basis van het vierde lid van artikel 15 kan artikel 2 (verbodsbepaling) geheel of gedeeltelijk van toepassing worden uitgesloten, hetgeen kan betekenen dat zowel tarief als prestatie vrij zijn omdat zowel het tariefverbod (art. 2 lid 1 sub c en d) als het prestatieverbod (art. 2 lid 1 sub a en b) van toepassing zijn uitgesloten. Op basis van het vijfde lid van artikel 15 kan ten aanzien van het experiment ook alleen het tarief worden vrijgelaten maar de prestatie niet. Dat is immers het geval als de beleidsregel bepaalt dat het tariefverbod (art. 2 lid 1 sub c en d) niet van toepassing is (maar art. 2 lid 1 sub a en b wel) en artikel 10a WTG eveneens niet van toepassing is zodat geen nieuwe prestatiebeschrijving (art. 10a) kan worden aangevraagd en dus de in de experimentbeleidsregel vastgelegde prestaties gelden.

Op basis van de leden 6 en 7 kan in de experimentbeleidsregel de (omgekeerde) contracteerplicht (geregeld in art. 47 lid 1 en 48 lid 1 ZFW en art. 45 lid 1 en 46 lid 1 AWBZ) en de mogelijkheid om te kiezen voor restitutie (die ingevolge art. 11 ZFW bestaat indien er sprake is van vrije tarieven en de contracteerplicht niet geldt), niet van toepassing worden verklaard. Uitsluiting van de (omgekeerde) contracteerplicht voorkomt dat alle verzekeraars bij het experiment kunnen aanhaken (zie ook uitgebreid TK 2003-2004, 29 379, nr. 8).

Het negende en tiende lid bepalen ten slotte dat CTG/ZAio een experiment tijdens en na afloop evalueert en dat het college na afloop van het experiment over de uitslag van het experiment rapporteert aan de minister van VWS.

In de beleidsregel algemene bepalingen experimenten die, als vermeld, voor alle experimenten geldt, is bepaald aan welke eisen een experiment in alle gevallen dient te voldoen (artikel 2 beleidsregel). Zo moet een experiment onder meer binnen de doelstellingen van de WTG vallen (de bevordering van marktwerking daaronder begrepen), moet het gaan om alternatieve vormen van tarief- of prestatieregulering of innovatie van het stelsel van tarief- en prestatieregulering en moet een experiment aansluiten bij het reeds door CTG/ZAio gevoerde beleid. Een eis is ook dat deelnemers aan een experiment zich houden aan de in de specifieke experimentbeleidsregel gestelde voorwaarden, voorschriften en beperkingen.

In de beleidsregel is verder de procedure geregeld voor de totstandkoming van een experiment (artikel 3). Er is een procedure voor experimenten waarvoor nog geen specifieke experimentbeleidsregel is vastgesteld en een procedure voor gevallen waarin zo'n beleidsregel al wel bestaat. In het eerste geval dient een zorgaanbieder samen met een of meer ziektekostenverzekeraars te verzoeken om een experimentbeschikking. CTG/ZAio stelt vervolgens naar aanleiding van het verzoek al dan niet een specifieke experimentbeleidsregel vast en neemt met inachtneming van dat besluit een beslissing op het verzoek om een experimentbeschikking. In het tweede geval kan CTG/ZAio direct een beslissing nemen op het verzoek om afgifte van een experimentbeschikking. Uitgangspunt is dat dit verzoek ook door een zorgaanbieder samen met een of meer ziektekostenverzekeraars wordt ingediend, maar de specifieke experimentbeleidsregel kan daarover iets anders bepalen.

Artikel 4 van de beleidsregel algemene bepalingen experimenten regelt ten algemene wat van het bij of krachtens de WTG bepaalde van toepassing is op experimenten. Regel is dat de WTG en de 'gewone' beleidsregels van toepassing zijn zolang bij of krachtens artikel 15 van de WTG niet iets anders is bepaald. Zo schrijft artikel 15 van de WTG voor een experiment verplicht een aantal zaken voor die voor tarief- en prestatieregulering op basis van 'gewone' beleidsregels niet gelden (evaluatie, rapportage en maximale duur). Verder kan de specifieke experimentbeleidsregel de toepasselijkheid van 'gewone' beleidsregels op het experiment beperken of uitsluiten. Artikel 4 regelt verder dat op een zorgaanbieder, die op zichzelf genomen onder de reikwijdte van een specifieke experimentbeleidsregel valt maar waaraan geen experimentbeschikking is afgegeven, de bepalingen van die specifieke experimentbeleidsregel niet van toepassing zijn.

Zo'n zorgaanbieder valt buiten het experiment, is niet gebonden aan hetgeen bij of krachtens artikel 15 WTG voor dat experiment is bepaald maar gebonden aan de 'gewone' beleidsregels in de zin van artikel 11 WTG. De situatie dat een zorgaanbieder wel onder een specifieke experimentbeleidsregel valt maar niet beschikt over een experimentbeschikking is niet ondenkbaar. Een zorgaanbieder kan om allerlei redenen liever niet meedoen aan het experiment en daarom geen verzoek om een experimentbeschikking indienen. CTG/ZAio kan bovendien van oordeel zijn dat de deelneming van die zorgaanbieder niet verplicht behoeft te worden opgelegd.

Artikel 5 van de beleidsregel algemene bepalingen experimenten bevat een opsomming van de onderwerpen die bij een specifieke experimentbeleidsregel moeten of kunnen worden geregeld. Zo moet een specifieke beleidsregel het specifieke doel van het experiment, de tussentijdse toetsingscriteria, en de reikwijdte van het experiment vastleggen. Dat laatste element heeft niet alleen betrekking op de aanbieders en ziektekostenverzekeraars die onder de reikwijdte van de beleidsregel vallen en (welke daarvan) al dan niet verplicht dienen deel te nemen, maar ook op de (deel)-prestaties of het geheel van prestaties waarop het experiment betrekking heeft. Een specifieke beleidsregel dient verder onder meer te regelen welke beleidsregels ex WTG niet van toepassing zijn op het experiment, of de in de leden 4 tot en met 7 van artikel 15 van de WTG genoemde wetsartikelen van toepassing zijn op het experiment en wanneer de tussentijdse evaluatiemomenten zijn. Indien gewenst, kan een specifieke beleidsregel bepalingen bevatten over de wijze waarop voor deelnemers en niet-deelnemers na afloop van het experiment een gelijke uitgangspositie gecreëerd wordt indien aan de inhoud van het experiment na evaluatie algemene gelding gegeven wordt. Een specifieke beleidsregel kan voorts regelen op welke wijze deelnemers voor wie deelname verplicht was gesteld financieel gecompenseerd worden voor eventueel financieel nadeel dat zij ten opzichte van niet-deelnemers door deelneming aan het experiment zouden kunnen lijden. Indien noodzakelijk kan de specifieke experimentbeleidsregel ook specifieke declaratievoorschriften bevatten die naar hun aard niet in een nadere regel moeten worden vastgelegd (zie paragraaf 5.4.2 voor meer informatie over de mogelijkheid om bij nadere regel declaratievoorschriften te stellen).

In artikel 6 van de beleidsregel algemene bepalingen experimenten wordt geregeld dat in de specifieke beleidsregel de informatieplicht van de aan een experiment deelnemende partijen jegens CTG/ZAio nader kan worden geregeld. In het bijzonder heeft het artikel oog voor de tussenrapportages die deelnemers bij CTG/ZAio moeten indienen en de mogelijkheid van CTG/ZAio om te participeren in de organisatie ten behoeve van het experiment.

Artikel 7 regelt wanneer een experimentbeschikking door CTG/ZAio kan worden ingetrokken. Dat is het geval als CTG/ZAio tijdens de duur van het experiment tot het oordeel komt dat het experiment niet langer voldoet aan de in artikel 2 van de beleidsregel algemene bepalingen genoemde eisen.

Ten slotte regelt artikel 8 van de beleidsregel algemene bepalingen experimenten dat CTG/ZAio aan de minister binnen drie maanden na afloop van het experiment een rapport stuurt waarvan in elk geval de door CTG/ZAio na afloop van het experiment opgestelde evaluatie, deel uitmaakt. In de begeleidende brief dient CTG/ZAio aan te geven of en zo ja, op welke wijze, aan de uitkomsten van het experiment algemene toepassing gegeven zou moeten worden.

Per 1 februari 2005 (datum inwerkingtreding WTG ExPres) is er een experiment van start gegaan bij de Sint Maartenskliniek te Nijmegen. Het gaat om een DBC-experiment. Voor de Sint Maartenskliniek gelden per 1 februari 2005 niet alleen vrije tarieven voor het B-segment maar ook voor het A-segment (uitgezonderd de honoraria van de medisch specialisten). In het kader van het experiment zijn ook voor de revalidatie DBC's (prestatiebeschrijvingen) vastgesteld. Ook in de AWBZ-sector is CTG/ZAio met partijen in overleg om experimenten te starten (onder meer ten aanzien van het screen-to-screen zorg en kousenhulpmiddel). Het experimenteren met vrije tarieven bij fysiotherapeuten (per 1 februari 2005 zijn de tarieven voor zorg verleend door fysiotherapeuten vrij) is overigens strikt genomen geen experiment in de zin van artikel 15 WTG. Het gaat hier immers om een landelijk geldend experiment dat op basis van de 'normale' beleidsregels ex artikel 11 WTG wordt uitgevoerd.

5.4 Voorkoming van fraude

5.4.1 Artikel 2 van de WTG (verbodsbepaling)

De (nieuw geformuleerde) verbodsbepaling van artikel 2 lid 1 van de WTG valt in drieën uiteen. Het is zorgaanbieders allereerst verboden een tarief in rekening te brengen voor prestaties waarvoor geen (sub a) of waarvoor een andere (sub b) prestatiebeschrijving is vastgesteld (*'prestatieverbod'*). Zorgaanbieders mogen in de tweede plaats geen tarief in rekening brengen dat niet klopt met het door CTG/ZAio goedgekeurde of vastgestelde tarief (*'tariefverbod'*). Voor vaste tarieven, waar bij declaratie noch afwijking naar boven noch afwijking naar beneden is toegestaan, is het verbod geregeld in sub c. De bepaling sub d is gericht op maximum-, minimum- en bandbreedtetarieven. Ten derde mogen zorgaanbieders geen tarief in rekening brengen op een andere wijze dan op grond van de wet is goedgekeurd of vastgesteld (*'voorschriftverbod'*, sub e). Het prestatie- en voorschriftverbod zijn met de WTG ExPres in de WTG gekomen. Het prestatieverbod is nodig gelet op de eerder beschreven bevoegdheid van CTG/ZAio om prestatiebeschrijvingen vast te stellen. Het voorschriftverbod brengt mee dat bij beleidsregel gestelde (declaratie)voorschriften (artikel 11 lid 5 WTG) via de tarief- of prestatiebeschikking strafrechtelijk kunnen worden gehandhaafd.

Artikel 2 lid 1 beschrijft wanneer het verboden is een tarief in rekening te brengen. Maar niet alleen het declareren van een in lid 1 bedoeld tarief is verboden. In lid 2 en 3 is geregeld dat ook het betalen of aan een derde vergoeden van zo'n tarief verboden is. Dit laatste verbod richt zich tot ziektekostenverzekeraars (lid 3) en – met het oog op het onderlinge verkeer tussen zorgaanbieders – tot zorgaanbieders (lid 2). Overigens kan CTG/ZAio op grond van artikel 11 lid 4 van de WTG bepalen dat in de onderlinge relatie tussen zorgaanbieders vrije tarieven gelden. Dergelijke beleidsregels heeft CTG/ZAio vastgesteld voor de onderlinge dienstverlening door instellingen die medisch-specialistische zorg leveren (voor het kostendeel gelden vrije tarieven, voor het honorariumdeel maximumtarieven) en de AWBZ (vrije tarieven). Ook is voor bijna alle categorieën van vrije beroepsbeoefenaren bij beleidsregel bepaald dat ten aanzien van de prestatie 'waarneming' vrije tarieven gelden.

Ingevolge het vierde lid kunnen een zorgaanbieder en een ziektekostenverzekeraar aan het aanbieden, overeenkomen of leveren van een prestatie als bedoeld in het eerste lid, sub a of b geen rechten ontlenen. Dit kunnen zij evenmin aan het declareren, betalen of aan een derde vergoeden van een tarief als bedoeld in het eerste lid. Hiermee wordt bereikt dat een zorgaanbieder en een ziektekostenverzekeraar aan verboden afspraken geen rechten kunnen ontlenen, terwijl deze wel jegens de patiënt c.q. verzekerde in stand blijven en moeten worden nagekomen.

Het vijfde lid regelt dat de voorgaande leden niet alleen gelden voor prestaties, maar ook voor deelprestaties en het geheel van prestaties. Het zesde lid waarborgt dat de regeling van lid 3 tot en met lid 6 niet kan worden ontlopen door andere verzuim- of schadeverzekeraars dan ziektekostenverzekeraars. Zo wordt voorkomen dat het effect van het verbod via een omweg teniet kan worden gedaan.

5.4.2 Nadere regels: administratie-, bekendmakings- en declaratievoorschriften

Nadere regels

Met inwerkingtreding van de WTG ExPres is CTG/ZAio niet langer 'slechts' bevoegd tot het vaststellen van beleidsregels maar ook tot het vaststellen van nadere regels. Deze nadere regels zijn algemeen verbindende voorschriften en behoeven, anders dan de beleidsregels in de zin van artikel 11 WTG, niet de goedkeuring van de minister. Voor nadere regels geldt evenmin de inherente afwijkingsbevoegdheid van artikel 4:84 van de Awb. Een derde, met het voorgaande samenhangend, verschil is dat nadere regels anders dan beleidsregels bestuurlijk kunnen worden gehandhaafd. Voorwaarde voor dat laatste is uiteraard dat voor die bestuurlijke handhaving een wettelijke grondslag bestaat. Op basis van artikel 32 van de WTG is CTG/ZAio bevoegd de artikelen waarin CTG/ZAio de bevoegdheid tot het stellen van nadere regels krijgt, alsmede de nadere regels zelf, bestuurlijk te handhaven. De instrumenten bestuursdwang, last onder dwangsom en aanwijzing (dus niet het instrument van de boete!) staan CTG/ZAio in dat verband ter beschikking. Zie hierover verder de paragrafen 5.4.3 en 5.4.4.

De bevoegdheid van CTG/ZAio om nadere regels vast te stellen betreft onderwerpen van meer administratieve aard. Het gaat om administratievoorschriften (op basis van art. 2a lid 3 WTG), bekendmakingsvoorschriften (art. 2b lid 3 sub a WTG), declaratievoorschriften (art. 2b lid 3 sub b WTG) en informatievoorschriften (art. 30a WTG). Over de eerste drie vormen merkt TK 2003-2004, 29 379, nr. 3 p. 57 op dat de overdracht van dergelijke regelgevende bevoegdheden zijn grondslag vindt in het feit dat voor op maat toegesneden regelingen specifieke deskundigheid noodzakelijk is en dat CTG/ZAio daarover mede als gevolg van de uitvoering van zijn (overige) wettelijk opgedragen taken beschikt.

Op de bevoegdheid om bij nadere regel informatievoorschriften te stellen wordt ingegaan in het kader van de bespreking van het vierde spoor van de WTG ExPres (voorkomen van onnodig bureaucratie). Zie paragraaf 5.5.3. De andere drie soorten voorschriften die CTG/ZAio bij nadere regel kan stellen (administratie-, bekendmakings- en declaratievoorschriften) komen direct hierna aan de orde.

Administratievoorschriften

Artikel 2a van de WTG bepaalt in het eerste lid dat zorgaanbieders en ziektekostenverzekeraars een administratie voeren waaruit ten minste blijken:
a de overeengekomen en geleverde prestaties;
b wanneer de prestaties zijn geleverd;
c aan wie de prestaties zijn geleverd;
d de voor de prestaties in rekening gebrachte tarieven; en
e de in verband daarmee ontvangen of verrichte betalingen of vergoedingen aan derden.
Op grond van deze formulering hoeft niet iedere zorgaanbieder zonder meer een administratie te voeren waaruit de opbouw en wijze van berekening van zijn tarieven blijkt (zie Toelichting derde nota van wijziging, TK 2003-2004, 29 379, nr. 12).

Niet alleen is een goede administratie onmisbaar voor de bedrijfsvoering van de zorgaanbieder of ziektekostenverzekeraar, ook voor de uitvoering van de WTG en het toezicht op de naleving van het bij of krachtens de WTG bepaalde is het nodig om bepaalde eisen te stellen aan de administratie zodat de in dat kader relevante gegevens vastliggen en toegankelijk zijn (TK 2003-2004, 29 379, nr. 3 p. 56-57).

Het tweede lid verplicht zorgaanbieders en ziektekostenverzekeraars een zodanige administratie te voeren dat het te allen tijde mogelijk is elk mogelijk rechtmatig tarief in rekening te brengen. De achtergrond hiervan is de soms aangetroffen – en zich slecht met het karakter van maximumtarieven verhoudende – praktijk dat alleen het vastgestelde maximumtarief zelf in rekening kan worden gebracht en niet een tarief ónder dat maximumtarief. Op grond van het vierde lid gelden de verplichtingen van het eerste en tweede lid ook voor derden die voor zorgaanbieders en ziektekostenverzekeraars de administratie voeren.

Naast deze wettelijke administratievoorschriften kan CTG/ZAio op basis van lid 3 in nadere regels administratievoorschriften opnemen ten behoeve van concurrentie in de regio, een adequate bedrijfsvoering, het voorkomen van fraude en de inzichtelijkheid en toegankelijkheid van die administratie. Met de mogelijkheid van nadere regels heeft de wetgever willen bereiken dat de administratieverplichtingen zijn/worden toegesneden op de maat van de bedrijfsvoering van de onderling sterk van elkaar verschillende zorgaanbieders en ziektekostenverzekeraars. De mogelijkheid om bij nadere regel administratievoorschriften vast te stellen is beperkt tot de limitatief opgesomde vier doeleinden. Deze beperking vloeit voort uit de uitvoering van het – op beperking van de administratieve lasten gerichte – gewijzigde amendement Vietsch (zie Toelichting derde nota van wijziging, TK 2003-2004, 29 379, nr. 12). Die limitatieve gronden zijn overigens voldoende ruim om bij nadere regel de verplichting te stellen tot het bijhouden van een administratie waaruit opbouw en wijze van berekening van een tarief blijkt, mits passend binnen één van de genoemde doelen.

Op basis van artikel 2a lid 3 van de WTG heeft CTG/ZAio inmiddels een aantal nadere regels vastgesteld. Het gaat om de in het kader van de DBC's vastgestelde 'Nadere regel Kaderregeling Administratieve Organisatie en Interne Controle inzake DBC-registratie en facturering' en de 'Nadere regel Validatiemodule'. Tevens heeft CTG/ZAio de ministeriële regeling Administratievoorschriften Farmaceutische Hulp, die zijn basis vond in de 'oude' WTG, omgezet in de 'Regeling administratie- en declaratievoorschriften farmaceutische hulp'. Laatstgenoemde regeling vindt overigens deels ook zijn basis in artikel 2b lid 3 sub b WTG (declaratievoorschriften).

Bekendmakingsvoorschriften en declaratievoorschriften

Bekendmakingsvoorschriften Artikel 2b lid 1 van de WTG bepaalt dat zorgaanbieders hun patiënten tijdig en zorgvuldig informeren omtrent het voor de prestatie in rekening te brengen tarief. Op grond van artikel 2b lid 3 sub a WTG dient CTG/ZAio nadere regels te stellen ten aanzien van de bekendmaking van tarieven. Volgens de Memorie van Toelichting behoort goede voorlichting over tarieven tot de zorgvuldige informatieverstrekking die van een zorgaanbieder ten opzichte van een patiënt mag worden verwacht, ter voorkoming van vergissingen, misverstanden en onregelmatige declaraties. De Memorie van Toelichting wijst er tevens op dat het eerste lid van artikel 2b WTG aansluit bij artikel 7:448 BW dat deel uitmaakt van de afdeling in het BW over de geneeskundige behandelingsovereenkomst. In dat artikel is neergelegd welke informatieplicht de hulpverlener heeft jegens de patiënt.

Op basis van artikel 2b lid 3 sub a heeft CTG/ZAio voor de zorgsectoren waar vrije tarieven gelden (B-DBC's, fysiotherapie, psychotherapie) bekendmakingsvoorschriften vastgesteld. Het gaat om regelingen die zorgaanbieders verplichten tot het bekendmaken van een zogenaamde standaardprijslijst. Op zo'n lijst dienen de zorgaanbieders de tarieven te vermelden die de zorgaanbieder in rekening brengt voor 'niet-gecontracteerde zorg', dat wil zeggen zorg die de zorgaanbieder levert aan niet-verzekerde patiënten en aan patiënten van wie de ziektekostenverzekeraar geen contract heeft gesloten met de desbetreffende zorgaanbieder.

De nadere regels stellen voorts een aantal eisen aan de inhoud van een standaardprijslijst. Zo dient de prijslijst te voorzien in één prijs per prestatie (de lijst moet en kan steeds worden aangepast voor prijswijzigingen). De prijzen dienen bij de patiënt bekend te zijn voordat de patiënt de behandelingsovereenkomst aangaat met de zorgaanbieder. In het geval de prijs tussen het opvragen van de prijs en de start van de behandelingsovereenkomst is gewijzigd, dient de zorgaanbieder voorafgaand aan de behandeling nogmaals de actuele prijs bekend te maken. Per prestatie moet de prestatiebeschrijving worden vermeld (bij B-DBC's bovendien de prestatiecode) en de lijst moet op eenvoudige wijze toegankelijk zijn voor het publiek. Voor inzage van de lijst hoeft de patiënt niet naar de zorgaanbieder te komen. Na eerste aanvraag dient de patiënt/consument binnen 24 of 48 uur over de lijst te kunnen beschikken.

Zorgaanbieders mogen geen tarief in rekening brengen dat ligt onder het tarief van de standaardprijslijst en dus niet aan bepaalde patiënten kortingen verlenen op de via de standaardprijslijst bekendgemaakte tarieven. Bekendmakingsvoorschriften kunnen immers, gelet op het kader van het eerste lid, alleen de bekendmaking van de *in rekening te brengen* tarieven betreffen. Indien onder de tarieven van de standaardprijslijst zou mogen worden gedeclareerd betreft de standaardprijslijst niet langer (uitsluitend) in rekening te brengen tarieven. Een zorgaanbieder kan wel op elk gewenst moment zijn standaardprijslijst aanpassen.

Declaratievoorschriften Op basis van de WTG artikel 2b lid 2 zijn zorgaanbieders verplicht om bij het in rekening brengen van een tarief de daarbijbehorende prestatiebeschrijving te vermelden.

De bevoegdheid van CTG/ZAio om declaratievoorschriften vast te stellen op basis van artikel 2b lid 3 sub b betreft nadere regels over de specificatie van rekeningen van zorgaanbieders. Deze regelingsbevoegdheid dient onderscheiden te worden van de mogelijkheid die CTG/ZAio eveneens op basis van artikel 11 lid 5 heeft om bij beleidsregel declaratievoorschriften vast te stellen. Die laatste declaratievoorschriften hebben geen betrekking op de inrichting van rekeningen, maar regelen aan wie, door wie en op welke wijze en met inachtneming van welke voorwaarden, voorschriften en beperkingen een tarief in rekening wordt gebracht.

Op basis van artikel 2b lid 3 sub b heeft CTG/ZAio de 'Nadere regel declaratiebepalingen DBC-bedragen en overige bedragen medisch specialistische zorg door of vanwege de zorginstelling' vastgesteld. In die regeling is ten aanzien van DBC's geregeld welke gegevens op de nota moeten worden gezet door zorgaanbieders. Het gaat om de aanvangs- en einddatum van het DBC-traject, de DBC-declaratiecode, de uitsplitsing in kostenbedrag en verrekenpercentage enerzijds en de honorariumbedragen per specialisme anderzijds en de AGB[16]- en DBC-prestatiecode. De codering van deze gegevens dient op elke nota hetzelfde te zijn. De regeling bevat voorts een opsomming van de gegevens die bij overlopende DBC's aanvullend op de nota moeten worden vermeld.

5.4.3 Bestuursrechtelijke handhaving

Het stellen van voorschriften inzake de administratie, de bekendmaking van tarieven, de declaratie en de gegevensverstrekking heeft alleen zin indien er tevens voorzien is in een adequate handhavingsmethode zodat naleving kan worden afgedwongen. CTG/ZAio heeft derhalve op grond van de WTG ExPres de bevoegdheid tot het toepassen van bestuursdwang bij het niet naleven van deze voorschriften (artikel 32 WTG). De bestuursrechtelijke handhaving betreft zowel de naleving van de voorschriften van de artikelen 2a, 2b, 30 en 30a zelf als de op grond van deze artikelen door CTG/ZAio vastgestelde nadere regels (zie paragraaf 5.4.2 en 5.5.3). Tevens heeft CTG/ZAio op grond van artikel 32 lid 2 van de WTG de mogelijkheid tot het geven van een aanwijzing.[17]

De bevoegdheid tot het toepassen van bestuursdwang impliceert teven de bevoegdheid tot het opleggen van een dwangsom. Een bestuursorgaan waaraan bij wet de bevoegdheid is toegekend om bestuursdwang toe te passen heeft immers op grond van artikel 5:32 van de Awb de mogelijkheid om in plaats van toepassing van bestuursdwang de overtreder een dwangsom op te leggen. Een bestuursorgaan heeft een discretionaire vrijheid om te kiezen

---

16 Tweecijferige code die aangeeft om welk specialisme het gaat, oogheelkunde heeft bijvoorbeeld AGB-code 01.

17 Zie voor de eveneens openstaande mogelijkheid tot strafrechtelijke handhaving van het bij of krachtens de artikelen 2a, 2b, 30a en 30b bepaalde, paragraaf 4.1.6.

voor een van beide alternatieven. Gelijktijdige toepassing van bestuursdwang en een last onder dwangsom voor een en dezelfde overtreding is echter niet mogelijk (artikel 5:31 en 5:36 van de Awb).

Hieronder worden kort de verschillende handhavingsinstrumenten toegelicht.

De *last onder dwangsom* (artikel 5:32 van de Awb) is de opdracht om een overtreding ongedaan te maken of verdere overtreding dan wel een herhaling hiervan te voorkomen. De dwangsomoplegging mag er slechts op gericht zijn de overtreder te laten doen wat hij volgens de wet toch al moet of moest doen. Het opleggen van een dwangsom betreft anders gezegd een reparatoire of preventieve sanctie. De hoogte van de dwangsom dient in redelijke verhouding te staan tot de zwaarte van het geschonden belang en de beoogde werking van de dwangsomoplegging. Kortom de dwangsom dient hoog genoeg te zijn om een prikkel te zijn de overtreding ongedaan te maken of te beëindigen. De dwangsom mag echter geen bestraffend (punitief) karakter hebben.

Een dwangsom kan inhouden dat de overtreder een bepaald bedrag ineens moet betalen, een bedrag per tijdseenheid waarin de last niet is uitgevoerd of een bedrag voor iedere overtreding van de last. Bij de laatste twee varianten dient het bestuursorgaan tevens een maximumbedrag te noemen waarboven geen dwangsom meer wordt verbeurd.

Bestuursdwang (artikel 5:21 van de Awb) betekent dat CTG/ZAio door feitelijk handelen kan (laten) optreden tegen hetgeen in strijd met gestelde voorschriften is of wordt gedaan of nagelaten. In geval een zorgaanbieder bijvoorbeeld verzuimt de administratie conform de administratievoorschriften van artikel 2a WTG (zoals gewijzigd bij de WTG ExPres) in te richten, kan CTG/ZAio die administratie zelf conform de voorschriften laten inrichten. De kosten hiervan kunnen door CTG/ZAio worden verhaald op de overtredende zorgaanbieder.

CTG/ZAio is tot slot bevoegd tot het geven van een *aanwijzing* om de overtreding van een wettelijk voorschrift ongedaan te maken. Bij de aanwijzing stelt CTG/ZAio een termijn waarbinnen de overtreder aan de aanwijzing moet voldoen. De aanwijzing is een lichter instrument dan de last onder dwangsom en bestuursdwang. De aanwijzing kan als zelfstandig instrument worden ingezet, maar ook kan de aanwijzing als een waarschuwing vooruitlopend op een last onder dwangsom of bestuursdwang worden gebruikt.

In dat opzicht lijkt de aanwijzing sterk op de bestuursdwangaanschrijving (artikel 5:24 lid 4 van de Awb) of de begunstigingstermijn bij het opleggen van een last onder dwangsom (artikel 5:32 lid 5 Awb). Zowel de bestuursdwangaanschrijving als de begunstigingstermijn hebben als functie de overtreder een termijn te gunnen gedurende welke de overtreder zelf maatregelen kan treffen om de situatie in overeenstemming met de geldende voorschiften te brengen en (de tenuitvoerlegging van) de bestuursdwang dan wel verbeuring van een last onder dwangsom te voorkomen. Ook de aanwijzing kan deze functie hebben.

Ten aanzien van de bestuursrechtelijke handhaving in het algemeen zijn twee zaken vermeldenswaardig. In de eerste plaats is, zoals uit voorgaande is gebleken, de mogelijkheid voor CTG/ZAio om bestuursrechtelijk te handhaven vooralsnog beperkt. Slechts een beperkt aantal (meer administratieve) voorschriften zijn bestuursrechtelijk te handhaven. De verbodsbepaling van artikel 2 WTG (kort gezegd de tarief- en prestatiebeschrijvingsdelicten) is ook na inwerkingtreding van de WTG ExPres alleen strafrechtelijk te handhaven[18]. In de tweede plaats heeft CTG/ZAio op grond van de WTG ExPres niet de mogelijkheid gekregen om een bestuurlijke boete op te leggen.

5.4.4 Document Bestuursrechtelijke handhaving CTG/ZAio

Aangezien CTG/ZAio met de inwerkingtreding van de WTG ExPres voor het eerst beschikt over het instrument van bestuursrechtelijke handhaving, heeft CTG/ZAio het Document Bestuursrechtelijke handhaving vastgesteld (zie bijlage 7 of www.ctg-zaio.nl). In dit Handhavingsdocument zijn de uitgangspunten van het te voeren beleid bij de uitvoering van de (nieuwe) bestuursrechtelijke handhavingstaken vastgelegd. In het kader van behoorlijk bestuur (rechtszekerheid) wordt middels dit document voor alle partijen duidelijk hoe CTG/ZAio van zijn handhavingsbevoegdheden gebruik zal maken.

Uitgangspunt van het handhavingsbeleid is dat CTG/ZAio bij een geconstateerde overtreding in beginsel de overtreder een brief zal sturen, waarbij de overtreder in de gelegenheid wordt gesteld binnen een bepaalde termijn de overtreding ongedaan te maken en/of zijn zienswijze te geven over de geconstateerde overtreding. In geval de overtreder binnen de in de brief gestelde termijn de overtreding niet ongedaan heeft gemaakt, zal CTG/ZAio een aanwijzingsbesluit afgeven. Tegen dit besluit kan bezwaar bij CTG/ZAio worden aangetekend. Indien een overtreder ook niet voldoet aan de aanwijzing zal een last onder dwangsom worden afgegeven. Als laatste instrument wordt bestuursdwang toegepast. Overigens is het gelijktijdig toepassen van een last onder dwangsom en bestuursdwang niet mogelijk. Dit betekent dat in geval CTG/ZAio daadwerkelijk overgaat tot het toepassen van bestuursdwang geen last onder dwangsom kan worden opgelegd.

---

18 Blijkens de uitvoeringstoets Renovatie WTG is dit conform de voorkeur van het CTG om de administratieve verplichtingen bestuursrechtelijk te handhaven en de tariefdelicten strafrechtelijk. Blijkens het wetsvoorstel WMG bestaat het voornemen om ook de tariefdelicten in de toekomst bestuurlijk te handhaven (door de NZa).

Afhankelijk van de ernst van de overtreding en de gevolgen daarvan, kan CTG/ZAio ook direct (zonder voorafgaande aanwijzing) overgaan tot een last onder dwangsom of bestuursdwang.

Gezien de beperkte tijd dat CTG/ZAio de bevoegdheid om bestuursrechtelijk te handhaven heeft, is er nog geen jurisprudentie over hoe CTG/ZAio in de praktijk van zijn handhavingsbevoegdheden gebruik maakt. Conform voornoemd handhavingsbeleid heeft CTG/ZAio inmiddels een aantal ziekenhuizen en zelfstandige behandelcentra die niet hadden voldaan aan de informatieverplichting een standaardprijslijst B-segment naar CTG/ZAio te sturen, een aanwijzingsbesluit toegezonden. De 'overtreders' hebben vervolgens alsnog aan de aanwijzing gevolg gegeven. De tijd zal leren of het afgeven van een aanwijzing in de toekomst voldoende zal zijn de 'overtreders' te bewegen alsnog aan hun verplichtingen te voldoen.

5.4.5 Meldpunt onregelmatige declaraties (artikel 29d)

Ook vóór de inwerkingtreding van de WTG ExPres kwamen vele vragen over tarieven, meldingen van verkeerd gedeclareerde tarieven en daadwerkelijke klachten over tarieven bij CTG/ZAio, FIOD-ECD en soms zelfs bij VWS binnen. Over de onregelmatige declaraties vond vervolgens tussen CTG/ZAio en FIOD-ECD overleg plaats. Indien meerdere klachten verwezen naar eenzelfde zorgaanbieder dan wel een klacht van zodanige aard of omvang was dat direct actie moest worden ondernomen, werd door de FIOD-ECD een toezicht- dan wel opsporingsonderzoek verricht.

In de (oude) WTG was niet geregeld door wie en waarvoor de gegevens met betrekking tot onregelmatige declaraties mochten worden gebruikt. Met de inwerkingtreding van de WTG ExPres is hierin voorzien.

Artikel 29d, eerste lid onder d WTG geeft het meldpunt onregelmatige declaraties bij CTG/ZAio een wettelijke basis. Bij dit meldpunt worden alle klachten en meldingen verzamelt van burgers, consumentenorganisaties, ziektekostenverzekeraars, VWS en FIOD-ECD over feiten en omstandigheden die mogelijk niet in overeenstemming zijn met het bij of krachtens de WTG bepaalde. De herkenbaarheid van dit meldpunt zal aldus TK 2003-2004, 29 379 nr. 3 p. 23 de signalerings- en aangiftedrempel verlagen.

De informatie die het meldpunt verzamelt, mag worden gebruikt voor:
a het beoordelen van een tarief door CTG/ZAio,
b het vaststellen of wijzigen van beleidsregels door CTG/ZAio,
c het vaststellen van aanwijzingen door de minister van VWS,
d het verkrijgen van inzichten in de effecten van het gevoerde beleid, de regelgeving, de uitvoering en de handhaving dan wel in de effecten die zijn te verwachten van het te voeren beleid van CTG/ZAio dan wel de minister van VWS,
e het bevorderen van het naleven van de WTG.

Volgens TK 2003-2004, 29379 nr. 3 p. 43 mogen personen die zijn belast met toezicht en opsporing, gegevens krijgen die herleidbaar zijn tot individuele personen en instellingen. Voor beleidsaangelegenheden is dergelijke informatie op detailniveau niet nodig en die informatie mag vanuit het meldpunt dan ook niet worden verstrekt.

5.5 Voorkomen van onnodige bureaucratie

Het voorkomen van onnodige bureaucratie c.q. het voorkomen dan wel verminderen van administratieve lasten wordt in de WTG ExPres op twee manieren getracht te bereiken. Enerzijds via procedurele wijzigingen (zie verder paragraaf 5.5.1) en anderzijds door het bieden van een wettelijke grondslag voor informatie-uitwisseling. In paragraaf 5.5.2 zal de informatie-uitwisseling tussen CTG/ZAio enerzijds en NMa en Staatstoezicht voor de volksgezondheid anderzijds worden uiteengezet. Paragraaf 5.5.3 gaat in op de mogelijkheden op grond van de WTG om informatie bij een ieder op te vragen. Hierbij zal onder meer aandacht worden besteed aan de mogelijkheid van CTG/ZAio om via een derde partij informatie op te vragen waarmee onnodige administratieve lasten kunnen worden voorkomen.

5.5.1 Procedurele wijzigingen

Hieronder komen een aantal procedurele wijzigingen aan bod die onnodige bureaucratie moeten voorkomen.

a. vereenvoudiging en versnelling tariefkeuze door beleidsregel

Met de inwerkingtreding van de WTG ExPres is de keuze voor een tariefsoort (vast tarief, maximumtarief of vrij tarief) sneller en gemakkelijker gemaakt. De tariefsoort wordt immers in een WTG-beleidsregel neergelegd. Het opnemen c.q. aanpassen van de tariefsoort in een beleidsregel duurt ongeveer één maand. Bij het opstellen van beleidsregels is bovendien de betrokkenheid van belanghebbende partijen gewaarborgd. De koepelorganisaties van zorgaanbieders en ziektekostenverzekeraars (representatieve organisaties op grond van artikel 3 van de WTG) en een aantal onafhankelijke deskundigen zijn immers vertegenwoordigd in de Commissies van CTG/ZAio. Daarmee hebben deze belanghebbende partijen een rol bij de advisering van het CTG/ZAio-bestuur inzake de beleidsregels. Tot de inwerkingtreding van de WTG ExPres kon de tariefsoort alleen veranderd worden door aanpassing van een AMvB (het Besluit werkingssfeer maximumtarieven WTG of het Vrijstellingsbesluit), waarmee een termijn van ongeveer 8 maanden gemoeid was.

Als voorbeeld kan worden gewezen op de in hoofdstuk 4.2.3 weergegeven 'apothekersuitspraak'. Het CBB heeft kort gezegd geoordeeld dat in geval de maximumtarievensystematiek van toepassing is, afwijking van de beleidsregels in een individueel geval niet mogelijk is Deze uitspraak had destijds tot gevolg dat VWS het Besluit werkingssfeer maximumtarieven WTG zou moeten aanpassen om een individueel vangnet mogelijk te maken. Daarmee waren enkele maanden gemoeid. Nu zou de oplossing makkelijk en snel via een beleidsregelwijziging tot stand kunnen worden gebracht.

b. schrappen overbodige aanvraag en tariefhoorzitting

Met de WTG, zoals is gewijzigd door de ExPres, is het op grond van artikel 11 lid 6 mogelijk in een beleidsregel te bepalen dat CTG/ZAio ambtshalve het tarief vaststelt omdat de beleidsregel dat vordert (artikel 8 lid 5 van de WTG). Op grond van dat artikel kunnen partijen in een beleidsregel worden ontheven van de verplichting een verzoek te doen in situaties waarbij het nemen van een beschikking door CTG/ZAio op grond van de inhoud van de beleidsregel slechts tot een vaste uitkomst leidt, zoals bijvoorbeeld bij trendmatige aanpassingen. Het kan hierbij zowel om collectieve (landelijk geldende) als individuele tariefbeschikkingen gaan. Ook bij de maximumtarieven voor vrije beroepsbeoefenaren volgt het (landelijk geldende of collectieve) maximumtarief veelal een-op-een uit de beleidsregel. Het afwachten van een tariefverzoek van zorgaanbieder(s) en/of ziektekostenverzekeraar(s) alvorens dat maximumtarief vast te stellen leidt in dat soort gevallen tot onnodige administratieve lasten.

Op grond van artikel 7 van de WTG dient CTG/ZAio alvorens een tariefbesluit te nemen de betrokken zorgaanbieder, de betrokken ziektekostenverzekeraar en de betrokken representatieve organisaties van zorgaanbieders respectievelijk ziektekostenverzekeraars te horen indien een van hen daarom verzoekt. Indien echter een tariefbesluit ondubbelzinnig voortvloeit uit goedgekeurde beleidsregels komt, naast het schrappen van de overbodige aanvraag, ook de formele eis tot horen (krachtens artikel 7) te vervallen. De betrokken representatieve organisaties (koepelorganisaties) van zorgaanbieders en ziektekostenverzekeraars hebben immers al advies uitgebracht in de Commissies van CTG/ZAio over die beleidsregels. De mogelijkheid van bezwaar en beroep tegen de tariefbeschikking biedt aldus de Memorie van Toelichting voldoende rechtsbescherming.

c. vervallen tariefprocedure betreffende maximumtarieven titel IVa

Met de WTG ExPres is de aparte tariefprocedure voor de maximumtarieven komen te vervallen. Dit leidt tot een eenduidiger tariefprocedure. Voor alle tariefsoorten (en ook prestatiebeschrijving) geldt nu immers eenzelfde procedure.

d. elektronische aanvragen

Met de inwerkingtreding van de WTG ExPres kan CTG/ZAio in een beleidsregel bepalen hoe een verzoek om een tarief of prestatiebeschrijving moet worden gedaan (artikel 11 lid 2 WTG). In een beleidsregel kan onder meer worden bepaald wie een aanvraag mogen doen, eventueel zelfs met uitsluiting van anderen, en binnen welke termijn een verzoek moet worden ingediend. Daarnaast kan worden bepaald of een aanvraag schriftelijk dan wel elektronisch moet worden ingediend. Op grond van artikel 11 lid 2 van de WTG kan CTG/ZAio zelfs verplichten tot het doen van elektronische aanvragen. In verband met het terugdringen van de administratieve lasten is het kunnen doen van elektronische verzoeken een speerpunt. CTG/ZAio heeft in het verleden (2002 en 2003) in de thuiszorg reeds geëxperimenteerd met het doen van elektronische aanvragen (EGU-pilot).

5.5.2 Informatie-uitwisselingsbepalingen

grondslag voor informatie-uitwisseling met de NMa/Staatstoezicht voor de volksgezondheid

Door het creëren van een wettelijke basis voor de uitwisseling van informatie tussen CTG/ZAio enerzijds en de Nederlandse Mededingingsautoriteit c.q. het Staatstoezicht op de Volksgezondheid anderzijds kan de informatielast voor zorgaanbieders en ziektekostenverzekeraars worden beperkt. De wettelijke basis voor de uitwisseling van informatie heeft als bijkomend voordeel eenduidige toezichtinformatie. De gegevensuitwisseling tussen CTG/ZAio enerzijds en NMa en Inspectie anderzijds is beperkt tot datgene wat ieder voor de uitvoering van zijn wettelijke taken nodig heeft.

Met betrekking tot onder meer de informatie-uitwisseling tussen CTG/ZAio en de NMa is inmiddels een Convenant vastgesteld. In dit Convenant is ook de afstemming wie optreedt als vrije tarieven uit de hand lopen vastgelegd.

De wettelijke basis voor informatie-uitwisseling impliceert dat CTG/ZAio bij het opleggen van een administratieve last aan zorgaanbieders respectievelijk ziektekostenverzekeraars eerst zal moeten bezien of de gevraagde gegevens reeds eerder zijn opgevraagd door de NMa of het Staatstoezicht op de Volksgezondheid. In dat geval kan immers gebruik worden gemaakt van de bevoegdheden tot onderlinge gegevensuitwisseling. Voor de inwerkingtreding van de WTG ExPres bestond er reeds een wettelijke basis voor informatie-uitwisseling tussen CTG/ZAio enerzijds en het College voor Zorgverzekeringen, het College bouw ziekenhuisvoorzieningen en het College sanering ziekenhuisvoorzieningen anderzijds.

5.5.3 Informatievoorschriften

Artikel 30 WTG

In de artikelen 30 en 30a WTG wordt geregeld wie verplicht zijn aan CTG/ZAio of aan de minister informatie te verstrekken. Het gaat om informatie die van belang is voor de uitvoering van de WTG. Het gaat dus om beleidsinformatie en *niet* om informatie die opgevraagd wordt in het kader van toezicht op de naleving van de WTG.

In de WTG is het toezicht niet geregeld in Hoofdstuk IV (artikel 30-30b) maar in Hoofdstuk V (art. 31-34) en de bevoegdheden van de – op basis van artikel 31 van de WTG aangewezen – toezichthouders zijn, net als voor andere toezichthouders het geval is, neergelegd in afdeling 5:2 van de Awb.

Pagina 41 van de Memorie van Toelichting bevat een opsomming van taken van CTG/ZAio en van de minister van VWS ten behoeve waarvan informatie kan worden opgevraagd. Het gaat onder andere om het vaststellen of wijzigen van beleidsregels, het goedkeuren of vaststellen van prestatiebeschrijvingen c.q. tarieven en het goedkeuren van beleidsregels. Hieronder valt ook het onderhoud van de DBC-prestatiebeschrijvingen en, in het A-segment, de DBC-tarieven.

De informatieplicht van artikel 30 WTG geldt voor 'een ieder'. Een ieder is gehouden op verzoek van de minister, CTG/ZAio, de FIOD-ECD[19] of aan een daartoe door een van hen aangewezen persoon[20] de informatie te verstrekken of de gegevensdragers beschikbaar te stellen die naar het oordeel van de vrager voor de uitvoering van de WTG van belang kunnen zijn.

Nadere regels op basis van artikel 30a WTG: informatievoorschriften

Artikel 30a WTG bepaalt dat CTG/ZAio nadere regels kan stellen ten aanzien van informatie die regelmatig moet worden verstrekt door (representatieve organisaties van) zorgaanbieders en ziektekostenverzekeraars. Artikel 30a behelst dus een verbijzondering van de informatieplicht van artikel 30. Deze verbijzondering betreft zowel degenen die informatie moeten verstrekken als de informatie die moet worden verstrekt. De bevoegdheid van CTG/ZAio om bij nadere regel informatievoorschriften vast te stellen strekt zich ook uit tot derden die de administratie voeren voor zorgaanbieders en ziektekostenverzekeraars (art. 30a lid 1 jo. art. 2a lid 4 WTG) en tot derden die gegevens verzamelen, bewaren en bewerken ten behoeve van (representatieve organisaties van) zorgaanbieders en ziektekostenverzekeraars (art. 30a lid 2). Een voorbeeld van laatstgenoemde derden bieden de wetenschappelijke verenigingen. Het vierde lid van artikel 30a WTG schrijft ten algemene voor dat de, op grond van nadere regels ex artikel 30a WTG, gevraagde informatie volledig en naar waarheid wordt verstrekt.

De nadere regels op basis van artikel 30a kunnen allerlei onderwerpen betreffen. Te denken valt aan het soort gegevens dat moet worden verstrekt (lid 1), aan wie, wanneer en hoe ze moeten worden verstrekt (lid 3), door wie en hoe de gegevens moeten worden bewerkt (lid 3) en door wie en hoe de gegevens of de bewerkingen ervan moeten worden bekendgemaakt (lid 3). Bij nadere regel kan tevens worden voorgeschreven dat een accountant de juistheid van de verstrekte informatie bevestigt (lid 3). Daarmee biedt artikel 30a

---

19 *Van oudsher verricht de FIOD-ECD beleidsonderzoeken voor CTG/ZAio. Vandaar dat artikel 30 van de WTG ook de FIOD-ECD vermeld. Daarnaast zijn de medewerkers van de FIOD-ECD belast met het toezicht op de naleving van de WTG en de opsporing van WTG-overtredingen.*
20 *Te denken valt aan het uitbesteden van beleidsonderzoek aan een extern bureau.*

de mogelijkheid om bij nadere regel te bepalen dat door CTG/ZAio gevraagde informatie niet rechtstreeks aan CTG/ZAio wordt verstrekt, maar dat de verstrekking loopt via een derde partij. In de 'Regeling aanlevering en verspreiding Minimale Dataset' is hiervan gebruik gemaakt. Zorgaanbieders en ziektekostenverzekeraars dienen de Minimale Dataset-gegevens te leveren aan het DBC-informatiesysteem (DIS) en het DIS is gehouden die informatie vervolgens door te leveren aan CTG/ZAio.

Vergelijkbaar met de gekozen beleidsregelsystematiek bij experimenten, is in het kader van artikel 30a van de WTG gekozen voor een tweeledige systematiek. De 'Regeling algemene bepalingen informatieverstrekking', die een omzetting is van het Besluit gegevensverstrekking WTG dat met de WTG ExPres is komen te vervallen, bevat algemene bepalingen waaraan elke regelmatige informatieverstrekking dient te voldoen. Per specifieke soort informatieverstrekking kan daarnaast een specifieke nadere regel worden vastgesteld. Zo'n specifieke nadere regel is de al genoemde 'Regeling aanlevering en verspreiding Minimale Dataset'.

In de 'Regeling algemene bepalingen informatieverstrekking' zijn de doeleinden neergelegd waarvoor op regelmatige basis informatie van de in artikel 30a genoemde partijen kan worden gevraagd. De regeling besteedt daarnaast aandacht aan de vragen wanneer, met welke frequentie en op welke wijze de informatie moet worden verstrekt.

De eerder genoemde nadere regels die de bekendmaking van standaardprijslijsten voorschrijven, schrijven ook voor dat de betreffende zorgaanbieders de standaardprijslijsten in een bepaald sjabloon aan CTG/ZAio zenden. Deze nadere regels hebben dus niet alleen artikel 2b lid 3 sub a van de WTG als grondslag, maar ook artikel 30a van de WTG.

Artikel 30b WTG

Op basis van artikel 30b WTG omvat de informatie bedoeld in de artikelen 30 en 30a van de WTG mede de voor de uitvoering van de WTG noodzakelijke persoonsgegevens, waaronder persoonsgegevens betreffende de gezondheid als bedoeld in de Wet bescherming persoonsgegevens. Met deze bepaling wordt, aldus de memorie van toelichting, een uitzondering gemaakt op de uit het medisch beroepsgeheim voortvloeiende zwijgplicht (TK 2003-2004, 29 379, nr. 3 p. 66).

6 Overige wet- en regelgeving

6.1　Van CTG/ZAio naar Zorgautoriteit　　　59

6.1　Van CTG/ZAio naar Zorgautoriteit

In hoofdstuk 1 is al kort ingegaan op het wetsvoorstel Wet marktordening gezondheidszorg (WMG). In dit hoofdstuk wordt nader ingegaan op dit wetsvoorstel (bijlage 6) waarvan de contouren al waren geschetst in de brief van de minister van VWS van 10 september 2004 over de Zorgautoriteit ('septemberbrief'). De WTG zal bij inwerkingtreding van de Wet marktordening gezondheidszorg worden ingetrokken (artikel 115, eerste lid, wetsvoorstel WMG).

Zorgautoriteit

Duidelijk is dat er een Nederlandse Zorgautoriteit (hierna: zorgautoriteit) komt. De taken en positie van de zorgautoriteit worden in de WMG geregeld. Concreet betekent dit dat CTG/ZAio wordt omgevormd tot zorgautoriteit en dat CTZ in de zorgautoriteit wordt geïncorporeerd. De zorgautoriteit krijgt bij voorkeur de status van een zelfstandig bestuursorgaan, vergelijkbaar met de Onafhankelijke Post en Telecommunicatie Autoriteit (Opta) en de Pensioen- & Verzekeringskamer (PVK). Of de zorgautoriteit op termijn zal invaren bij de NMa is niet zeker. Waar het eerst de bedoeling was om de zorgautoriteit in 2008 te laten invaren bij de NMa, zal de minister nu in 2010 bezien hoe de zorgautoriteit ervoor staat, hoe het met de liberalisering in de zorg gaat en welke problemen zich eventueel voordoen. Op basis daarvan kan dan opnieuw overwogen worden of invaren van de zorgautoriteit bij de NMa opportuun is.

Toezichttaken zorgautoriteit

De zorgautoriteit zal worden belast met het sectorspecifieke markttoezicht, het toezicht op de uitvoering van de Zorgverzekeringswet en het toezicht op de uitvoering van de AWBZ. De minister kiest er derhalve voor deze vormen van toezicht in één hand te brengen. Volgens de minister kan er alleen sprake zijn van effectief en efficiënt toezicht als het toezicht op de verschillende zorgmarkten – te weten de zorginkoop-, de zorgverlenings- en de zorgverzekeringsmarkt – voldoende gebundeld is. Zo kan het toezicht vanuit een integrale visie worden benaderd. Voor een effectief toezicht op de Zorgverzekeringswet en AWBZ is naast kennis over het gedrag van de verzekeraar op de zorgverzekeringsmarkt, ook kennis nodig over het gedrag van de verzekeraar op de zorginkoopmarkt.

Sectorspecifiek markttoezicht

Sectorspecifiek markttoezicht houdt in dat marktwerking wordt bevorderd (marktprikkels) en bewaakt als er sprake is van vrije tarieven en dat marktwerking zoveel mogelijk wordt nagebootst (efficiency-prikkels, bijvoorbeeld via maatstafconcurrentie) op deelmarkten waar tariefregulering noodzakelijk blijft. Sectorspecifiek markttoezicht is daarmee een breed begrip dat ook tariefregulering en toezicht op transparantie omvat. Sectorspecifiek markttoezicht betekent dat de verschillende deelmarkten voortdurend worden gevolgd ('gemonitord') en dat op basis van de verkregen informatie het meest adequate reguleringsmechanisme wordt gekozen. Marktwerking waar mogelijk, tariefregulering als dat nog nodig is. De zorgautoriteit zal bij de monitoring onder meer kosten, tarieven, kwaliteit, contractvoorwaarden en marktontwikkelingen volgen. Het bevorderen en bewaken van marktwerking in een situatie van vrije tarieven is in beginsel van preventieve aard, dus toekomstgericht. Het gaat om het stimuleren en bevorderen van marktwerking en het voorkomen van zaken die de mededinging verstoren of belemmeren. Zo zal de zorgautoriteit bevoegd zijn aan zorgaanbieders en ziektekostenverzekeraars met aanmerkelijke marktmacht (amm)[21] verplichtingen op te leggen die tot doel hebben te voorkomen dat in de toekomst marktbederf plaatsvindt. De NMa blijft belast met het voornamelijk repressieve mededingingstoezicht op basis van de Mededingingswet.

Toezicht op de Zorgverzekeringswet en AWBZ

Het toezicht op de Zorgverzekeringswet (ZVW) omvat drie taken. Allereerst dient de zorgautoriteit toezicht te houden op de werking van de verzekeringsmarkt. Dit maakt deel uit van het specifieke markttoezicht dat hierboven is beschreven. In de tweede plaats moet de zorgautoriteit toezicht hou-

---

[21] *Van aanmerkelijke marktmacht is sprake als een zorgaanbieder of zorgverzekeraar een zo krachtige positie hebben op de markt dat deze niet bevorderlijk kan zijn voor (het ontstaan van) concurrentie. Zie de definitie in artikel 41 van het wetsvoorstel WMG.*

den op de publieke randvoorwaarden die ingevolge de ZVW voor de verzekeringsmarkt zullen gelden (acceptatieplicht, zorgplicht en verbod op premiedifferentiatie). In de derde plaats omvat het toezicht op de ZVW het zogenaamde zorgspecifieke gedragstoezicht. Laatstgenoemde vorm van toezicht richt zich op de bescherming van de consument op de verzekeringsmarkt. Daarbij gaat het bijvoorbeeld om de vraag of (aspirant-)verzekerden adequaat worden voorgelicht over polissen en premies. Het toezicht van de zorgautoriteit op de uitvoering van de ZVW omvat niet het toezicht op de solvabiliteit en integriteit van zorgverzekeraars. Dat berust bij de PVK. Het toezicht op de AWBZ wordt in de septemberbrief niet afzonderlijk besproken.

Handhaving

Wanneer het bij of krachtens de WTG gestelde (uit WTG voortvloeiende verplichtingen, uit nadere regels voortvloeiende verplichtingen, AMM-verplichtingen, tariefbeschikkingen en prestatiebeschrijvingsbeschikkingen) niet wordt nageleefd, moet de zorgautoriteit over voldoende middelen beschikken om de naleving af te dwingen. De middelen die de zorgautoriteit krijgt om bestuurlijk te kunnen handhaven zijn aanwijzing, bestuursdwang, last onder dwangsom en de bestuurlijke boete. Daarnaast zal op basis van de WMG strafrechtelijke handhaving mogelijk zijn.

Positie zorgautoriteit ten opzichte van de minister

Hoofdlijn van de taakverdeling tussen minister en zorgautoriteit is dat de minister het beleid bepaalt en dat de zorgautoriteit verantwoordelijk is voor de uitvoering. Tot het beleid behoort onder andere dat de minister bepaalt welke vrijheden mogelijk zijn op concrete deelmarkten. Om nieuw beleid te kunnen maken is het van groot belang dat de minister door de zorgautoriteit gevoed wordt met informatie. Deze informatie verkrijgt de zorgautoriteit door het monitoren van marktontwikkelingen. De informatie kan betrekking hebben op het al dan niet overhevelen van deelmarkten naar een regime van vrije prijsvorming, het opheffen van toetredingsbelemmeringen en op ontwikkelingen die van belang zijn voor het waarborgen van de publieke belangen van toegankelijkheid, kwaliteit en betaalbaarheid van zorg. In de WMG zal de informatievoorziening richting minister op diverse manieren vorm krijgen: via signalementen, uitvoeringstoetsen en de jaarlijkse rapportage over de uitvoering van de standaardverzekering door verzekeraars.

Concreet zal de minister jegens de zorgautoriteit beschikken over de volgende bevoegdheden:
- De mogelijkheid om algemene aanwijzingen te geven;
- Een schorsings- en vernietigingsrecht ten aanzien van besluiten van de zorgautoriteit die van algemene strekking zijn.

De bevoegdheid die de minister op basis van de WTG heeft om beleidsregels goed te keuren, zal in de WMG niet terugkeren. De redenen die hiervoor in de septemberbrief worden genoemd zijn dat door de twee genoemde bevoegdheden van de minister de goedkeuringsbevoegdheid kan vervallen, dat het gezag van de zorgautoriteit teveel zou worden aangetast als de goedkeuringseis wordt gehandhaafd en dat de beleidsregels vooral een economisch-technisch karakter hebben. Wel is in het wetsvoorstel opgenomen dat bepaalde beleidsregels, te weten experiment- en tariefsoortbeleidsregels, niet dan na aanwijzing van de minister door de zorgautoriteit mogen worden vastgesteld.

Positie zorgautoriteit ten opzichte van andere toezichthouders

In de WMG is een grondslag neergelegd voor informatie-uitwisseling en afstemmingsprotocollen met andere toezichthouders, zoals NMa, AFM, CVZ en IGZ.

Literatuur

Groot, G.R.J. de, *Tarieven in de gezondheidszorg,* Kluwer, Deventer, 1998.

Hamilton-van Hest, G.C.J.M., *Juist geprijsd?*, Jurisprudentieoverzicht Wet tarieven gezondheidszorg 1982-1998, Bohn Stafleu Van Loghum, Houten/Diegem, 1999.

Hoofdlijnenakkoord (Brief informateurs van 16-5-2003, Kamerstukken II, 2002-2003, 28 637, nr. 19).

Novemberbrief 2003 (Brief minister en staatssecretaris VWS van 21-11-03, Kamerstukken II, 2003-2004, 29 324, nr. 1).

Septemberbrief 2004 (brief minister VWS van 10 september 2004, Kamerstukken II, 2003-2004, 29 324, nr 3).

WTG ExPres (Kamerstukken II, 2003-2004, 29 379 en Kamerstukken I, 2003-2004 en 2004-2005, 29 379).

VWS-notitie Speelruimte en Verantwoordelijkheid (Kamerstukken II, 1999-2000, 27 156, nrs. 1 en 2).

Bijlage 1
Tekst WTG ExPres (Stb. 2005, 24)

Wet van 9 december 2004 tot wijziging van de Wet tarieven gezondheidszorg in verband met experimenten, prestatiebekostiging en enige andere maatregelen (WTG ExPres) Stb. 2005, 24

Wij Beatrix, bij de gratie Gods, Koningin der Nederlanden, Prinses van Oranje-Nassau, enz. enz. enz. Allen, die deze zullen zien of horen lezen, saluut! doen te weten: Alzo Wij in overweging genomen hebben, dat het wenselijk is in de Wet tarieven gezondheidszorg een aantal wijzigingen aan te brengen in verband met het houden van experimenten, een beheerste en soepele overgang naar bekostiging per prestatie, het voorkomen van onnodige bureaucratie dan wel het terugdringen van administratieve lasten en het tegengaan van fraude; Zo is het, dat Wij, de Raad van State gehoord, en met gemeen overleg der Staten-Generaal, hebben goedgevonden en verstaan, gelijk Wij goedvinden en verstaan bij deze:

ARTIKEL I

De Wet tarieven gezondheidszorg wordt gewijzigd als volgt:

A

Artikel 1, eerste lid, wordt gewijzigd als volgt:
1 Na onderdeel b wordt een onderdeel c ingevoegd, dat luidt als volgt: c. de FIOD-ECD: de Belastingdienst/Fiscale Inlichtingen- en Opsporingsdiensten Economische Controledienst van het Ministerie van Financiën;
2 Onderdeel h komt te luiden: h. tarief: prijs voor een prestatie, een deel van een prestatie of geheel van prestaties van een orgaan voor gezondheidszorg.
3 Onderdeel i vervalt.

B

Artikel 1, vijfde lid, wordt gewijzigd als volgt:
1 In de eerste volzin wordt «onder h en i» vervangen door: onder e tot en met h.
2 De tweede volzin komt te luiden: Tot deze regelen kan behoren dat een of meer bepalingen van deze wet niet van toepassing zijn op de prijs voor een daarbij aangewezen prestatie, een deel van een prestatie of geheel van prestaties, door een orgaan voor gezondheidszorg.

C

Artikel 2 komt te luiden:

Artikel 2
1 Het is een orgaan voor gezondheidszorg verboden een tarief in rekening te brengen:
   a voor een prestatie waarvoor geen prestatiebeschrijving overeenkomstig deze wet is vastgesteld;
   b voor een prestatie waarvoor een andere prestatiebeschrijving wordt gehanteerd dan overeenkomstig deze wet is vastgesteld;
   c dat niet overeenkomt met het tarief dat voor de betrokken prestatie overeenkomstig deze wet is goedgekeurd of vastgesteld;
   d dat niet ligt binnen de tariefruimte die op grond van artikel 6a of 8a voor de betrokken prestatie is goedgekeurd onderscheidenlijk is vastgesteld;
   e anders dan op de wijze die overeenkomstig deze wet is goedgekeurd of vastgesteld.
2 Het is een orgaan voor gezondheidszorg verboden een tarief, bedoeld in het eerste lid, te betalen aan een ander orgaan voor gezondheidszorg of aan een derde te vergoeden.
3 Het is een ziektekostenverzekeraar verboden een tarief, bedoeld in het eerste lid, te betalen of aan een derde te vergoeden.
4 Een orgaan voor gezondheidszorg en een ziektekostenverzekeraar kunnen aan het aanbieden, overeenkomen of leveren van een prestatie, bedoeld in het eerste lid, onder a of b, dan wel aan het in rekening brengen, betalen of aan een derde vergoeden van een tarief, bedoeld in het eerste lid, geen rechten ontlenen.
5 De voorgaande leden zijn van overeenkomstige toepassing op een tarief voor een deel van een prestatie of een geheel van prestaties.
6 Het derde tot en met vijfde lid zijn van overeenkomstige toepassing op een verzekeraar als bedoeld in de Wet toezicht verzekeringsbedrijf 1993, voor zover niet begrepen onder artikel 1, eerste lid, onder e, sub 2, van deze wet.

D

Artikel 2a komt te luiden:

Artikel 2a
1 Organen voor gezondheidszorg en ziektekostenverzekeraars voeren een administratie waaruit in ieder geval de overeengekomen en geleverde prestaties blijken, alsmede wanneer die prestaties zijn geleverd, aan welke patiënt respectievelijk verzekerde die prestaties zijn geleverd, de daarvoor in rekening gebrachte tarieven en de in verband daarmee ontvangen of verrichte betalingen of vergoedingen aan derden.
2 Organen voor gezondheidszorg en ziektekostenverzekeraars voeren op zodanige wijze een administratie dat te allen tijde mogelijk is elk voor de

desbetreffende categorie van organen voor gezondheidszorg relevant tarief, dat overeenkomstig deze wet is goedgekeurd of vastgesteld of dat ligt binnen de tariefruimte die op grond van artikel 6a of 8a is goedgekeurd onderscheidenlijk is vastgesteld, in rekening te brengen, te betalen of aan derden te vergoeden.
3 Het College kan nadere regels stellen betreffende de administratie ten behoeve van concurrentie in de regio, een adequate bedrijfsvoering, het voorkomen van fraude en de inzichtelijkheid en toegankelijkheid van die administratie.
4 Het eerste en tweede lid en de nadere regels zijn mede van toepassing ten aanzien van degene die voor een orgaan voor gezondheidszorg of ziektekostenverzekeraar een administratie voert alsmede ten aanzien van degene die een administratie voert ten behoeve van of in verband met het aanbieden, overeenkomen, leveren, in rekening brengen, betalen of vergoeden aan derden van een prestatie of een tarief of het ontvangen van een betaling.

E

Na artikel 2a wordt een artikel 2b ingevoegd, dat luidt als volgt:

Artikel 2b
1 Organen voor gezondheidszorg informeren hun patiënten tijdig en zorgvuldig omtrent het voor de prestatie in rekening te brengen tarief.
2 Organen voor gezondheidszorg brengen een tarief in rekening onder vermelding van de daarbijbehorende prestatiebeschrijving.
3 Het College stelt nadere regels betreffende het door organen voor gezondheidszorg:
 a bekendmaken van tarieven;
 b specificeren van op verrichte prestaties betrekking hebbende rekeningen.

F

Artikel 6 wordt gewijzigd als volgt:
1 Het eerste lid komt te luiden:
 1 Een verzoek als bedoeld in het eerste lid van de artikelen 4 en 5 bevat een voorstel voor:
  a de toe te passen prestatiebeschrijving;
  b het voor de prestatie in rekening te brengen tarief;
  c degene aan wie het tarief in rekening wordt gebracht;
  d degene door wie het tarief in rekening wordt gebracht en
  e de wijze waarop het tarief in rekening wordt gebracht.
2 In het derde lid wordt «de Economische Controledienst» vervangen door: de FIOD-ECD.

G

Na artikel 6 wordt een artikel 6a ingevoegd, dat luidt als volgt:

Artikel 6a
In afwijking van de artikelen 4, 5 en 6, eerste lid, onder b, kan een verzoek als in die artikelen bedoeld, de goedkeuring betreffen van het bedrag dat ten minste of het bedrag dat ten hoogste als tarief voor de prestatie in rekening wordt gebracht.

H

Artikel 8 wordt gewijzigd als volgt:
1 Het vierde lid komt te luiden:
   4. Indien een verzoek als bedoeld in de artikelen 4 en 5 en het eerste tot en met derde lid, niet voldoet aan het bij of krachtens deze wet bepaalde, kan het College ambtshalve een tarief vaststellen.
2 Aan het artikel worden twee leden toegevoegd, luidende:
   5. Indien een beleidsregel als bedoeld in artikel 11 dat vordert stelt het College ambtshalve een tarief vast.
   6. Een beschikking op grond van dit artikel bevat in ieder geval de onderwerpen, genoemd in artikel 6, eerste lid.

I

Na artikel 8 wordt een artikel 8a ingevoegd, dat luidt als volgt:

Artikel 8a
1 Artikel 8, eerste, vierde en zesde lid, zijn van overeenkomstige toepassing op een verzoek als bedoeld in artikel 6a.
2 Een verzoek of een ambtshalve vaststelling als bedoeld in artikel 8, tweede, derde en vijfde lid, kan ook de vaststelling betreffen van het bedrag dat ten minste of het bedrag dat ten hoogste als tarief voor een prestatie in rekening wordt gebracht.
3 Bij toepassing van het vorige lid bevat de beschikking van het College, in afwijking van artikel 8, zesde lid, juncto artikel 6, eerste lid, onder b, het bedrag dat ten minste of het bedrag dat ten hoogste als tarief voor de prestatie in rekening wordt gebracht.

J

In artikel 9 wordt na «tarief» ingevoegd: als bedoeld in artikel 8, eerste tot en met vierde lid.

K

Na artikel 10 wordt een titel 3a ingevoegd, die luidt als volgt:

Titel 3a. Vaststelling van prestatiebeschrijvingen
Artikel 10a
1 Een orgaan voor gezondheidszorg, een ziektekostenverzekeraar of een representatieve organisatie van organen voor gezondheidszorg dan wel van ziektekostenverzekeraars kan het College verzoeken een prestatiebeschrijving vast te stellen met betrekking tot een prestatie waarvoor het College op grond van het bepaalde bij of krachtens artikel 1, vijfde lid, artikel 11, vierde lid, onder c, dan wel artikel 15, derde lid, geen tarief behoeft goed te keuren of vast te stellen.
2 Een verzoek als bedoeld in het eerste lid bevat een voorstel voor:
a de toe te passen prestatiebeschrijving;
b degene aan wie het tarief voor de prestatie in rekening wordt gebracht;
c degene door wie het tarief voor die prestatie in rekening word gebracht en de wijze waarop het tarief in rekening wordt gebracht.
3 De artikelen 6, tweede tot en met vierde lid, en 8, derde tot en met vijfde lid, zijn van overeenkomstige toepassing op de vaststelling van een prestatiebeschrijving. Bij zodanige vaststelling bevat een beschikking in ieder geval de onderwerpen, genoemd in het vorige lid.

L

Artikel 11 komt te luiden:

Artikel 11
1 Met het oog op het uitvoeren van zijn taken, genoemd in dit hoofdstuk, stelt het College beleidsregels vast.
2 De beleidsregels kunnen inhouden op welke wijze, waaronder schriftelijk of elektronisch, en met inachtneming van welke voorwaarden, voorschriften of beperkingen een verzoek als bedoeld in de artikelen 4, 5, 6a, 8 en 10a moet worden ingediend. De beperkingen kunnen mede inhouden dat het verzoek alleen gedaan kan worden door een orgaan voor gezondheidszorg met een ziektekostenverzekeraar of een representatieve organisatie van ziektekostenverzekeraars gezamenlijk of dat een verzoek moet worden gedaan binnen een bepaalde termijn na de vaststelling van de betrokken beleidsregel.
3 De beleidsregels kunnen inhouden welke prestatiebeschrijving moet worden gehanteerd bij het in rekening brengen van een tarief.
4 De beleidsregels kunnen inhouden dat met betrekking tot het in rekening te brengen tarief sprake is van:
a een vast tarief;
b een bedrag dat ten minste of een bedrag dat ten hoogste als tarief in rekening wordt gebracht;
c een tarief waarop de artikelen 2, eerste lid, onder c en d, en 3 tot en met 10 niet van toepassing zijn.
5 De beleidsregels kunnen inhouden aan wie, door wie en op welke wijze en met inachtneming van welke voorwaarden, voorschriften en beperkingen een tarief in rekening wordt gebracht.

6 De beleidsregels kunnen inhouden dat het College ambtshalve een tarief danwel een bedrag dat ten minste of een bedrag dat ten hoogste als tarief in rekening wordt gebracht of een prestatiebeschrijving vaststelt.
7 De beleidsregels kunnen inhouden dat met inachtneming van in de beleidsregel aangegeven voorwaarden, voorschriften en beperkingen voor in die regel te onderscheiden delen van een prestatie of geheel van prestaties daarbij nader aangegeven beleidsregels van toepassing zijn.

M

Artikel 13 wordt gewijzigd als volgt:
1 In het eerste lid vervalt na «artikel 11»: , eerste en tweede lid.
2 Het tweede lid komt te luiden:
   2. Onze Minister kan in de beleidsregels, bedoeld in het eerste lid, bepalen dat het College ambtshalve een tarief als bedoeld in artikel 11, vierde lid, onder a of b, of een prestatiebeschrijving vaststelt.

N

Na artikel 14 wordt een artikel 15 ingevoegd, dat luidt als volgt:

Artikel 15
1 Indien het College in een beleidsregel als bedoeld in artikel 11 de mogelijkheid opneemt van een experiment inzake bekostiging van een prestatie, neemt hij de in dit artikel bedoelde bepalingen in acht.
2 In de beleidsregel kan het College opnemen met inachtneming van welke in die beleidsregel aangegeven voorwaarden, voorschriften of beperkingen kan worden afgeweken van andere, in die beleidsregel genoemde beleidsregels als bedoeld in artikel 11.
3 De beperkingen, bedoeld in het vorige lid, kunnen inhouden dat de werking van de desbetreffende beleidsregel is beperkt tot een bepaald gebied, tot een bepaalde categorie of een deel van een categorie van organen voor gezondheidszorg, van ziektekostenverzekeraars, van patiënten of van prestaties, of tot een beperkt aantal organen voor gezondheidszorg, ziektekostenverzekeraars, patiënten of prestaties.
4 Een beleidsregel als bedoeld in het eerste lid kan inhouden dat met inachtneming van in die beleidsregel aangegeven voorwaarden, voorschriften of beperkingen artikel 2 niet van toepassing is op het tarief voor de bij het experiment betrokken prestaties.
5 Een beleidsregel als bedoeld in het eerste lid kan inhouden dat met inachtneming van in die beleidsregel aangegeven voorwaarden, voorschriften of beperkingen de artikelen 2, eerste lid, onder c en d, en 10a niet van toepassing zijn op de prestatiebeschrijving van de bij het experiment betrokken prestaties.
6 Een beleidsregel als bedoeld in het eerste lid kan inhouden dat met inachtneming van in die beleidsregel aangegeven voorwaarden, voorschriften of beperkingen de artikelen 47, eerste lid, of 48, eerste lid, van de

Ziekenfondswet dan wel de artikelen 45, eerste lid, of 46, eerste lid, van de Algemene Wet Bijzondere Ziektekosten niet van toepassing zijn op de bij het experiment betrokken prestaties.
7 Een beleidsregel als bedoeld in het eerste lid kan inhouden dat met inachtneming van in die beleidsregel aangegeven toepassing is op de bij het experiment betrokken prestaties. De eerste volzin is niet van toepassing op prestaties waarbij verzekerden onmiddellijk voorafgaand aan het tijdstip waarop de beleidsregel in werking treedt van het keuzerecht, bedoeld in dat artikel, gebruik kunnen maken.
8 Een beleidsregel als bedoeld in het eerste lid houdt in de maximale duur van het experiment, die ten hoogste vijf jaren bedraagt. Het College kan besluiten de gevolgen van het experiment geheel of gedeeltelijk in stand te laten tot het einde van het boekjaar volgend op het boekjaar waarin het experiment is geëindigd.
9 Het College evalueert het experiment tijdig en tijdens zijn uitvoering.
10 Het College rapporteert over de uitslag van een experiment aan Onze Minister in ieder geval binnen drie maanden na afloop van het experiment.

O

Titel 4a vervalt.

P

Artikel 29c wordt gewijzigd als volgt:
1 Voor de tekst wordt de aanduiding «1.» geplaatst.
2 Aan het artikel worden twee leden toegevoegd, luidende:
    2. Het College en het Staatstoezicht op de volksgezondheid, bedoeld in de Gezondheidswet, verstrekken elkaar die inlichtingen die van belang kunnen zijn voor de uitoefening van de uit deze wet en de Gezondheidswet voortvloeiende taken.
    3. Het College en de mededingingsautoriteit, bedoeld in de Mededingingswet, verstrekken elkaar die inlichtingen die van belang kunnen zijn voor de uitoefening van de uit deze wet en de Mededingingswet voortvloeiende taken.

Q

Na artikel 29c wordt een artikel 29d ingevoegd, dat luidt als volgt:

Artikel 29d
1 Het College:
   a geeft voorlichting omtrent de inhoud van zijn beleidsregels, beschikkingen en besluiten en ten algemene over de uitvoering van zijn taken;
   b stelt alle naar het oordeel van het College relevante informatie over beleidsregels, beschikkingen en besluiten beschikbaar op internet;

c heeft een meldpunt voor het ontvangen van gegevens en inlichtingen omtrent feiten en omstandigheden die mogelijk niet in overeenstemming zijn met het bij of krachtens deze wet bepaalde.
2 De door het meldpunt, bedoeld in het voorgaande lid onder c, verzamelde informatie mag worden gebruikt voor:
a het beoordelen van een tarief door het College;
b het vaststellen of wijzigen van beleidsregels door het College;
c het vaststellen van beleidsregels als bedoeld in artikel 13;
d het verkrijgen van inzicht in de effecten van het gevoerde beleid, de regelgeving, de uitvoering en de handhaving dan wel in de effecten die zijn te verwachten van het te voeren beleid van het College dan wel van Onze Minister en
e het bevorderen van het naleven van deze wet.

R

Artikel 30 komt te luiden:

Artikel 30
1 Een ieder is gehouden desgevraagd aan Onze Minister, het College, de FIOD-ECD of aan een daartoe door een van hen aangewezen persoon, verder in dit artikel aan te duiden als vrager, kosteloos:
a de gegevens en inlichtingen te verstrekken welke naar het oordeel van die vrager voor de uitvoering van deze wet te zijnen aanzien van belang kunnen zijn;
b de boeken, bescheiden en andere gegevensdragers of de inhoud daarvan – zulks ter keuze van de vrager – waarvan de raadpleging naar het oordeel van de vrager van belang kan zijn voor de vaststelling van de feiten welke invloed kunnen uitoefenen op de uitvoering van deze wet te zijnen aanzien, voor dit doel beschikbaar te stellen.
2 Ingeval deze wet aangelegenheden van een derde aanmerkt als aangelegenheden van degene die op grond van het eerste lid inlichtingenplichtig is, gelden, voor zover het deze aangelegenheden betreft, gelijke verplichtingen voor de derde.
3 De in het eerste lid, onderdeel b, bedoelde verplichting geldt onverminderd voor een derde bij wie zich gegevensdragers bevinden van degene die gehouden is deze, of de inhoud daarvan, aan de vrager voor raadpleging beschikbaar te stellen.
4 De vrager stelt degene wiens gegevensdragers hij bij een derde voor raadpleging vordert, gelijktijdig hiervan in kennis.
5 De gegevens en inlichtingen dienen duidelijk, stellig en zonder voorbehoud te worden verstrekt, mondeling, schriftelijk of op andere wijze – zulks ter keuze van de vrager – en binnen een door de vrager te stellen termijn.
6 Toegelaten moet worden, dat kopieën, leesbare afdrukken of uittreksels worden gemaakt van de voor raadpleging beschikbaar gestelde gegevensdragers of de inhoud daarvan.

7 Gegevens en inlichtingen dienen volledig en naar waarheid te worden verstrekt.

S

Na artikel 30 worden twee artikelen ingevoegd, die luiden als volgt:

Artikel 30a
1 Het College kan regels stellen, inhoudende welke gegevens en inlichtingen regelmatig moeten worden verstrekt door de organen voor gezondheidszorg, ziektekostenverzekeraars, representatieve organisaties van organen voor gezondheidszorg en van ziektekostenverzekeraars alsmede degenen, bedoeld in artikel 2a, vierde lid.
2 Het vorige lid is mede van toepassing ten aanzien van degene die gegevens verzamelt, bewaart en bewerkt ten behoeve van organen voor gezondheidszorg, ziektekostenverzekeraars, representatieve organisaties van organen voor gezondheidszorg of van ziektekostenverzekeraars.
3 De regels, bedoeld in het eerste lid, bepalen aan wie de gegevens en inlichtingen moeten worden verstrekt en kunnen bepalen het tijdstip en de wijze waarop en de vorm waarin de gegevens en inlichtingen moeten worden verstrekt of door wie en de wijze waarop de gegevens moeten worden bewerkt of door wie en de wijze waarop de gegevens dan wel de bewerkingen van die gegevens moeten worden bekendgemaakt, alsmede dat een accountant als bedoeld in artikel 393 van Boek 2 van het Burgerlijk Wetboek de juistheid van de verstrekte gegevens en inlichtingen bevestigt.
4 De in dit artikel bedoelde gegevens en inlichtingen dienen volledig en naar waarheid te worden verstrekt.

Artikel 30b
De gegevens en inlichtingen bedoeld in de artikelen 30 en 30a omvatten mede voor de uitvoering van deze wet noodzakelijke persoonsgegevens, waaronder persoonsgegevens betreffende de gezondheid als bedoeld in de Wet bescherming persoonsgegevens.

T

Artikel 32 komt te luiden:

Artikel 32
1 Het College is ter handhaving van de artikelen 2a, 2b, 30 en 30a alsmede van het derde lid van dit artikel bevoegd tot het toepassen van bestuursdwang.
2 Het College is ter handhaving van de artikelen 2a, 2b, 30 en 30a tevens bevoegd tot het geven van een aanwijzing.
3 Bij de aanwijzing stelt het College een termijn waarbinnen aan de aanwijzing moet zijn voldaan.

U

Artikel 34 vervalt.

V

Artikel 35 komt te luiden:

Artikel 35
Tegen een op grond van deze wet genomen besluit kan het orgaan voor gezondheidszorg of de representatieve organisatie van organen voor gezondheidszorg dan wel de ziektekostenverzekeraar of de representatieve organisatie van ziektekostenverzekeraars, die daardoor rechtstreeks in zijn belang is getroffen, beroep instellen bij het College van Beroep voor het bedrijfsleven.

W

Artikel 43, tweede en vierde lid, vervallen.

ARTIKEL II

De Wet op de economische delicten wordt gewijzigd als volgt:
1 In artikel 1, onder 2, wordt «de Wet tarieven gezondheidszorg, de artikelen 2, 17b, 17f, 30 en 34;» vervangen door: de Wet tarieven gezondheidszorg, de artikelen 2, 2a, 2b, 17f, 30 en 30a;.
2 In artikel 1, onder 4, vervalt: de Wet tarieven gezondheidszorg artikel 2a;.

ARTIKEL III

De artikelen van deze wet treden in werking op een bij koninklijk besluit te bepalen tijdstip, dat voor de verschillende artikelen of onderdelen daarvan verschillend kan worden vastgesteld.

ARTIKEL IV

Deze wet wordt aangehaald als: WTG ExPres. Lasten en bevelen dat deze in het Staatsblad zal worden geplaatst en dat alle ministeries, autoriteiten, colleges en ambtenaren wie zulks aangaat, aan de nauwkeurige uitvoering de hand zullen houden.

Gegeven te 's-Gravenhage, 9 december 2004
    Beatrix

De Minister van Volksgezondheid, Welzijn en Sport,
J. F. Hoogervorst

Uitgegeven de twintigste januari 2005
De Minister van Justitie,
J. P. H. Donner

Bijlage 2
Geconsolideerde tekst Wet tarieven gezondheidszorg

Geconsolideerde tekst van de WTG na inwerkingtreding WTG ExPres

Wet van 20 november 1980, Stb. 646, houdende regelen met betrekking tot de tarieven van organen voor gezondheidszorg, zoals deze wet is gewijzigd bij de Wetten van 18 december 1985, Stb. 705, 19 december 1985, Stb. 695, 12 maart 1986, Stb. 99, 26 juni 1986, Stb. 388, 18 december 1986, Stb. 637, 21 april 1987, Stb. 186, 20 juni 1990, Stb. 337, 20 november 1991, Stb. 584 jo 585, 18 december 1991, Stb. 757, 3 juni 1992, Stb. 278, 4 juni 1992, Stb. 423, 1 juli 1992, Stb. 441, 16 december 1993, Stb. 650, 9 maart 1994, Stb. 252, 10 juli 1995, Stb. 355, 6 februari 1997, Stb. 63, 4 december 1997, Stb. 580, 1 juli 1998, Stb. 405, 27 maart 1999, Stb. 185, 13 december 2000, Stb. 2001, 23, 9 december 2004, Stb. 2005, 24 en 27

Wij Beatrix, bij de gratie Gods, Koningin der Nederlanden, Prinses van Oranje Nassau, enz. enz. enz.

Allen, die deze zullen zien of horen lezen, saluut! doen te weten:
   Alzo Wij in overweging genomen hebben, dat het wenselijk is regelen te stellen ter bevordering van een evenwichtig stelsel van tarieven op het gebied van de gezondheidszorg mede met het oog op de beheersing van de kostenontwikkeling daarvan;

Zo is het, dat Wij, de Raad van State gehoord, en met gemeen overleg der Staten-Generaal, hebben goedgevonden en verstaan, gelijk Wij goedvinden en verstaan bij deze:

HOOFDSTUK I Begripsbepalingen

Art. 1.
1 In deze wet en de daarop berustende bepalingen wordt verstaan onder:
   a Onze Minister: Onze Minister van Volksgezondheid, Welzijn en Sport;
   b het College: het College tarieven gezondheidszorg, bedoeld in artikel 18;
   c de FIOD-ECD: de Belastingdienst/Fiscale Inlichtingen- en Opsporingsdienst en Economische Controledienst van het Ministerie van Financiën;
   d het College van Beroep: het College van Beroep voor het bedrijfsleven, bedoeld in artikel 2 van de Wet bestuursrechtspraak bedrijfsorganisatie;
   e ziektekostenverzekeraar:
      1 een ziekenfonds, toegelaten ingevolge de Ziekenfondswet;
      2 een particuliere ziektekostenverzekeraar, zijnde een verzekeraar die in het bezit is van de ingevolge artikel 24, eerste lid, van de Wet toezicht verzekeringsbedrijf 1993 vereiste vergunning, of die heeft voldaan aan de ingevolge de artikelen 37 of 38 van die wet vereiste procedure met betrekking tot een bijkantoor in Nederland;
      3 een orgaan dat een publiekrechtelijke ziektekostenregeling voor ambtenaren uitvoert;

f orgaan voor gezondheidszorg:
  1 een instelling voor gezondheidszorg;
  2 een persoon die een medisch, paramedisch, psycho-sociaal dan wel psycho-therapeutisch, farmaceutisch of verplegend beroep of een bij algemene maatregel van bestuur aangewezen daarmede verwant beroep uitoefent;
g instelling voor gezondheidszorg: een instelling in het kader waarvan medische, paramedische, psycho-sociale dan wel psycho-therapeutische, farmaceutische of verpleegkundige hulp wordt verleend, al dan niet gebonden aan de aanwezigheid van ruimtelijke voorzieningen voor de huisvestingen en de daarmee samenhangende verzorging van patiënten;
h tarief: prijs voor een prestatie, een deel van een prestatie of geheel van prestaties van een orgaan voor gezondheidszorg.

2 Deze wet is van toepassing op een orgaan voor gezondheidszorg en een daarmee gelijkgestelde voorziening of instelling, die bij algemene maatregel van bestuur wordt aangewezen of behoort tot een bij een zodanige maatregel aan te wijzen categorie.
3 Bij algemene maatregel van bestuur kan een voorziening voor maatschappelijke dienstverlening, behorende tot een bij die maatregel aangewezen categorie, voor de toepassing van deze wet en de daarop berustende bepalingen met een orgaan voor gezondheidszorg worden gelijkgesteld.
4 Bij algemene maatregel van bestuur kan een instelling, behorende tot een bij die maatregel aangewezen categorie, met een orgaan voor gezondheidszorg worden gelijkgesteld, indien haar werkzaamheden geheel of gedeeltelijk liggen op het gebied van de gezondheidszorg of geheel of gedeeltelijk ten behoeve van de gezondheidszorg worden verricht en indien dat voor een goede uitvoering van deze wet nodig is.
5 Bij algemene maatregel van bestuur kunnen met betrekking tot daarbij aangewezen prestaties nadere regelen worden gesteld ter zake van het bepaalde in het eerste lid, onder *e* tot en met *h*. Tot deze regelen kan behoren dat een of meer bepalingen van deze wet niet van toepassing zijn op de prijs voor daarbij aangewezen prestatie, een deel van een prestatie of geheel van prestaties, door een orgaan voor gezondheidszorg.

HOOFDSTUK II Tarieven

TITEL 1

Algemeen

Art. 2.
1 Het is een orgaan voor gezondheidszorg verboden een tarief in rekening te brengen:
  a voor een prestatie waarvoor geen prestatiebeschrijving overeenkomstig deze wet is vastgesteld;

b voor een prestatie waarvoor een andere prestatiebeschrijving wordt gehanteerd dan overeenkomstig deze wet is vastgesteld;
c dat niet overeenkomt met het tarief dat voor de betrokken prestatie overeenkomstig deze wet is goedgekeurd of vastgesteld;
d dat niet ligt binnen de tariefruimte die op grond van artikel 6a of 8a voor de betrokken prestatie is goedgekeurd onderscheidenlijk is vastgesteld;
e anders dan op de wijze die overeenkomstig deze wet is goedgekeurd of vastgesteld.

2 Het is een orgaan voor gezondheidszorg verboden een tarief, bedoeld in het eerste lid, te betalen aan een ander orgaan voor gezondheidszorg of aan een derde te vergoeden.

3 Het is een ziektekostenverzekeraar verboden een tarief, bedoeld in het eerste lid, te betalen of aan een derde te vergoeden.

4 Een orgaan voor gezondheidszorg en een ziektekostenverzekeraar kunnen aan het aanbieden, overeenkomen of leveren van een prestatie, bedoeld in het eerste lid, onder a of b, dan wel aan het in rekening brengen, betalen of aan een derde vergoeden van een tarief, bedoeld in het eerste lid, geen rechten ontlenen.

5 De voorgaande leden zijn van overeenkomstige toepassing op een tarief voor een deel van een prestatie of een geheel van prestaties.

6 Het derde tot en met vijfde lid zijn van overeenkomstige toepassing op een verzekeraar als bedoeld in de Wet toezicht verzekeringsbedrijf 1993, voor zover niet begrepen onder artikel 1, eerste lid, onder e, sub 2, van deze wet.

Art. 2a.
1 Organen voor gezondheidszorg en ziektekostenverzekeraars voeren een administratie waaruit in ieder geval de overeengekomen en geleverde prestaties blijken, alsmede wanneer die prestaties zijn geleverd, aan welke patiënt respectievelijk verzekerde die prestaties zijn geleverd, de daarvoor in rekening gebrachte tarieven en de in verband daarmee ontvangen of verrichte betalingen of vergoedingen aan derden.

2 Organen voor gezondheidszorg en ziektekostenverzekeraars voeren op zodanige wijze een administratie dat te allen tijde mogelijk is elk voor de desbetreffende categorie van organen voor gezondheidszorg relevant tarief, dat overeenkomstig deze wet is goedgekeurd of vastgesteld of dat ligt binnen de tariefruimte die op grond van artikel 6a of 8a is goedgekeurd onderscheidenlijk is vastgesteld, in rekening te brengen, te betalen of aan derden te vergoeden.

3 Het College kan nadere regels stellen betreffende de administratie ten behoeve van concurrentie in de regio, een adequate bedrijfsvoering, het voorkomen van fraude en de inzichtelijkheid en toegankelijkheid van die administratie.

4 Het eerste en tweede lid en de nadere regels zijn mede van toepassing ten aanzien van degene die voor een orgaan voor gezondheidszorg of ziektekostenverzekeraar een administratie voert alsmede ten aanzien van degene die een administratie voert ten behoeve van of in verband met het

aanbieden, overeenkomen, leveren, in rekening brengen, betalen of vergoeden aan derden van een prestatie of een tarief of het ontvangen van een betaling.

Art. 2b.
1 Organen voor gezondheidszorg informeren hun patiënten tijdig en zorgvuldig omtrent het voor de prestatie in rekening te brengen tarief.
2 Organen voor gezondheidszorg brengen een tarief in rekening onder vermelding van de daarbijbehorende prestatiebeschrijving.
3 Het College stelt nadere regels betreffende het door organen voor gezondheidszorg:
   a bekendmaken van tarieven;
   b specificeren van op verrichte prestaties betrekking hebbende rekeningen.

Art. 3.
1 Voor de toepassing van dit hoofdstuk worden onder representatieve organisaties van organen voor gezondheidszorg en representatieve organisaties van ziektekostenverzekeraars verstaan de organisaties van organen voor gezondheidszorg of van ziektekostenverzekeraars, welke Onze Minister op hun verzoek als zodanig aanwijst voor bij zijn besluit aangegeven categorieën van organen voor gezondheidszorg of van ziektekostenverzekeraars.
2 Onze Minister kan regels stellen die worden gehanteerd bij de beoordeling van de representativiteit van organisaties als bedoeld in het eerste lid.
3 Een aanwijzing als bedoeld in het eerste lid, kan onder voorwaarden of voor bepaalde tijd worden gegeven.

TITEL 2

Goedkeuring van tarieven

Art. 4.
1 Indien een orgaan voor gezondheidszorg met een ziektekostenverzekeraar een tarief is overeengekomen, kunnen zij het College verzoeken dat tarief goed te keuren.
2 Een op een in het eerste lid bedoeld verzoek verleende goedkeuring geldt voor alle gevallen waarin het orgaan voor gezondheidszorg het tarief in rekening brengt aan de ziektekostenverzekeraar of aan degene die bij deze voor de prestatie waarop het tarief van toepassing is, is verzekerd.

Art. 5.
1 Indien overleg over een tarief tussen een representatieve organisatie van organen voor gezondheidszorg en een representatieve organisatie van ziektekostenverzekeraars of tussen een orgaan voor gezondheidszorg en een representatieve organisatie van ziektekostenverzekeraars dan wel tussen een representatieve organisatie van organen voor gezondheidszorg en

een ziektekostenverzekeraar tot overeenstemming heeft geleid, kunnen zij het College verzoeken dat tarief goed te keuren.
2 Een op een in het eerste lid bedoeld verzoek verleende goedkeuring geldt voor alle gevallen waarin het orgaan voor gezondheidszorg dat het tarief is overeengekomen dan wel bij het in het eerste lid bedoelde overleg werd gerepresenteerd, het tarief in rekening brengt aan de ziektekostenverzekeraar die bij het eerder genoemde overleg werd gerepresenteerd, dan wel aan degene die bij deze voor de prestatie waarop het tarief van toepassing is, is verzekerd.

Art. 6.
1 Een verzoek als bedoeld in het eerste lid van de artikelen 4 en 5 bevat een voorstel voor:
   a de toe te passen prestatiebeschrijving;
   b het voor de prestatie in rekening te brengen tarief;
   c degene aan wie het tarief in rekening wordt gebracht;
   d degene door wie het tarief in rekening wordt gebracht en
   e de wijze waarop het tarief in rekening wordt gebracht.
2 Het College deelt zijn beschikking op een aanvraag om goedkeuring van een tarief schriftelijk mee aan de betrokken representatieve organisaties van organen voor gezondheidszorg en van ziektekostenverzekeraars.
3 Het College zendt, voor zover daarom is verzocht, binnen tien dagen na afloop van een kalendermaand aan Onze Minister, alsmede aan de naar het oordeel van het College representatief te achten op landelijk niveau werkzaam zijnde consumenten- en patiëntenorganisaties en aan de FIOD-ECD, een overzicht van de organen voor gezondheidszorg en de categorieën van organen voor gezondheidszorg waarvoor in de voorgaande kalendermaand door het College beschikkingen op aanvragen om goedkeuring van een tarief zijn genomen.
4 De door het College genomen beschikkingen op aanvragen om goedkeuring van een tarief liggen voor een ieder bij het College ter inzage. Het College doet van de nederlegging eenmaal per kalendermaand mededeling in de *Staatscourant* en in één of meer dag- of nieuwsbladen die landelijk worden verspreid.

Art. 6a.
In afwijking van de artikelen 4, 5 en 6, eerste lid, onder *b*, kan een verzoek als in die artikelen bedoeld, de goedkeuring betreffen van het bedrag dat ten minste of het bedrag dat ten hoogste als tarief voor de prestatie in rekening wordt gebracht.

Art. 7.
1 Voordat het College een beschikking neemt op een verzoek om goedkeuring van een tarief, worden het betrokken orgaan voor gezondheidszorg, de betrokken ziektekostenverzekeraar en de betrokken representatieve organisaties van organen voor gezondheidszorg en van ziektekosten-

verzekeraars door het College in de gelegenheid gesteld te worden gehoord, indien zij of een van hen daarom hebben verzocht.
2 Het College doet van zijn voornemen een verzoek om goedkeuring in behandeling te nemen tijdig mededeling aan de in het eerste lid bedoelde betrokkenen.

TITEL 3

Vaststelling van tarieven

Art. 8.
1 Indien op een ingevolge artikel 4 of 5 gedaan verzoek om goedkeuring van een tarief afwijzend wordt beslist, wordt op verzoek van partijen of van een van hen dan wel ambtshalve een tarief door het College vastgesteld. De artikelen 4, tweede lid, en 5, tweede lid, zijn met betrekking tot dat tarief van overeenkomstige toepassing.
2 Op verzoek van een orgaan voor gezondheidszorg, van een ziektekostenverzekeraar of van een organisatie die voor een van beide representatief is, wordt voorts een tarief door het College vastgesteld, indien een overeenkomst als bedoeld in artikel 4 niet tot stand komt of het overleg als bedoeld in artikel 5 niet tot overeenstemming leidt. Daarbij wordt bepaald in welke gevallen het vastgestelde tarief geldt.
3 Op verzoek van een orgaan voor gezondheidszorg of van een representatieve organisatie van organen voor gezondheidszorg dan wel ambtshalve stelt het College een tarief vast, al dan niet gelijk aan een voor dat orgaan of die organen goedgekeurd tarief, dat geldt in alle gevallen waarin het in rekening wordt gebracht aan iemand die voor de prestatie waarop het tarief van toepassing is, niet is verzekerd bij een ziektekostenverzekeraar. Daarbij kunnen met betrekking tot de kring van hen aan wie het tarief rechtsgeldig in rekening kan worden gebracht, beperkingen worden gesteld.
4 Indien een verzoek als bedoeld in de artikelen 4 en 5 en het eerste tot en met derde lid, niet voldoet aan het bij of krachtens deze wet bepaalde, kan het College ambtshalve een tarief vaststellen.
5 Indien een beleidsregel als bedoeld in artikel 11 dat vordert stelt het College ambtshalve een tarief vast.
6 Een beschikking op grond van dit artikel bevat in ieder geval de onderwerpen, genoemd in artikel 6, eerste lid.

Art. 8a.
1 Artikel 8, eerste, vierde en zesde lid, zijn van overeenkomstige toepassing op een verzoek als bedoeld in artikel 6*a*.
2 Een verzoek of een ambtshalve vaststelling als bedoeld in artikel 8, tweede, derde en vijfde lid, kan ook de vaststelling betreffen van het bedrag dat ten minste of het bedrag dat ten hoogste als tarief voor een prestatie in rekening wordt gebracht.

3 Bij toepassing van het vorige lid bevat de beschikking van het College, in afwijking van artikel 8, zesde lid, juncto artikel 6, eerste lid, onder *b*, het bedrag dat ten minste of het bedrag dat ten hoogste als tarief voor de prestatie in rekening wordt gebracht.

Art. 9.
Artikel 7 is van overeenkomstige toepassing met betrekking tot de vaststelling van een tarief als bedoeld in artikel 8, eerste tot en met vierde lid.

Art. 10.
Artikel 6 is van overeenkomstige toepassing met betrekking tot de vaststelling van een tarief.

TITEL 3A

Vaststelling van prestatiebeschrijvingen

Art. 10a.
1 Een orgaan voor gezondheidszorg, een ziektekostenverzekeraar of een representatieve organisatie van organen voor gezondheidszorg dan wel van ziektekostenverzekeraars kan het College verzoeken een prestatiebeschrijving vast te stellen met betrekking tot een prestatie waarvoor het College op grond van het bepaalde bij of krachtens artikel 1, vijfde lid, artikel 11, vierde lid, onder *c*, dan wel artikel 15, derde lid, geen tarief behoeft goed te keuren of vast te stellen.
2 Een verzoek als bedoeld in het eerste lid bevat een voorstel voor:
   a de toe te passen prestatiebeschrijving;
   b degene aan wie het tarief voor de prestatie in rekening wordt gebracht;
   c degene door wie het tarief voor die prestatie in rekening wordt gebracht en
   d de wijze waarop het tarief in rekening wordt gebracht.
3 De artikelen 6, tweede tot en met vierde lid, en 8, derde tot en met vijfde lid, zijn van overeenkomstige toepassing op de vaststelling van een prestatiebeschrijving. Bij zodanige vaststelling bevat een beschikking in ieder geval de onderwerpen, genoemd in het vorige lid.

TITEL 4

Beleidsregels

Art. 11.
1 Met het oog op het uitvoeren van zijn taken, genoemd in dit hoofdstuk, stelt het College beleidsregels vast.
2 De beleidsregels kunnen inhouden op welke wijze, waaronder schriftelijk of elektronisch, en met inachtneming van welke voorwaarden, voorschriften of beperkingen een verzoek als bedoeld in de artikelen 4, 5, 6*a*, 8 en 10*a* moet worden ingediend. De beperkingen kunnen mede inhouden dat het

verzoek alleen gedaan kan worden door een orgaan voor gezondheidszorg met een ziektekostenverzekeraar of een representatieve organisatie van ziektekostenverzekeraars gezamenlijk of dat een verzoek moet worden gedaan binnen een bepaalde termijn na de vaststelling van de betrokken beleidsregel.
3 De beleidsregels kunnen inhouden welke prestatiebeschrijving moet worden gehanteerd bij het in rekening brengen van een tarief.
4 De beleidsregels kunnen inhouden dat met betrekking tot het in rekening te brengen tarief sprake is van:
   a een vast tarief;
   b een bedrag dat ten minste of een bedrag dat ten hoogste als tarief in rekening wordt gebracht;
   c een tarief waarop de artikelen 2, eerste lid, onder c en d, en 3 tot en met 10 niet van toepassing zijn.
5 De beleidsregels kunnen inhouden aan wie, door wie en op welke wijze en met inachtneming van welke voorwaarden, voorschriften en beperkingen een tarief in rekening wordt gebracht.
6 De beleidsregels kunnen inhouden dat het College ambtshalve een tarief danwel een bedrag dat ten minste of een bedrag dat ten hoogste als tarief in rekening wordt gebracht of een prestatiebeschrijving vaststelt.
7 De beleidsregels kunnen inhouden dat met inachtneming van in de beleidsregel aangegeven voorwaarden, voorschriften en beperkingen voor in die regel te onderscheiden delen van een prestatie of geheel van prestaties daarbij nader aangegeven beleidsregels van toepassing zijn.

Art. 12.
1 Een beleidsregel als bedoeld in artikel 11, eerste lid, behoeft de goedkeuring van Onze Minister. Een zodanige beleidsregel wordt daartoe gezonden aan Onze Minister.
2 Goedkeuring kan slechts worden onthouden wegens strijd met het recht of het belang van de volksgezondheid.
3 Het besluit omtrent goedkeuring wordt binnen acht weken na verzending bekendgemaakt. Het nemen van een besluit omtrent goedkeuring kan eenmaal voor ten hoogste vier weken worden verdaagd.
4 Indien binnen de in het derde lid genoemde termijn geen besluit tot goedkeuring of verdaging, dan wel binnen de termijn waarvoor het besluit is verdaagd, geen besluit omtrent goedkeuring is genomen, wordt een besluit tot goedkeuring geacht te zijn genomen.
5 De beleidsregels liggen voor een ieder bij het College ter inzage. Het College doet van de terinzagelegging mededeling in de *Staatscourant* en in één of meer dag- of nieuwsbladen die landelijk worden verspreid.

Art. 13.
1 Onze Minister kan beleidsregels vaststellen ten aanzien van de onderwerpen, waaromtrent ingevolge artikel 11, door het College beleidsregels worden of kunnen worden vastgesteld.

2 Onze Minister kan in de beleidsregels, bedoeld in het eerste lid, bepalen dat het College ambtshalve een tarief als bedoeld in artikel 11, vierde lid, onder *a* of *b*, of een prestatiebeschrijving vaststelt.

3 Onze Minister kan in de beleidsregels bepalen dat de kosten van door hem aangewezen rechtshandelingen waaruit financiële verplichtingen voor een orgaan voor gezondheidszorg kunnen voortvloeien, bij de beoordeling van een verzoek om goedkeuring of vaststelling van een tarief niet in aanmerking worden genomen, indien het verzoek niet vergezeld gaat van een verklaring van het College dat het met het verrichten van de rechtshandeling heeft ingestemd.

4 In het geval, bedoeld in het derde lid, worden tevens door Onze Minister beleidsregels gesteld over de wijze waarop een verzoek om een verklaring als in dat lid bedoeld, wordt ingediend en over de procedure volgens welke het College op een zodanig verzoek beslist.

Art. 14.
Alvorens overeenkomstig artikel 13 een beleidsregel wordt vastgesteld, wordt de zakelijke inhoud van het voorgenomen besluit schriftelijk medegedeeld aan de beide kamers der Staten-Generaal. Het besluit wordt niet eerder vastgesteld dan nadat 10 dagen zijn verstreken na die mededeling. Van de vaststelling wordt mededeling gedaan door plaatsing in de *Staatscourant*.

Art. 15.
1 Indien het College in een beleidsregel als bedoeld in artikel 11 de mogelijkheid opneemt van een experiment inzake bekostiging van een prestatie, neemt hij de in dit artikel bedoelde bepalingen in acht.

2 In de beleidsregel kan het College opnemen met inachtneming van welke in die beleidsregel aangegeven voorwaarden, voorschriften of beperkingen kan worden afgeweken van andere, in die beleidsregel genoemde beleidsregels als bedoeld in artikel 11.

3 De beperkingen, bedoeld in het vorige lid, kunnen inhouden dat de werking van de desbetreffende beleidsregel is beperkt tot een bepaald gebied, tot een bepaalde categorie of een deel van een categorie van organen voor gezondheidszorg, van ziektekostenverzekeraars, van patiënten of van prestaties, of tot een beperkt aantal organen voor gezondheidszorg, ziektekostenverzekeraars, patiënten of prestaties.

4 Een beleidsregel als bedoeld in het eerste lid kan inhouden dat met inachtneming van in die beleidsregel aangegeven voorwaarden, voorschriften of beperkingen artikel 2 niet van toepassing is op het tarief voor de bij het experiment betrokken prestaties.

5 Een beleidsregel als bedoeld in het eerste lid kan inhouden dat met inachtneming van in die beleidsregel aangegeven voorwaarden, voorschriften of beperkingen de artikelen 2, eerste lid, onder *c* en *d*, en 10*a* niet van toepassing zijn op de prestatiebeschrijving van de bij het experiment betrokken prestaties.

6 Een beleidsregel als bedoeld in het eerste lid kan inhouden dat met inachtneming van in die beleidsregel aangegeven voorwaarden, voorschrif-

ten of beperkingen de artikelen 47, eerste lid, of 48, eerste lid, van de Ziekenfondswet dan wel de artikelen 45, eerste lid, of 46, eerste lid, van de Algemene Wet Bijzondere Ziektekosten niet van toepassing zijn op de bij het experiment betrokken prestaties.
7 Een beleidsregel als bedoeld in het eerste lid kan inhouden dat met inachtneming van in die beleidsregel aangegeven voorwaarden, voorschriften of beperkingen artikel 11 van de Ziekenfondswet niet van toepassing is op de bij het experiment betrokken prestaties. De eerste volzin is niet van toepassing op prestaties waarbij verzekerden onmiddellijk voorafgaand aan het tijdstip waarop de beleidsregel in werking treedt van het keuzerecht, bedoeld in dat artikel, gebruik kunnen maken.
8 Een beleidsregel als bedoeld in het eerste lid houdt in de maximale duur van het experiment, die ten hoogste vijf jaren bedraagt. Het College kan besluiten de gevolgen van het experiment geheel of gedeeltelijk in stand te laten tot het einde van het boekjaar volgend op het boekjaar waarin het experiment is geëindigd.
9 Het College evalueert het experiment tijdig en tijdens zijn uitvoering.
10 Het College rapporteert over de uitslag van een experiment aan Onze Minister in ieder geval binnen drie maanden na afloop van het experiment.

Art. 16.
Vervallen.

Art. 17.
Vervallen.

Art. 17a.
Vervallen.

Art. 17b.
Vervallen.

Art. 17c.
Vervallen.

Art. 17d.
Vervallen.

Art. 17e.
Vervallen.

Art. 17f.
Vervallen.

HOOFDSTUK III Het College tarieven gezondheidszorg

Art. 18.
1 Er is een College tarieven gezondheidszorg, dat rechtspersoonlijkheid bezit. Het College is gevestigd in een door Onze Minister te bepalen plaats.
2 Het College is belast met de taken die hem bij of krachtens deze wet of een andere wet zijn opgedragen.
3 Het College wordt in en buiten rechte vertegenwoordigd door de voorzitter.

Art. 19.
1 Het College bestaat uit een oneven aantal van ten hoogste negen leden, onder wie de voorzitter.
2 Onze Minister benoemt, schorst en ontslaat de voorzitter en de overige leden. Benoeming vindt plaats op grond van de deskundigheid die nodig is voor de uitoefening van de taken van het College alsmede op grond van maatschappelijke kennis en ervaring. Van een besluit tot benoeming, schorsing of ontslag wordt mededeling gedaan in de *Staatscourant*.
3 Bij ministeriële regeling kunnen functies of werkzaamheden worden aangewezen, die niet verenigbaar zijn met het lidmaatschap van het College.
4 Bij de samenstelling van het College wordt gestreefd naar evenredige deelneming van vrouwen en personen behorende tot etnische of culturele minderheidsgroepen.
5 De leden worden benoemd voor ten hoogste vier jaar.
Herbenoeming kan twee maal en telkens voor ten hoogste vier jaar plaatsvinden.
6 Het lidmaatschap eindigt tussentijds door overlijden, ontslag op eigen verzoek of ontslag om zwaarwichtige redenen door Onze Minister.
7 Bij ministeriële regeling worden de vergoeding van reis- en verblijfkosten en verdere vergoedingen aan leden van het College en leden van commissies vastgesteld en kunnen nadere regels over hun rechtspositie worden vastgesteld.

Art. 20.
1 Het College stelt een bestuursreglement vast. Daarin worden in ieder geval regels gesteld omtrent de wijze waarop besluiten worden voorbereid, genomen en uitgevoerd.
2 In het bestuursreglement kan het College voorzien in de instelling van commissies, in welk geval in het bestuursreglement tevens regels worden gesteld omtrent de samenstelling en taken van de ingestelde commissie. In commissies kunnen ook personen deelnemen die geen lid van het College zijn.
3 Vergaderingen van het College en van commissies van het College zijn openbaar, behoudens voor zover in het bestuursreglement anders is bepaald.
4 Het bestuursreglement behoeft de goedkeuring van Onze Minister.

Art. 21.
1 Het College benoemt, schorst en ontslaat het personeel.
2 Het College stelt met betrekking tot de arbeidsvoorwaarden van het personeel regels vast.

Art. 22.
Het College zendt jaarlijks voor 1 oktober aan Onze Minister een werkprogramma voor het volgende kalenderjaar. Het werkprogramma behoeft de instemming van Onze Minister. Onze Minister zendt het werkprogramma aan beide kamers der Staten-Generaal. Het College stelt het werkprogramma algemeen verkrijgbaar.

Art. 23.
Het College zendt jaarlijks voor 1 oktober aan Onze Minister een begroting van zijn beheerskosten voor het volgende kalenderjaar, alsmede een meerjarenraming. De begroting en de meerjarenraming behoeven de instemming van Onze Minister.

Art. 24.
Het College zendt jaarlijks voor 1 juli aan Onze Minister een verslag van de werkzaamheden, het gevoerde beleid in het algemeen en de doelmatigheid en doeltreffendheid van zijn werkwijze in het bijzonder, alsmede gegevens over de uitvoering van het werkprogramma in het afgelopen kalenderjaar. Onze Minister zendt het verslag aan beide kamers der Staten-Generaal. Het College stelt het verslag algemeen verkrijgbaar.

Art. 25.
1 Het College brengt jaarlijks voor 1 juli aan Onze Minister een financieel verslag over zijn beheerskosten over het afgelopen kalenderjaar uit, dat vergezeld gaat van een verklaring omtrent de getrouwheid en de rechtmatigheid van de ontvangsten en uitgaven, afgegeven door een accountant als bedoeld in artikel 393 van Boek 2 van het Burgerlijk Wetboek, alsmede van een rapport van de accountant over de ordelijkheid en controleerbaarheid van het gevoerde financiële beheer.
2 Het financieel verslag behoeft de instemming van Onze Minister. Onze Minister zendt het financieel verslag aan beide kamers der Staten-Generaal. Het College stelt het financieel verslag algemeen verkrijgbaar.

Art. 26.
Bij ministeriële regeling kunnen regels worden gesteld over de inrichting van de begroting, het financieel verslag en aandachtspunten voor de accountantscontrole.

Art. 27.
De beheerskosten van het College komen tot ten hoogste het in de begroting aangegeven bedrag ten laste van het Algemeen Fonds Bijzondere Ziektekosten, bedoeld in artikel 38 van de Wet financiering volksverzekeringen. Op

grond van de begroting worden maandelijks uit het Algemeen Fonds Bijzondere Ziektekosten voorschotten verleend.

Art. 28.
Onze Minister kan beleidsregels vaststellen met betrekking tot de werkwijze en de uitoefening van de taken van het College.

Art. 29.
1 Een besluit van het College kan bij koninklijk besluit worden vernietigd.
2 Van een besluit tot vernietiging wordt mededeling gedaan door plaatsing in de *Staatscourant*.

Art. 29a.
1 Het College rapporteert desgevraagd aan Onze Minister omtrent de uitvoerbaarheid en doelmatigheid van voorgenomen beleid met betrekking tot tarieven op het gebied van de gezondheidszorg.
2 Het College signaleert gevraagd en ongevraagd aan Onze Minister feitelijke ontwikkelingen op het terrein van de tarieven voor de gezondheidszorg.

Art. 29b.
Het College verstrekt desgevraagd aan Onze Minister de voor de uitoefening van zijn taak benodigde inlichtingen. Onze Minister kan inzage vorderen van zakelijke gegevens en bescheiden, voor zover dat voor de vervulling van zijn taak redelijkerwijs nodig is.

Art. 29c.
1 Het College verstrekt desgevraagd aan het College voor zorgverzekeringen en het College van toezicht op de zorgverzekeringen, bedoeld in de Ziekenfondswet, en aan het College bouw ziekenhuisvoorzieningen en het College sanering ziekenhuisvoorzieningen, bedoeld in de Wet ziekenhuisvoorzieningen, de voor de uitoefening van hun taak benodigde inlichtingen. De bedoelde colleges kunnen inzage vorderen van zakelijke gegevens en bescheiden, voor zover dat voor de vervulling van hun taak redelijkerwijs nodig is.
2 Het College en het Staatstoezicht op de volksgezondheid, bedoeld in de Gezondheidswet, verstrekken elkaar die inlichtingen die van belang kunnen zijn voor de uitoefening van de uit deze wet en de Gezondheidswet voortvloeiende taken.
3 Het College en de mededingingsautoriteit, bedoeld in de Mededingingswet, verstrekken elkaar die inlichtingen die van belang kunnen zijn voor de uitoefening van de uit deze wet en de Mededingingswet voortvloeiende taken.

Art. 29d.

1 Het College:
   a geeft voorlichting omtrent de inhoud van zijn beleidsregels, beschikkingen en besluiten en ten algemene over de uitvoering van zijn taken;
   b stelt alle naar het oordeel van het College relevante informatie over beleidsregels, beschikkingen en besluiten beschikbaar op internet;
   c heeft een meldpunt voor het ontvangen van gegevens en inlichtingen omtrent feiten en omstandigheden die mogelijk niet in overeenstemming zijn met het bij of krachtens deze wet bepaalde.
2 De door het meldpunt, bedoeld in het voorgaande lid onder *c*, verzamelde informatie mag worden gebruikt voor:
   a het beoordelen van een tarief door het College;
   b het vaststellen of wijzigen van beleidsregels door het College;
   c het vaststellen van beleidsregels als bedoeld in artikel 13;
   d het verkrijgen van inzicht in de effecten van het gevoerde beleid, de regelgeving, de uitvoering en de handhaving dan wel in de effecten die zijn te verwachten van het te voeren beleid van het College dan wel van Onze Minister en
   e het bevorderen van het naleven van deze wet.

HOOFDSTUK IV Het verstrekken van gegevens

Art. 30.

1 Een ieder is gehouden desgevraagd aan Onze Minister, het College, de FIOD-ECD of aan een daartoe door een van hen aangewezen persoon, verder in dit artikel aan te duiden als vrager, kosteloos:
   a de gegevens en inlichtingen te verstrekken welke naar het oordeel van die vrager voor de uitvoering van deze wet te zijnen aanzien van belang kunnen zijn;
   b de boeken, bescheiden en andere gegevensdragers of de inhoud daarvan – zulks ter keuze van de vrager – waarvan de raadpleging naar het oordeel van de vrager van belang kan zijn voor de vaststelling van de feiten welke invloed kunnen uitoefenen op de uitvoering van deze wet te zijnen aanzien, voor dit doel beschikbaar te stellen.
2 Ingeval deze wet aangelegenheden van een derde aanmerkt als aangelegenheden van degene die op grond van het eerste lid inlichtingenplichtig is, gelden, voor zover het deze aangelegenheden betreft, gelijke verplichtingen voor de derde.
3 De in het eerste lid, onderdeel *b*, bedoelde verplichting geldt onverminderd voor een derde bij wie zich gegevensdragers bevinden van degene die gehouden is deze, of de inhoud daarvan, aan de vrager voor raadpleging beschikbaar te stellen.
4 De vrager stelt degene wiens gegevensdragers hij bij een derde voor raadpleging vordert, gelijktijdig hiervan in kennis.

5 De gegevens en inlichtingen dienen duidelijk, stellig en zonder voorbehoud te worden verstrekt, mondeling, schriftelijk of op andere wijze – zulks ter keuze van de vrager – en binnen een door de vrager te stellen termijn.
6 Toegelaten moet worden, dat kopieën, leesbare afdrukken of uittreksels worden gemaakt van de voor raadpleging beschikbaar gestelde gegevensdragers of de inhoud daarvan.
7 Gegevens en inlichtingen dienen volledig en naar waarheid te worden verstrekt.

Art. 30a.
1 Het College kan regels stellen, inhoudende welke gegevens en inlichtingen regelmatig moeten worden verstrekt door de organen voor gezondheidszorg, ziektekostenverzekeraars, representatieve organisaties van organen voor gezondheidszorg en van ziektekostenverzekeraars alsmede degenen, bedoeld in artikel 2a, vierde lid.
2 Het vorige lid is mede van toepassing ten aanzien van degene die gegevens verzamelt, bewaart en bewerkt ten behoeve van organen voor gezondheidszorg, ziektekostenverzekeraars, representatieve organisaties van organen voor gezondheidszorg of van ziektekostenverzekeraars.
3 De regels, bedoeld in het eerste lid, bepalen aan wie de gegevens en inlichtingen moeten worden verstrekt en kunnen bepalen het tijdstip en de wijze waarop en de vorm waarin de gegevens en inlichtingen moeten worden verstrekt of door wie en de wijze waarop de gegevens moeten worden bewerkt of door wie en de wijze waarop de gegevens dan wel de bewerkingen van die gegevens moeten worden bekendgemaakt, alsmede dat een accountant als bedoeld in artikel 393 van Boek 2 van het Burgerlijk Wetboek de juistheid van de verstrekte gegevens en inlichtingen bevestigt.
4 De in dit artikel bedoelde gegevens en inlichtingen dienen volledig en naar waarheid te worden verstrekt.

Art. 30b.
De gegevens en inlichtingen bedoeld in de artikelen 30 en 30a omvatten mede voor de uitvoering van deze wet noodzakelijke persoonsgegevens, waaronder persoonsgegevens betreffende de gezondheid als bedoeld in de Wet bescherming persoonsgegevens.

HOOFDSTUK V Toezicht op de naleving van de wet

Art. 31.
1 Met het toezicht op de naleving van het bepaalde bij of krachtens deze wet zijn belast de bij besluit van Onze Minister aangewezen personen.
2 Van een besluit als bedoeld in het eerste lid wordt mededeling gedaan door plaatsing in de *Staatscourant*.

Art. 32.
1 Het College is ter handhaving van de artikelen 2a, 2b, 30 en 30a alsmede van het derde lid van dit artikel bevoegd tot het toepassen van bestuursdwang.
2 Het College is ter handhaving van de artikelen 2a, 2b, 30 en 30a tevens bevoegd tot het geven van een aanwijzing.
3 Bij de aanwijzing stelt het College een termijn waarbinnen aan de aanwijzing moet zijn voldaan.

Art. 33.
De griffiers van de in de Wet op de rechterlijke organisatie bedoelde burgerlijke gerechten, van de Centrale Raad van Beroep en van het College van Beroep verstrekken aan Onze Minister of het College of aan een krachtens artikel 31 aangewezen persoon vrij van alle kosten alle gegevens en uittreksels uit of afschriften van vonnissen, arresten, uitspraken, registers, met uitzondering van strafregisters, en andere stukken, die ten behoeve van de uitvoering van deze wet van hen verlangd worden.

Art. 34.
Vervallen.

HOOFDSTUK VI Beroep

Art. 35.
Tegen een op grond van deze wet genomen besluit kan het orgaan voor gezondheidszorg of de representatieve organisatie van organen voor gezondheidszorg dan wel de ziektekostenverzekeraar of de representatieve organisatie van ziektekostenverzekeraars, die daardoor rechtstreeks in zijn belang is getroffen, beroep instellen bij het College van Beroep voor het bedrijfsleven.

Art. 36.
Vervallen.

HOOFDSTUK VII

Art. 37.
Vervallen.

Art. 38.
Vervallen.

Art. 39.
Vervallen.

Art. 40.
Vervallen.

HOOFDSTUK VIII Overgangs- en slotbepalingen

Art. 41.
1 Indien in deze wet geregelde onderwerpen in het belang van een goede uitvoering van de wet nadere regeling behoeven, kan deze geschieden bij algemene maatregel van bestuur.
2 Bij een algemene maatregel van bestuur ter uitvoering van deze wet kan Onze Minister worden opgedragen nadere regelen vast te stellen.

Art. 42.
Vervallen.

Art. 43.
1 Een tarief dat onmiddellijk voor het tijdstip waarop deze wet ten aanzien van bij algemene maatregel van bestuur ingevolge artikel 1, eerste, tweede, derde en vierde lid, aangewezen categorieën van organen voor gezondheidszorg of daarmee gelijkgestelde voorzieningen of instellingen in werking treedt, rechtsgeldig in rekening placht te worden gebracht aan ziektekostenverzekeraars of aan degenen die bij deze voor de prestatie waarop het tarief van toepassing is, zijn verzekerd, wordt in alle gevallen waarin het aan degene die tot die zelfde groep behoort, of aan een derde in rekening wordt gebracht, gelijkgesteld met een tarief dat ingevolge deze wet is tot stand gekomen.
2 *Vervallen.*
3 Een tarief als bedoeld in het eerste lid, geldt gedurende ten hoogste twaalf maanden, te rekenen vanaf het in het eerste lid bedoelde tijdstip.

Art. 44.
Een verzoek aan enig orgaan om goedkeuring of vaststelling van een tarief, door een orgaan voor gezondheidszorg of een representatieve organisatie van organen voor gezondheidszorg gedaan, voordat de categorie van organen voor gezondheidszorg waartoe verzoeker behoort, is aangewezen ingevolge het eerste, tweede, derde of vierde lid van artikel 1, wordt gelijkgesteld met een ingevolge deze wet gedaan verzoek om goedkeuring of vaststelling van een tarief. Het College bepaalt in welke gevallen het goedgekeurde of vastgestelde tarief geldt.

Art. 45.
Bij algemene maatregel van bestuur kunnen, zo nodig in afwijking van deze wet, tijdelijke voorzieningen worden getroffen voor het geval het College uit de wet voortvloeiende verplichtingen niet naar behoren nakomt.

Art. 46.
Onze Minister zendt binnen vijf jaar na de inwerkingtreding van dit artikel en vervolgens telkens na vier jaar aan de beide kamers der Staten-Generaal een verslag over de doeltreffendheid en doelmatigheid van het functioneren van het College.

Art. 47.
Vervallen.

Art. 48.
Vervallen.

Art. 49.
Vervallen.

Art. 50.
Vervallen.

Art. 51.
Vervallen.

Art. 52.
Vervallen.

Art. 53.
Vervallen.

Art. 54.
Vervallen.

Art. 55.
Deze wet wordt aangehaald als: Wet tarieven gezondheidszorg.

Art. 56.
Deze wet treedt in werking op een door Ons te bepalen tijdstip, dat voor de onderscheidene artikelen of onderdelen daarvan verschillend kan worden gesteld.

Lasten en bevelen, dat deze in het *Staatsblad* zal worden geplaatst, en dat alle ministeriële departementen, autoriteiten, colleges en ambtenaren, wie zulks aangaat, aan de nauwkeurige uitvoering de hand zullen houden.

Gegeven te Lage Vuursche, 20 november 1980
   Beatrix

De Staatssecretaris van Volksgezondheid en Milieuhygiëne,

E. Veder-Smit

De Minister van Economische Zaken,

G. M. V. van Aardenne

Uitgegeven de negentiende december 1980
  De Minister van Justitie,

J. de Ruiter

Bijlage 3
Besluit Werkingssfeer WTG 1992

Besluit van 19 december 1991, Stb. 732, houdende aanwijzing van organen voor gezondheidszorg en daarmee gelijk te stellen voorzieningen en instellingen waarop de Wet tarieven gezondheidszorg (Stb. 1980, 646) van toepassing is, zoals dit besluit is gewijzigd bij de Besluiten van 30 januari 1996, Stb. 119, 15 november 1996, Stb. 595, 11 november 1997, Stb. 548, 8 juli 1999, Stb. 335, 25 november 1999, Stb. 514, 23 december 1999, Stb. 2000, 23, 19 februari 2000, Stb. 105, 17 mei 2000, Stb. 221, 18 oktober 2001, Stb. 525, 25 oktober 2002, Stb. 527, 5 november 2002, Stb. 549, 27 oktober 2003, Stb. 451, 12 november 2004, Stb. 598

Wij Beatrix, bij de gratie Gods, Koningin der Nederlanden, Prinses van Oranje-Nassau, enz. enz. enz.

Op voordracht van de Staatssecretaris van Welzijn, Volksgezondheid en Cultuur, gedaan in overeenstemming met de Staatssecretarissen van Economische Zaken en van Justitie en Onze Minister van Defensie van 16 september 1991;
 Gelet op artikel 1, tweede, derde en vierde lid, van de Wet tarieven gezondheidszorg (*Stb.* 1980, 646);
 De Raad van State gehoord (advies van 29 november 1991, W13.91.0491);
 Gezien het nader rapport van de Staatssecretaris van Welzijn, Volksgezondheid en Cultuur, uitgebracht in overeenstemming met de Staatssecretaris van Economische Zaken en Onze Minister van Defensie van 12 december 1991, nr VMP/O 91.693;

Hebben goedgevonden en verstaan:

Art. 1. Als organen voor gezondheidszorg worden aangewezen:

A. de navolgende instellingen voor gezondheidszorg

1 ziekenhuizen,
2 academische ziekenhuizen,
3 sanatoria,
4 epilepsie-inrichtingen,
5 kraaminrichtingen,
6 dialysecentra,
7 audiologische centra,
8 beademingscentra,
9 radiotherapeutische centra,
10 instellingen voor zover deze zijn toegelaten op grond van artikel 8 van de Algemene Wet Bijzondere Ziektekosten dan wel zijn erkend op grond van artikel 17 van de Tijdelijke Verstrekkingenwet maatschappelijke dienstverlening om zorg te verlenen als bedoeld in de artikelen 3, 4, 5, 6, 7 of 8 van het Besluit zorgaanspraken AWBZ,
11 *vervallen,*
12 *vervallen,*

12a. *vervallen,*
13 *vervallen,*
14 *vervallen,*
15 *vervallen,*
16 *vervallen,*
    16a. instellingen voor zover die prenatale zorg leveren als bedoeld in artikel 16 van het Besluit zorgaanspraken AWBZ,
    16b. instellingen voor dieetadvisering,
17 entadministraties als bedoeld in de artikelen 17 en 18 van het Besluit zorgaanspraken AWBZ,
18 kraamcentra,
19 trombosediensten,
20 *vervallen,*
21 vervoerders voor zover zij ambulancevervoer verrichten waarop de wet Ambulancevervoer van toepassing is,
22 gezondheidscentra,
23 *vervallen,*
24 instellingen voor jeugdtandverzorging,
25 tandheelkundige centra als bedoeld in artikel 7, vierde lid, van het Verstrekkingenbesluit ziekenfondsverzekering,
26 abortusklinieken,
27 huisartsenlaboratoria,
28 *vervallen,*
    28a. instellingen voor revalidatie,
29 centra voor erfelijkheidsonderzoek,
    29a. zelfstandige behandelcentra die als zodanig een vergunning ingevolge het bepaalde bij of krachtens de Wet ziekenhuisvoorzieningen hebben verkregen,
    29b. instellingen, niet behorende tot de onder 1 tot en met 29*a* bedoelde categorieën en niet behorend tot de instellingen, bedoeld in de artikelen 2 tot en met 4, in het kader waarvan prestaties worden geleverd door meerdere beroepsbeoefenaren als bedoeld onder B, onderdeel 5, welke met zelfstandige behandelcentra als bedoeld in 29*a* gelijk zijn te stellen, en die geen medisch-specialistische zorg verlenen als waarop bij of krachtens de Ziekenfondswet aanspraak bestaat, ongeacht de wijze waarop de kosten daarvan worden vergoed,
    29c. huisartsendienstenstructuren, waaronder wordt verstaan: rechtspersoonlijkheid bezittende organisatorische verbanden van beroepsbeoefenaren als bedoeld onder B, onderdeel 1, welke verbanden enkel zijn aangegaan ten behoeve van de levering gedurende avond, nacht en weekend van door die beroepsbeoefenaren te leveren huisartsenzorg als waarop bij of krachtens de Ziekenfondswet aanspraak bestaat, ongeacht de wijze waarop de kosten daarvan worden vergoed, waarmee door een ziekenfonds een medewerkersovereenkomst als bedoeld in de artikelen 44 en 45 van de Ziekenfondswet is gesloten voor de levering enkel gedurende avond, nacht en weekend van huisartsenzorg als waarop bij of krachtens die wet aanspraak bestaat, waardoor een beroepsbeoefenaar

met wie dat ziekenfonds voor de levering van huisartsenzorg een medewerkersovereenkomst heeft gesloten gedurende avond, nacht en weekend van de levering van die zorg is vrijgesteld zolang eerstbedoelde medewerkersovereenkomst geldt,

30 instellingen niet behorende tot de onder 1 tot en met 29c bedoelde categorieën, voor zover de werkzaamheden daarvan zijn gericht op donatie of transplantatie van weefsel of organen,

31 instellingen, niet behorende tot de onder 1 tot en met 30 bedoelde categorieën van instellingen, voor zover de werkzaamheden daarvan er op zijn gericht ten behoeve van laatstbedoelde instellingen een deel van de door hen te leveren prestaties te verrichten,

32 instellingen, niet behorende tot de onder 1 tot en met 31 bedoelde categorieën en niet behorend tot de instellingen, bedoeld in de artikelen 2 en 3, in het kader waarvan prestaties worden geleverd door beroepsbeoefenaren als bedoeld onder B of personen als bedoeld in artikel 2 en waarvan de werkzaamheden uitsluitend of in hoofdzaak daarop zijn gericht,

33 instellingen, niet behorende tot de onder 1 tot en met 32 bedoelde categorieën en niet behorend tot de instellingen, bedoeld in de artikelen 2 en 3, voor zover er prestaties worden geleverd door beroepsbeoefenaren als bedoeld onder B of personen als bedoeld in artikel 2.

B. de navolgende personen die een medisch of paramedisch beroep uitoefenen:

1 huisartsen,
2 tandartsen,
3 tandarts-specialisten voor mondziekten en kaakchirurgie,
4 tandarts-specialisten in de dentomaxillaire orthopaedie,
5 medisch specialisten, te onderscheiden naar categorieën van specialismen overeenkomstig het onderscheid zoals dat wordt gemaakt in het specialistenregister van de Koninklijke Nederlandse Maatschappij tot bevordering der Geneeskunst, zoals dat register luidt op het tijdstip van het goedkeuren of vaststellen van een tarief of maximumtarief door het College tarieven gezondheidszorg voor de desbetreffende categorie van specialismen,
6 verloskundigen,
7 fysiotherapeuten,
8 oefentherapeuten Mensendieck en César,
9 logopedisten;
10 psychotherapeuten;
11 vrijgevestigde diëtisten.

C. *vervallen*.

D. de navolgende andere met organen voor gezondheidszorg gelijkgestelde instellingen:

1 centrale posten voor het ambulancevervoer,
2 de Stichting Centraal Begeleidingsorgaan Intercollegiale Toetsing (CBO),
3 het Pathologisch Anatomisch Landelijk Geautomatiseerd Archief (PALGA).

Art. 2. Voorts worden als organen voor gezondheidszorg aangemerkt personen en instellingen die:
a farmaceutische hulp leveren als bedoeld in artikel 9 van het Verstrekkingenbesluit ziekenfondsverzekering;
b niet met verblijf gepaard gaande huishoudelijke verzorging, persoonlijke verzorging, verpleging of ondersteunende begeleiding leveren anders dan op grond van de artikelen 3, 4, 5, 6 of 7 van het Besluit zorgaanspraken AWBZ.

Art. 3. Als organen voor gezondheidszorg worden mede aangemerkt personen of instellingen, niet behorend tot de in de artikelen 1 en 2 bedoelde categorieën, voor zover zij vervangende hulp leveren als bedoeld in een subsidieregeling op grond van artikel 1*p*, eerste lid, onder *b*, van de Ziekenfondswet.

Art. 4. Als organen voor gezondheidszorg worden mede aangemerkt personen of instellingen, niet behorende tot de in de artikelen 1 tot met 3 bedoelde categorieën, voor zover zij tarieven in rekening brengen namens, ten behoeve van of in verband met het leveren van een prestatie of geheel van prestaties door organen voor gezondheidszorg als bedoeld in de artikelen 1 tot en met 3.

Art. 5.*Vervallen*.

Art. 6.
1 Dit besluit treedt in werking met ingang van het tijdstip waarop artikel I, onderdelen A en N, en artikel II, onderdeel C, van de Wet stelselwijziging ziektekostenverzekering tweede fase (*Stb.* 1991, 587) in hun geheel in werking treden.
2 Met ingang van een bij koninklijk besluit te bepalen tijdstip vervallen in artikel I, onder D, de subonderdelen 2 en 3.

Art. 7. Dit besluit kan worden aangehaald als: Besluit werkingssfeer WTG 1992.

Lasten en bevelen dat dit besluit met de daarbij behorende nota van toelichting in het *Staatsblad* zal worden geplaatst en dat daarvan afschrift zal worden gezonden aan de Raad van State.

's-Gravenhage, 19 december 1991
   Beatrix

De Staatssecretaris van Welzijn, Volksgezondheid en Cultuur,

H. J. Simons

Uitgegeven de eenendertigste december 1991
   De Minister van Justitie,

E. M. H. Hirsch Ballin

Bijlage 4
Wetsvoorstel Wet Marktordening
gezondheidszorg (TK 2004-2005, 30 186,
nr. 2)

Regels inzake marktordening, doelmatigheid en beheerste kostenontwikkeling op het gebied van de gezondheidszorg (Wet marktordening gezondheidszorg)

VOORSTEL VAN WET

Wij Beatrix, bij de gratie Gods, Koningin der Nederlanden, Prinses van Oranje-Nassau, enz. enz. enz.

Allen, die deze zullen zien of horen lezen, saluut! doen te weten:
 Alzo Wij in overweging genomen hebben, dat het wenselijk is regels te stellen inzake de ontwikkeling en ordening van markten op het gebied van de gezondheidszorg en het toezicht daarop, mede met het oog op een doelmatig en doeltreffend stelsel van de zorg en de beheersing van de kostenontwikkeling van de zorg;
 Zo is het, dat Wij, de Raad van State gehoord, en met gemeen overleg der Staten-Generaal, hebben goedgevonden en verstaan, gelijk Wij goedvinden en verstaan bij deze:

HOOFDSTUK 1 INLEIDENDE BEPALINGEN

Artikel 1

In deze wet en de daarop berustende bepalingen wordt verstaan onder:
a Onze Minister: Onze Minister van Volksgezondheid, Welzijn en Sport;
b zorg:
   1°. zorg of dienst als omschreven bij of krachtens de Zorgverzekeringswet en de Algemene Wet Bijzondere Ziektekosten;
   2°. andere dan de onder 1° bedoelde handelingen op het gebied van de geneeskunst als bedoeld in artikel 1, tweede lid, van de Wet op de beroepen in de individuele gezondheidszorg, voor zover uitgevoerd, al dan niet onder eigen verantwoordelijkheid, door personen, ingeschreven in een register als bedoeld in artikel 3 van die wet;
c zorgaanbieder:
   1°. de natuurlijke persoon of rechtspersoon die beroeps- of bedrijfsmatig zorg verleent;
   2°. de natuurlijke persoon of rechtspersoon voor zover deze tarieven in rekening brengt namens, ten behoeve van of in verband met het verlenen van zorg door een zorgaanbieder als bedoeld onder 1°;
d zorgverzekeraar: een zorgverzekeraar als bedoeld in de Zorgverzekeringswet;
e AWBZ-verzekeraar: een zorgverzekeraar die zich overeenkomstig artikel 33 van de Algemene Wet Bijzondere Ziektekosten als zodanig heeft aangemeld voor de uitvoering van die wet;
f ziektekostenverzekeraar:
   1°. een zorgverzekeraar ;

2°. een AWBZ-verzekeraar;

3°. een particuliere ziektekostenverzekeraar, zijnde een verzekeraar die in het bezit is van de ingevolge artikel 24, eerste lid, van de Wet toezicht verzekeringsbedrijf 1993 vereiste vergunning, of die heeft voldaan aan de ingevolge de artikelen 37 of 38 van die wet vereiste procedure met betrekking tot een bijkantoor in Nederland;

g verzekerde: degene die een verzekeringsovereenkomst betreffende het risico van ziektekosten heeft gesloten met een ziektekostenverzekeraar dan wel van rechtswege verzekerd is op grond van de Algemene Wet Bijzondere Ziektekosten;

h verzekeringsplichtige: degene die op grond van artikel 2 van de Zorgverzekeringswet verplicht is zich krachtens een zorgverzekering te verzekeren of te laten verzekeren;

i consument: verzekeringsplichtige, verzekerde of patiënt;

j prestatie: de levering van zorg door een zorgaanbieder als bedoeld in onderdeel c, onder 1°;

k tarief: prijs voor een prestatie, een deel van een prestatie of geheel van prestaties van een zorgaanbieder;

l zorgautoriteit: de Nederlandse Zorgautoriteit, genoemd in artikel 3;

m College zorgverzekeringen: het College voor zorgverzekeringen, genoemd in de Zorgverzekeringswet;

n College bouw: het College bouw zorginstellingen, genoemd in de Wet toelating zorginstellingen;

o College sanering: het College sanering zorginstellingen, genoemd in de Wet toelating zorginstellingen;

p FIOD-ECD: de Belastingdienst/Fiscale Inlichtingen- en opsporingsdienst en Economische Controledienst van het Ministerie van Financiën;

q Zorgverzekeringsfonds: het fonds, genoemd in artikel 39 van de Zorgverzekeringswet.

Artikel 2

1 Bij algemene maatregel van bestuur kunnen, indien dat voor een goede uitvoering van deze wet nodig is, werkzaamheden die geheel of gedeeltelijk liggen op het gebied van de gezondheidszorg of geheel of gedeeltelijk ten behoeve van de gezondheidszorg worden verricht, worden aangewezen als zorg in de zin van deze wet.

2 Bij algemene maatregel van bestuur kan een vorm van zorg worden uitgezonderd van deze wet of een deel daarvan.

HOOFDSTUK 2 DE NEDERLANDSE ZORGAUTORITEIT

Paragraaf 2.1 Algemene bepalingen

Artikel 3

1 Er is een Nederlandse Zorgautoriteit, die rechtspersoonlijkheid bezit.
2 De zorgautoriteit is gevestigd in een door Onze Minister te bepalen plaats.
3 De zorgautoriteit is belast met de taken die haar bij of krachtens wet zijn opgedragen.
4 De zorgautoriteit houdt bij de uitoefening van haar taken rekening met de belangen van de consument.
5 De zorgautoriteit wordt in en buiten rechte vertegenwoordigd door de voorzitter.

Artikel 4

1 De zorgautoriteit bestaat uit ten hoogste drie leden, onder wie de voorzitter.
2 Onze Minister benoemt, schorst en ontslaat de voorzitter en de overige leden.
3 Benoeming vindt plaats op grond van de deskundigheid die nodig is voor de uitoefening van de taken van de zorgautoriteit alsmede op grond van maatschappelijke kennis en ervaring.
4 De leden worden benoemd voor ten hoogste vier jaar. Herbenoeming kan twee maal en telkens voor ten hoogste vier jaar plaatsvinden.
5 Een lid van de zorgautoriteit vervult geen nevenfuncties die ongewenst zijn met het oog op een goede vervulling van zijn functie of de handhaving van zijn onafhankelijkheid of van het vertrouwen daarin.
6 Het lidmaatschap van de zorgautoriteit is onverenigbaar met:
    a het lidmaatschap van het College zorgverzekeringen;
    b het bestuur van De Nederlandsche Bank N.V.;
    c het bestuur van de Stichting Autoriteit Financiële Markten;
    d de raad van bestuur van de Nederlandse Mededingingsautoriteit;
    e het hebben van zodanige financiële of andere belangen bij instellingen of bedrijven, dat de onpartijdigheid van het betrokken lid in het geding kan zijn.
7 Bij ministeriële regeling kunnen andere functies of werkzaamheden dan die, genoemd in het zesde lid, worden aangewezen, die niet verenigbaar zijn met het lidmaatschap van de zorgautoriteit.
8 Het lidmaatschap eindigt tussentijds door overlijden, ontslag op eigen verzoek of ontslag om zwaarwichtige redenen door Onze Minister. Van een besluit tot benoeming, schorsing of ontslag wordt mededeling gedaan in de Staatscourant.
9 Onze Minister stelt de bezoldiging en de regels ten aanzien van de rechtspositie van de leden van de zorgautoriteit vast.

Artikel 5

1. De zorgautoriteit stelt een bestuursreglement vast.
2. Vergaderingen van de zorgautoriteit zijn niet openbaar, behoudens voor zover in het bestuursreglement anders is bepaald.
3. In het bestuursreglement legt de zorgautoriteit in ieder geval vast hoe zij voldoet aan de verplichting ingevolge artikel 3:2 van de Algemene wet bestuursrecht.
4. Het bestuursreglement behoeft de goedkeuring van Onze Minister.

Artikel 6

1. Op de rechtspositie van het personeel van de zorgautoriteit zijn de regels die gelden voor ambtenaren die zijn aangesteld bij ministeries van toepassing, met dien verstande dat waar in die regels een bevoegdheid is toegekend aan een andere minister dan Onze Minister van Binnenlandse Zaken en Koninkrijksrelaties, deze bevoegdheid wordt uitgeoefend door de zorgautoriteit.
2. Bij algemene maatregel van bestuur kan worden afgeweken van de in het eerste lid bedoelde regels.

Artikel 7

1. Onze Minister kan de zorgautoriteit een algemene aanwijzing geven met betrekking tot:
   a de werkwijze en de uitoefening van de taken van de zorgautoriteit;
   b de onderwerpen waaromtrent de zorgautoriteit ingevolge deze wet regels heeft vastgesteld of kan vaststellen;
   c de onderwerpen waaromtrent de zorgautoriteit ingevolge deze wet beleidsregels heeft vastgesteld of kan vaststellen.
2. Onze Minister kan in een aanwijzing als bedoeld in het eerste lid, onder c, bepalen dat de zorgautoriteit ambtshalve een tarief als bedoeld in artikel 50, vierde lid, onder a of b, of een prestatiebeschrijving vaststelt.
3. Een aanwijzing heeft geen betrekking op een individuele zorgaanbieder, ziektekostenverzekeraar of consument.

Artikel 8

Alvorens Onze Minister overeenkomstig artikel 7, eerste lid, onder c, een aanwijzing vaststelt, deelt hij de zakelijke inhoud van het voorgenomen besluit schriftelijk mede aan de beide kamers der Staten-Generaal. Hij stelt het besluit niet eerder vast dan nadat tien dagen zijn verstreken na die mededeling. Van de vaststelling doet Onze Minister mededeling door plaatsing in de Staatscourant.

Artikel 9

1 Een besluit van algemene strekking van de zorgautoriteit kan bij koninklijk besluit worden vernietigd wegens strijd met het recht of het belang van de volksgezondheid.
2 Een besluit tot vernietiging wordt genomen binnen acht weken na bekendmaking van het te vernietigen besluit. Deze termijn kan eenmaal met vier weken worden verlengd.
3 De rechtsgevolgen van het vernietigde besluit die zijn ingetreden voor de vernietiging, blijven in stand tenzij het besluit tot vernietiging anders bepaalt.
4 Van een besluit tot vernietiging wordt mededeling gedaan door plaatsing in de Staatscourant.

Artikel 10

Bij algemene maatregel van bestuur kunnen, zonodig in afwijking van deze wet, tijdelijke voorzieningen worden getroffen voor het geval de zorgautoriteit haar uit de wet voortvloeiende verplichtingen niet naar behoren nakomt.

Paragraaf 2.2 Planning, verslaglegging en financiering

Artikel 11

1 De zorgautoriteit zendt jaarlijks voor 1 oktober aan Onze Minister een jaarplan voor het volgende kalenderjaar.
2 Het jaarplan omvat:
   a een werkprogramma met een beschrijving van de activiteiten die de zorgautoriteit voornemens is ter uitvoering van haar taken te verrichten;
   b een begroting van de beheerskosten voor de uitvoering van de voorgenomen activiteiten; en
   c een meerjarenraming voor de vier kalenderjaren volgend op het begrotingsjaar.

Artikel 12

1 Onze Minister stelt jaarlijks voor 1 december het budget voor de beheerskosten van de zorgautoriteit voor het volgende kalenderjaar vast.
2 Onze Minister kan besluiten het budget voor de beheerskosten van de zorgautoriteit te wijzigen.
3 Indien gedurende het jaar aanmerkelijke verschillen ontstaan of dreigen te ontstaan tussen de werkelijke en de begrote baten en lasten, doet de zorgautoriteit daarvan onverwijld mededeling aan Onze Minister, onder vermelding van de oorzaak van de verschillen.

4 De zorgautoriteit gaat met betrekking tot de beheerskosten geen verplichtingen aan en doet geen uitgaven die leiden tot overschrijding van het vastgestelde budget voor de beheerskosten.
5 Indien het budget voor de beheerskosten niet is vastgesteld voor 1 januari van het kalenderjaar waarop de begroting betrekking heeft, is de zorgautoriteit bevoegd, teneinde haar activiteiten gaande te houden, te beschikken over ten hoogste een derde gedeelte van het budget dat laatstelijk voor haar voor een geheel jaar is vastgesteld.
6 Onze Minister kan besluiten dat de zorgautoriteit in een geval als bedoeld in het vijfde lid, kan beschikken over meer dan een derde gedeelte van het budget dat laatstelijk voor haar voor een geheel jaar is vastgesteld.
7 Het door Onze Minister vastgestelde budget voor de beheerskosten van de zorgautoriteit wordt gedekt uit 's Rijks kas.

Artikel 13

1 De zorgautoriteit zendt jaarlijks voor 15 maart aan Onze Minister een jaarverantwoording over het afgelopen kalenderjaar, alsmede het verslag van bevindingen, bedoeld in het zesde lid.
2 De jaarverantwoording omvat:
   a een jaarrekening; en
   b een jaarverslag omtrent het door de zorgautoriteit gevoerde beleid, de doeltreffendheid van dat beleid, de bedrijfsvoering en de uitvoering van het werkprogramma in het afgelopen kalenderjaar.
3 De zorgautoriteit legt in haar jaarrekening, die zoveel mogelijk met overeenkomstige toepassing van titel 9 van Boek 2 van het Burgerlijk Wetboek wordt ingericht, rekening en verantwoording af over haar beheerskosten en over de rechtmatigheid en doelmatigheid van het beheer in het afgelopen kalenderjaar.
4 De jaarrekening gaat vergezeld van een verklaring omtrent de getrouwheid, afgegeven door een accountant als bedoeld in artikel 393 van Boek 2 van het Burgerlijk Wetboek, die Onze Minister desgevraagd inzicht geeft in zijn controlewerkzaamheden.
5 De verklaring heeft mede betrekking op de rechtmatige verkrijging en besteding van de middelen door de zorgautoriteit.
6 De accountant voegt bij de verklaring een verslag van zijn bevindingen over de vraag of het beheer en de organisatie voldoen aan eisen van rechtmatigheid, ordelijkheid, controleerbaarheid en doelmatigheid.

Artikel 14

1 De onderdelen «werkprogramma» en «begroting» van het jaarplan, bedoeld in artikel 11, en het onderdeel «jaarrekening» van de jaarverantwoording, bedoeld in artikel 13, behoeven de goedkeuring van Onze Minister.
2 Het eerste lid geldt niet voor wijzigingen in een goedgekeurde begroting, mits:

a de totale omvang van de begroting geen wijziging ondergaat, en
b de wijziging per groep van kostensoorten en baten, gerekend over het desbetreffende begrotingsjaar, een bedrag van vijf procent van het in artikel 12 bedoelde budget niet te boven gaat.
3 Bij ministeriële regeling kunnen regels worden gesteld over de inhoud en de inrichting van:
a het jaarplan, bedoeld in artikel 11;
b de jaarverantwoording, bedoeld in artikel 13;
c de verklaring, bedoeld in artikel 13, vierde lid, het verslag van bevindingen, bedoeld in artikel 13, zesde lid, alsmede het aan die verklaring en dat verslag ten grondslag liggende onderzoek.
4 Bij ministeriële regeling worden regels gesteld over de wijze waarop en de voorwaarden waaronder het budget, bedoeld in artikel 12 wordt vastgesteld.

Artikel 15

1 Na de goedkeuring, bedoeld in artikel 14, eerste lid, stelt de zorgautoriteit het jaarplan en de jaarverantwoording algemeen verkrijgbaar.
2 Onze Minister brengt zijn oordeel over het functioneren van de zorgautoriteit ter kennis van beide kamers der Staten-Generaal.

HOOFDSTUK 3 TAKEN EN BEVOEGDHEDEN NEDERLANDSE ZORGAUTORITEIT

Paragraaf 3.1 Algemeen

Artikel 16

De zorgautoriteit is belast met:
a markttoezicht, marktontwikkeling en tarief- en prestatieregulering, op het terrein van de gezondheidszorg;
b toezicht op de rechtmatige uitvoering door de zorgverzekeraars van hetgeen bij of krachtens de Zorgverzekeringswet is geregeld;
c toezicht op de rechtmatige afrekening van de bijdragen, bedoeld in de artikelen 32 tot en met 34 van de Zorgverzekeringswet, nadat een verzekeraar opgehouden is zorgverzekeringen uit te voeren;
d toezicht op de rechtmatige en doelmatige uitvoering door de AWBZ-verzekeraars en de rechtspersonen, bedoeld in artikel 40 van de Algemene Wet Bijzondere Ziektekosten, van hetgeen bij of krachtens die wet en de artikelen 91, tweede lid, tweede volzin, 123 en 124 van de Wet financiering sociale verzekeringen is geregeld.

Artikel 17

Met het oog op een effectieve en efficiënte besluitvorming over de wijze van behandeling van aangelegenheden van wederzijds belang en het verzamelen van informatie ten behoeve daarvan worden daarover afspraken gemaakt tussen de zorgautoriteit en:
a de Nederlandse Mededingingsautoriteit;
b het Staatstoezicht op de volksgezondheid;
c De Nederlandsche Bank;
d de Stichting Autoriteit Financiële Markten;
e het College zorgverzekeringen;
f het College bouw;
g het College sanering;
h de FIOD-ECD;
i het College van procureurs-generaal van het Openbaar Ministerie; en
j het College bescherming persoonsgegevens.

Artikel 18

De zorgautoriteit richt zich naar de uitleg van begrippen die de Nederlandse Mededingingsautoriteit hanteert in het kader van de toepassing van het mededingingsrecht.

Artikel 19

De zorgautoriteit volgt het oordeel van het Staatstoezicht op de volksgezondheid over de kwaliteit van het handelen van zorgaanbieders.

Artikel 20

1 De zorgautoriteit:
   a geeft voorlichting omtrent de inhoud van haar regels, beleidsregels, beschikkingen en besluiten en ten algemene over de uitvoering van haar taken;
   b stelt alle naar haar oordeel relevante informatie over regels, beleidsregels, beschikkingen en besluiten beschikbaar op internet;
   c legt haar regels, beleidsregels, beschikkingen en besluiten voor een ieder ter inzage.
2 De zorgautoriteit doet mededeling in de Staatscourant, onder vermelding dat deze bij haar ter inzage liggen, van:
   a de vaststelling van regels door plaatsing van die regels;
   b de vaststelling van beleidsregels als bedoeld in artikel 50;
   c de beschikkingen met betrekking tot aanmerkelijke marktmacht onder vermelding van de opgelegde verplichting en de tijdsduur van de verplichting;
   d de beschikkingen met betrekking tot tarieven en prestatiebeschrijvingen.

3 Het eerste en tweede lid zijn niet van toepassing op besluiten en beschikkingen van de zorgautoriteit ter uitvoering van hoofdstuk 6.

Artikel 21

1 De zorgautoriteit rapporteert desgevraagd aan Onze Minister omtrent de uitvoerbaarheid, doeltreffendheid en doelmatigheid van voorgenomen beleid in verband met de uitoefening van haar taken, genoemd in artikel 16.
2 De zorgautoriteit signaleert gevraagd en ongevraagd aan Onze Minister feitelijke ontwikkelingen inzake markten op het gebied van de zorg.
3 De rapportages en signaleringen bevatten geen medische persoonsgegevens als bedoeld in artikel 53.

Artikel 22

1 De zorgautoriteit verstrekt desgevraagd aan Onze Minister de voor de uitoefening van zijn taak benodigde gegevens en inlichtingen. De zorgautoriteit verleent aan door Onze Minister aangewezen personen toegang tot en inzage in alle zakelijke gegevens en bescheiden, voor zover dat voor de vervulling van diens taak redelijkerwijs nodig is.
2 Onze Minister verstrekt desgevraagd aan de zorgautoriteit de voor de uitoefening van haar taak benodigde gegevens en inlichtingen.
3 Onze Minister en de zorgautoriteit stellen gezamenlijk een informatiestatuut vast. Het informatiestatuut bevat inhoudelijke en procedurele afspraken met betrekking tot de verstrekking van informatie, bedoeld in het eerste en tweede lid.
4 De gegevens en inlichtingen, bedoeld in het eerste en tweede lid, hebben geen betrekking op medische persoonsgegevens als bedoeld in artikel 53.

Paragraaf 3.2 Toezicht Zorgverzekeringswet

Artikel 23

1 De zorgautoriteit zendt voor 1 november aan Onze Minister en aan het College zorgverzekeringen een samenvattend rapport over de rechtmatigheid van de uitvoering van de Zorgverzekeringswet en de daarop gebaseerde regelgeving door de zorgverzekeraars in het voorafgaande kalenderjaar.
2 Onze Minister zendt het rapport aan beide kamers der Staten-Generaal.
3 De zorgautoriteit stelt het rapport algemeen verkrijgbaar.
4 Bij ministeriële regeling kunnen regels worden gesteld over de inhoud en inrichting van het rapport.

Artikel 24

1 De zorgautoriteit maakt, onverminderd haar bevoegdheid tot eigen onderzoek, bij de uitoefening van haar taken, genoemd in artikel 16, onder b en c, zoveel mogelijk gebruik van de resultaten van door anderen verrichte controles.
2 De zorgverzekeraars verstrekken desgevraagd aan de zorgautoriteit de informatie over de uitgevoerde werkzaamheden van hen die met de controle zijn belast en lichten haar volledig in over de resultaten van de controle door overlegging van rapporten of op andere door de zorgautoriteit aan te geven wijze.

Artikel 25

1 De zorgautoriteit stelt op verzoek van Onze Minister onderzoek in bij zorgverzekeraars.
2 De zorgautoriteit kan tevens op verzoek van het College zorgverzekeringen onderzoek bij zorgverzekeraars instellen.

Artikel 26

De zorgautoriteit kan regels stellen met betrekking tot:
a de controle door zorgverzekeraars;
b de inhoud en inrichting van het accountantsverslag, bedoeld in artikel 38 van de Zorgverzekeringswet, en van het aan dat verslag ten grondslag liggende onderzoek.

Paragraaf 3.3 Toezicht Algemene Wet Bijzondere Ziektekosten

Artikel 27

1 De zorgautoriteit zendt voor 1 december aan Onze Minister en aan het College zorgverzekeringen een samenvattend rapport over de rechtmatigheid en de doelmatigheid van de uitvoering van de Algemene Wet Bijzondere Ziektekosten en de daarop gebaseerde regelgeving door de AWBZ-verzekeraars en de rechtspersonen, bedoeld in artikel 40 van die wet, in het voorafgaande kalenderjaar.
2 Onze Minister zendt het rapport aan beide kamers der Staten-Generaal.
3 De zorgautoriteit stelt het rapport algemeen verkrijgbaar.
4 Bij ministeriële regeling kunnen regels worden gesteld over de inhoud en inrichting van het rapport.

Artikel 28

1 De zorgautoriteit maakt, onverminderd haar bevoegdheid tot eigen onderzoek, bij de uitoefening van haar taak, genoemd in artikel 16, onder d, zoveel mogelijk gebruik van de resultaten van door anderen verrichte controles.
2 De AWBZ-verzekeraars verstrekken desgevraagd aan de zorgautoriteit de informatie over de uitgevoerde werkzaamheden van hen die met de controle zijn belast en lichten haar volledig in over de resultaten van de controle door overlegging van rapporten of op andere door de zorgautoriteit aan te geven wijze.

Artikel 29

1 De zorgautoriteit stelt op verzoek van Onze Minister onderzoek in bij AWBZ-verzekeraars en rechtspersonen als bedoeld in artikel 40 van de Algemene Wet Bijzondere Ziektekosten.
2 De zorgautoriteit kan tevens op verzoek van het College zorgverzekeringen onderzoek bij de AWBZ-verzekeraars instellen.

Artikel 30

De zorgautoriteit kan regels stellen met betrekking tot:
a de controle door de AWBZ-verzekeraars;
b de inhoud en inrichting van het accountantsverslag, bedoeld in artikel 36, tweede lid, van de Algemene Wet Bijzondere Ziektekosten, en van het aan dat verslag ten grondslag liggende onderzoek.

HOOFDSTUK 4 MARKTONTWIKKELING EN -ORDENING

Paragraaf 4.1 Marktonderzoek

Artikel 31

1 De zorgautoriteit onderzoekt, met inachtneming van artikel 58, de concurrentieverhoudingen en het marktgedrag op het gebied van de zorg.
2 Het onderzoek kan zich onder meer richten op:
 a de totstandkoming van overeenkomsten met betrekking tot zorg, tarieven of ziektekostenverzekeringen, naar de voorwaarden in die overeenkomsten en naar de resultaten daarvan;
 b de marktwerking in de markten voor zorgverlening, zorginkoop en ziektekostenverzekeringen;
 c de informatieverstrekking door zorgaanbieders en ziektekostenverzekeraars aan de consumenten en de doeltreffendheid, juistheid, inzichtelijkheid en vergelijkbaarheid van die informatie;

d het presteren van zorgaanbieders en van ziektekostenverzekeraars, mede met het oog op de onderlinge vergelijking daarvan;
e de onderbouwing en ontwikkeling van kosten en prijzen, mede in relatie tot de kwaliteit, van zorgverlening en ziektekostenverzekering.

Artikel 32

De zorgautoriteit kan haar bevindingen op grond van het onderzoek, bedoeld in artikel 31, openbaar maken, met uitzondering van gegevens en inlichtingen die naar hun aard vertrouwelijk zijn.

Paragraaf 4.2 Algemene verplichtingen van zorgaanbieders en ziektekostenverzekeraars

Artikel 33

1 Het is een zorgaanbieder verboden een tarief in rekening te brengen:
  a voor een prestatie waarvoor geen prestatiebeschrijving op grond van artikel 49 is vastgesteld;
  b voor een prestatie waarvoor een andere prestatiebeschrijving wordt gehanteerd dan op grond van artikel 49 is vastgesteld;
  c dat niet overeenkomt met het tarief dat voor de betrokken prestatie op grond van artikel 43 of 45 is vastgesteld;
  d dat niet ligt binnen de tariefruimte die op grond van artikel 47 voor de betrokken prestatie is vastgesteld;
  e anders dan op de wijze die overeenkomstig deze wet is vastgesteld.
2 Het is een zorgaanbieder verboden een tarief als bedoeld in het eerste lid, te betalen aan een andere zorgaanbieder of aan derden te vergoeden.
3 Het is een ziektekostenverzekeraar verboden een tarief als bedoeld in het eerste lid, te betalen of aan derden te vergoeden.
4 Een zorgaanbieder en een ziektekostenverzekeraar kunnen aan het aanbieden, overeenkomen of leveren van een prestatie als bedoeld in het eerste lid, onder a of b, dan wel aan het in rekening brengen, betalen of aan een derde vergoeden van een tarief als bedoeld in het eerste lid, geen rechten ontlenen.
5 Het derde en vierde lid zijn van overeenkomstige toepassing op een verzekeraar als bedoeld in de Wet toezicht verzekeringsbedrijf 1993, voor zover niet begrepen onder artikel 1, onder f, sub 3, van deze wet.

Artikel 34

1 Zorgaanbieders en ziektekostenverzekeraars voeren een administratie waaruit in ieder geval de overeengekomen en geleverde prestaties blijken, alsmede wanneer die prestaties zijn geleverd, aan welke patiënt onderscheidenlijk aan welke verzekerde die prestaties door een zorgaanbieder zijn geleverd, de daarvoor in rekening gebrachte tarieven en de in verband daarmee ontvangen of verrichte betalingen of vergoedingen aan derden.

2 Zorgaanbieders en ziektekostenverzekeraars voeren op zodanige wijze een administratie dat te allen tijde mogelijk is elk tarief dat overeenkomstig artikel 43 of 45 is vastgesteld of dat ligt binnen de tariefruimte die op grond van artikel 47 is vastgesteld, in rekening te brengen, te betalen of aan derden te vergoeden.
3 De zorgautoriteit kan ten aanzien van zorgaanbieders en ziektekostenverzekeraars nadere regels stellen betreffende de administratie ten behoeve van de vergelijkbaarheid van gegevens, toepassing van uniforme principes bij de toerekening van kosten en opbrengsten en bij het registreren van gegevens over kwaliteit en opbrengsten, met het oog op de bevordering van concurrentie, het voorkomen van fraude, de inzichtelijkheid en toegankelijkheid van die administratie alsmede het vaststellen van tarieven, alsmede, ten aanzien van zorgverzekeraars en AWBZ-verzekeraars, met het oog op de bevordering van een goede uitvoering van de Zorgverzekeringswet onderscheidenlijk de Algemene Wet Bijzondere Ziektekosten.
4 De in het derde lid bedoelde regels worden ten aanzien van zorgverzekeraars, AWBZ-verzekeraars of de rechtspersonen, bedoeld in artikel 40 van de Algemene Wet Bijzondere Ziektekosten, gesteld in overeenstemming met het College zorgverzekeringen.

Artikel 35

De zorgautoriteit kan regels vaststellen, inhoudende aan wie, door wie of op welke wijze, onder welke voorwaarden of met inachtneming van welke voorschriften of beperkingen een tarief in rekening wordt gebracht.

Artikel 36

1 Zorgaanbieders informeren hun patiënten tijdig en zorgvuldig omtrent het voor de prestatie in rekening te brengen tarief.
2 Zorgaanbieders brengen een tarief in rekening onder vermelding van de daarbijbehorende prestatiebeschrijving.
3 De zorgautoriteit kan nadere regels stellen betreffende het door zorgaanbieders:
   a bekendmaken van tarieven;
   b specificeren van op verrichte prestaties betrekking hebbende rekeningen.
4 Zorgaanbieders maken informatie openbaar over de eigenschappen van aangeboden prestaties en diensten, op een zodanige wijze dat deze gegevens voor consumenten gemakkelijk vergelijkbaar zijn. Deze informatie betreft in ieder geval de tarieven en de kwaliteit van de aangeboden prestaties en diensten.
5 De zorgautoriteit kan, onverminderd de informatieverplichting die op grond van het vierde lid rust op zorgaanbieders, ten behoeve van de inzichtelijkheid van de markt periodiek informatie als bedoeld in het vierde lid openbaar maken.

6 Het vijfde lid geldt niet indien anderen reeds in voldoende mate in openbaarmaking van de daar bedoelde informatie voorzien.
7 De zorgautoriteit kan regels stellen betreffende de informatievoorziening aan consumenten door zorgaanbieders, bedoeld in het vierde lid, met het oog op de doeltreffendheid, juistheid, inzichtelijkheid en vergelijkbaarheid daarvan.

Artikel 37

1 Ziektekostenverzekeraars maken informatie openbaar over de eigenschappen van aangeboden producten en diensten op zodanige wijze dat deze gegevens voor consumenten gemakkelijk vergelijkbaar zijn. Deze informatie betreft in ieder geval de premies en de kwaliteit van de aangeboden producten en diensten.
2 Zorgverzekeraars maken ten behoeve van de inzichtelijkheid, voor verzekeringsplichtigen, van de zorgverzekeringsmarkt informatie openbaar met betrekking tot:
 a de inhoud van de modelovereenkomsten;
 b de wijze van dienstverlening aan verzekerden.
3 Zorgverzekeraars en AWBZ-verzekeraars dragen er zorg voor dat de door of namens hen verstrekte of beschikbaar gestelde informatie ter zake van een product of dienst, waaronder reclame-uitingen, geen afbreuk doet aan de bij of krachtens deze wet, de Zorgverzekeringswet of de Algemene Wet Bijzondere Ziektekosten aan de verzekerde of het publiek te verstrekken of beschikbaar te stellen informatie.
4 Artikel 36, vijfde tot en met zevende lid, is ten aanzien van de informatieverstrekking door ziektekostenverzekeraars op grond van het eerste en tweede lid van overeenkomstige toepassing.

Artikel 38

Het bepaalde bij of krachtens de artikelen 34, 36 en 37 is mede van toepassing ten aanzien van degene die voor een zorgaanbieder of ziektekostenverzekeraar een administratie voert alsmede ten aanzien van degene die een administratie voert ten behoeve van of in verband met het aanbieden, overeenkomen, leveren, in rekening brengen, betalen of vergoeden aan derden van een prestatie of een tarief of het ontvangen van een betaling.

Artikel 39

De zorgautoriteit kan, met het oog op de inzichtelijkheid van de zorgmarkten of de bevordering van de concurrentie, regels stellen betreffende de wijze van totstandkoming van overeenkomsten met betrekking tot zorg of tarieven en betreffende de voorwaarden in die overeenkomsten.

Paragraaf 4.3 Ontwikkeling zorginkoopmarkt

Artikel 40

Deze paragraaf is uitsluitend van toepassing op de markt voor zorginkoop ten aanzien van die vormen van zorg waarvoor paragraaf 4 van dit hoofdstuk buiten werking is gesteld:
a bij algemene maatregel van bestuur krachtens artikel 2, tweede lid, of
b ter voldoening aan een aanwijzing van Onze Minister krachtens artikel 7, eerste lid, onder c, tot het vaststellen van een beleidsregel als bedoeld in artikel 50, vierde lid, onder c.

Artikel 41

In deze paragraaf wordt onder aanmerkelijke marktmacht verstaan de positie van een of meer zorgaanbieders of ziektekostenverzekeraars om alleen dan wel gezamenlijk de ontwikkeling van daadwerkelijke concurrentie op de Nederlandse markt of een deel daarvan te kunnen belemmeren door de mogelijkheid zich in belangrijke mate onafhankelijk te gedragen van:
a zijn concurrenten;
b ziektekostenverzekeraars, indien het een zorgaanbieder betreft;
c zorgaanbieders, indien het een ziektekostenverzekeraar betreft, of
d consumenten.

Artikel 42

1 Indien de zorgautoriteit van oordeel is dat een of meer zorgaanbieders of een of meer ziektekostenverzekeraars alleen dan wel gezamenlijk beschikt onderscheidenlijk beschikken over aanmerkelijke marktmacht op een door de zorgautoriteit volgens de beginselen van het algemeen mededingingsrecht afgebakende markt, kan de zorgautoriteit die zorgaanbieder of zorgaanbieders dan wel die ziektekostenverzekeraar of ziektekostenverzekeraars een of meer van de volgende verplichtingen opleggen:
 a de verplichting om door de zorgautoriteit te bepalen categorieën van informatie aan door de zorgautoriteit te bepalen categorieën van belanghebbenden op een door de zorgautoriteit te bepalen wijze bekend te maken;
 b de verplichting om bij de levering van door de zorgautoriteit te bepalen diensten, de afnemers van die diensten in gelijke gevallen gelijk te behandelen;
 c de verplichting om een door de zorgautoriteit te bepalen dienst los te leveren van andere diensten;
 d de verplichting om de kosten en opbrengsten van door de zorgautoriteit te bepalen diensten die de zorgaanbieder of ziektekostenverzekeraar aan zichzelf of aan zijn afnemers aanbiedt, te scheiden van die van de overige door de zorgaanbieder of ziektekostenverzekeraar

verrichte activiteiten en daartoe een gescheiden boekhouding te voeren overeenkomstig door de zorgautoriteit gegeven aanwijzingen;
e de verplichting om onder redelijke voorwaarden te voldoen aan elk redelijk verzoek van een zorgaanbieder of ziektekostenverzekeraar tot het sluiten van een overeenkomst op of ten behoeve van de zorginkoopmarkt;
f de verplichting voor een ziektekostenverzekeraar om in zijn overeenkomsten met zorgaanbieders niet een onredelijk hoge capaciteit overeen te komen in relatie tot de capaciteit die de verzekeraar naar verwachting voor zijn verzekerden nodig heeft;
g de verplichting om voor het medegebruik van door de zorgautoriteit aan te wijzen categorieën van zorg, diensten of faciliteiten een openbaar aanbod te doen en in stand te houden;
h de verplichting om het onder g bedoelde openbare aanbod overeenkomstig door de zorgautoriteit gegeven aanwijzingen te wijzigen;
i de verplichting om de tarieven van door de zorgautoriteit aan te wijzen diensten of leveringen vast te stellen overeenkomstig een door de zorgautoriteit te bepalen berekeningsmethode;
j de verplichting om ten behoeve van de vaststelling als bedoeld onder i
k een kostentoerekeningssysteem te hanteren dat voldoet aan door de zorgautoriteit te bepalen toerekeningsprincipes;
l de verplichting om op door de zorgautoriteit te bepalen wijze door middel van een accountantsverklaring of anderszins, eenmalig of periodiek aan te tonen dat aan de onder i en j bedoelde verplichting is voldaan;
m andere, bij ministeriële regeling aangewezen verplichtingen.
2 Afdeling 3.5 van de Algemene wet bestuursrecht is van toepassing.
3 De zorgautoriteit neemt bij het opleggen van verplichtingen als bedoeld in het eerste lid de eisen van proportionaliteit in acht.
4 De zorgautoriteit kan aan de verplichtingen, bedoeld in het eerste lid, voorschriften en beperkingen verbinden die nodig zijn voor een goede uitvoering van de verplichtingen.
5 Een verplichting als bedoeld in het eerste lid geldt voor een periode van ten hoogste drie jaar na de datum waarop deze ingaat. De zorgautoriteit kan binnen die periode beslissen tot intrekking indien de verplichting naar haar oordeel niet meer noodzakelijk is. Voorts kan de zorgautoriteit binnen die periode beslissen tot wijziging of verlenging van de verplichting, telkens voor een periode van ten hoogste drie jaar.

Paragraaf 4.4 Tariefregulering van vormen van zorg

Artikel 43

1 Indien een zorgaanbieder met een ziektekostenverzekeraar een tarief is overeengekomen, vragen zij de zorgautoriteit dat tarief vast te stellen.
2 Een op een in het eerste lid bedoelde aanvraag gedane vaststelling geldt voor alle gevallen waarin de zorgaanbieder het tarief in rekening brengt

aan de ziektekostenverzekeraar of aan degene die bij deze voor de prestatie waarop het tarief van toepassing is, is verzekerd.

Artikel 44

1 Een aanvraag als bedoeld artikel 43, eerste lid, bevat een voorstel voor:
 a de toe te passen prestatiebeschrijving;
 b het voor de prestatie in rekening te brengen tarief.
2 Indien de zorgautoriteit geen regels heeft vastgesteld als bedoeld in artikel 35 bevat de aanvraag voorts een voorstel voor:
 a degene aan wie het tarief in rekening wordt gebracht;
 b degene door wie het tarief in rekening wordt gebracht;
 c de wijze waarop het tarief in rekening wordt gebracht.

Artikel 45

1 Indien de zorgautoriteit op een ingevolge artikel 43 gedane aanvraag afwijzend beslist, stelt zij op aanvraag van partijen of van een van hen dan wel ambtshalve een tarief vast. Artikel 43, tweede lid, is met betrekking tot dat tarief van overeenkomstige toepassing.
2 Op aanvraag van een zorgaanbieder of van een ziektekostenverzekeraar stelt de zorgautoriteit voorts een tarief vast, indien een overeenkomst als bedoeld in artikel 43 niet tot stand komt. Daarbij wordt bepaald in welke gevallen het vastgestelde tarief geldt.
3 Op aanvraag van een zorgaanbieder dan wel ambtshalve stelt de zorgautoriteit een tarief vast voor alle gevallen waarin het in rekening wordt gebracht aan iemand die voor de prestatie waarop het tarief van toepassing is, niet is verzekerd bij een ziektekostenverzekeraar. Daarbij kunnen met betrekking tot de kring van hen aan wie het tarief rechtsgeldig in rekening kan worden gebracht, beperkingen worden gesteld.
4 Indien een aanvraag als bedoeld in artikel 43 of het eerste tot en met derde lid van het onderhavige artikel, niet voldoet aan het bij of krachtens deze titel bepaalde kan de zorgautoriteit ambtshalve een tarief vaststellen.
5 In gevallen waarin een beleidsregel als bedoeld in artikel 50 dat vordert, stelt de zorgautoriteit ambtshalve een tarief vast.
6 Een beschikking op grond van dit artikel bevat in ieder geval de onderwerpen, genoemd in artikel 44, voor zover van toepassing.
7 De zorgautoriteit kan aan een beschikking voorschriften of beperkingen verbinden.

Artikel 46

1 De zorgautoriteit beslist afwijzend op een aanvraag als bedoeld in artikel 43, eerste lid, indien de daarbij voorgestelde prestatiebeschrijving, bedoeld in artikel 44, eerste lid, onder a, in strijd is met het recht of met het belang van de volksgezondheid.

2 Indien de zorgautoriteit op een ingevolge artikel 43 gedane aanvraag op grond van het eerste lid van dit artikel afwijzend beslist, stelt zij op aanvraag van partijen of van een van hen dan wel ambtshalve een prestatiebeschrijving en een tarief vast. Artikel 43, tweede lid, is met betrekking tot die prestatiebeschrijving en dat tarief van overeenkomstige toepassing.
3 Op aanvraag van een zorgaanbieder of van een ziektekostenverzekeraar stelt de zorgautoriteit voorts een prestatiebeschrijving en een tarief vast, indien een overeenkomst als bedoeld in artikel 43 niet tot stand komt. Daarbij wordt bepaald in welke gevallen de vastgestelde prestatiebeschrijving en het vastgestelde tarief geldt.
4 Op aanvraag van een zorgaanbieder dan wel ambtshalve stelt de zorgautoriteit een prestatiebeschrijving en een tarief vast voor alle gevallen waarin het in rekening wordt gebracht aan iemand die voor de prestatie waarop het tarief van toepassing is, niet is verzekerd bij een ziektekostenverzekeraar. Daarbij kunnen met betrekking tot de kring van hen aan wie het tarief rechtsgeldig in rekening kan worden gebracht, beperkingen worden gesteld.
5 Indien een aanvraag als bedoeld in artikel 43 of in het tweede tot en met vierde lid van het onderhavige artikel, niet voldoet aan het bij of krachtens deze titel bepaalde kan de zorgautoriteit ambtshalve een prestatiebeschrijving en een tarief vaststellen.
6 In gevallen waarin een beleidsregel als bedoeld in artikel 50 dat vordert, stelt de zorgautoriteit ambtshalve een tarief vast.
7 Een beschikking op grond van dit artikel bevat in ieder geval de onderwerpen, genoemd in artikel 44, voor zover van toepassing.
8 De zorgautoriteit kan aan een beschikking voorschriften of beperkingen verbinden.

Artikel 47

1 In afwijking van de artikelen 43 en 44, eerste lid, onder b, kan een aanvraag als in die artikelen bedoeld, de vaststelling betreffen van het bedrag dat ten minste of ten hoogste als tarief voor de prestatie in rekening wordt gebracht.
2 Artikel 45, eerste, vierde, zesde en zevende lid, en artikel 46 zijn van overeenkomstige toepassing op een aanvraag als bedoeld in het eerste lid.
3 Een aanvraag of een ambtshalve vaststelling als bedoeld in het tweede, derde en vijfde lid van artikel 45 of in het derde, vierde en zesde lid van artikel 46 kan ook de vaststelling betreffen van het bedrag dat ten minste of ten hoogste als tarief voor een prestatie in rekening wordt gebracht.
4 Bij toepassing van het derde lid bevat de beschikking van de zorgautoriteit, in afwijking van artikel 45, zesde lid, juncto artikel 44, eerste lid, onder b, of artikel 46, zevende lid, juncto artikel 44, aanhef en onder a, onderdeel 2, het bedrag dat ten minste of ten hoogste als tarief voor de prestatie in rekening wordt gebracht.

Artikel 48

1 Voordat de zorgautoriteit een beschikking neemt op een aanvraag tot vaststelling van een tarief, stelt zij de naar haar oordeel betrokken zorgaanbieder en betrokken ziektekostenverzekeraar in de gelegenheid te worden gehoord, indien dezen of een van hen daarom hebben verzocht.
2 De zorgautoriteit doet van haar voornemen een aanvraag in behandeling te nemen tijdig mededeling aan de in het eerste lid bedoelde betrokkenen.
3 Het eerste en tweede lid zijn niet van toepassing op de vaststelling van een tarief op grond van artikel 45, eerste lid, en artikel 46, tweede lid.

Paragraaf 4.5 Prestatieregulering van vormen van zorg

Artikel 49

1 Een zorgaanbieder of een ziektekostenverzekeraar kan de zorgautoriteit vragen een prestatiebeschrijving vast te stellen met betrekking tot een prestatie waarvoor de zorgautoriteit op grond van het bepaalde bij of krachtens artikel 1, tweede lid, artikel 50, vierde lid, onder c, dan wel artikel 51, vierde lid, geen tarief behoeft vast te stellen.
2 Een aanvraag als bedoeld in het eerste lid bevat een voorstel voor de toe te passen prestatiebeschrijving.
3 Indien de zorgautoriteit geen regels heeft vastgesteld als bedoeld in artikel 35 bevat de aanvraag voorts een voorstel voor:
   a degene aan wie het tarief voor de prestatie in rekening wordt gebracht;
   b degene door wie het tarief voor die prestatie in rekening wordt gebracht en
   c de wijze waarop het tarief in rekening wordt gebracht.
4 De artikelen 45, derde tot en met vijfde lid en zevende lid, en 46, eerste lid, zijn van overeenkomstige toepassing op de vaststelling van een prestatiebeschrijving. Bij zodanige vaststelling bevat een beschikking in ieder geval de onderwerpen, genoemd in het tweede en derde lid, voor zover van toepassing.

Paragraaf 4.6 Beleidsregels

Artikel 50

1 De zorgautoriteit stelt beleidsregels vast met betrekking tot:
   a het uitoefenen van de bevoegdheid om verplichtingen op te leggen op grond van artikel 42;
   b het uitoefenen van de bevoegdheid om tarieven vast te stellen op grond van de artikelen 43 en 45;
   c het uitoefenen van de bevoegdheid tot het vaststellen van prestatiebeschrijvingen op grond van artikel 49.
2 De beleidsregels, bedoeld in het eerste lid, onder b en c, kunnen inhouden op welke wijze, waaronder schriftelijk of elektronisch, onder welke voor-

waarden of met inachtneming van welke voorschriften of beperkingen een aanvraag als bedoeld in die artikelen moet worden ingediend. De beperkingen kunnen mede inhouden dat de aanvraag alleen gedaan kan worden door een zorgaanbieder met een ziektekostenverzekeraar gezamenlijk of dat een aanvraag moet worden gedaan binnen een bepaalde termijn.

3 De beleidsregels kunnen inhouden welke prestatiebeschrijving moet worden gehanteerd bij het in rekening brengen van een tarief.
4 De beleidsregels kunnen inhouden dat met betrekking tot het in rekening te brengen tarief sprake is van:
   a een vast tarief;
   b een bedrag dat ten minste of ten hoogste als tarief in rekening wordt gebracht;
   c een tarief waarop de artikelen 33, eerste lid, onder c en d, en 43 tot en met 48 niet van toepassing zijn.
5 De beleidsregels kunnen inhouden dat de zorgautoriteit ambtshalve een tarief danwel een bedrag dat ten minste of ten hoogste als tarief in rekening wordt gebracht of een prestatiebeschrijving vaststelt.
6 De beleidsregels kunnen inhouden onder welke voorwaarden of met inachtneming van welke voorschriften en beperkingen voor in die regel te onderscheiden delen van een prestatie of geheel van prestaties daarbij nader aangegeven beleidsregels van toepassing zijn.

Artikel 51

1 Indien de zorgautoriteit in een beleidsregel als bedoeld in artikel 50 de mogelijkheid opneemt van een experiment, neemt zij de in dit artikel bedoelde bepalingen in acht.
2 In de beleidsregel kan de zorgautoriteit opnemen onder welke voorwaarden of met inachtneming van welke in die beleidsregel aangegeven voorschriften of beperkingen kan worden afgeweken van andere, in die beleidsregel genoemde beleidsregels als bedoeld in artikel 50, of van in die beleidsregel genoemde, door haar gestelde algemeen verbindende regels.
3 De beperkingen, bedoeld in het tweede lid, kunnen inhouden dat de werking van de desbetreffende beleidsregel is beperkt tot een bepaald gebied, tot een bepaalde categorie of een deel van een categorie van zorgaanbieders, van ziektekostenverzekeraars, van patiënten of van prestaties, of tot een beperkt aantal zorgaanbieders, ziektekostenverzekeraars, patiënten of prestaties.
4 De beleidsregel kan inhouden dat onder in die beleidsregel gestelde voorwaarden of met inachtneming van in die beleidsregel aangegeven voorschriften of beperkingen:
   a artikel 33 niet van toepassing is op het tarief voor de bij het experiment betrokken prestaties;
   b artikel 33, eerste lid, onder a en b, niet van toepassing is op de prestatiebeschrijving van de bij het experiment betrokken prestaties;

    c artikel 12, eerste lid, van de Zorgverzekeringswet of artikel 15 van de Algemene Wet Bijzondere Ziektekosten niet van toepassing is op het tarief voor de bij het experiment betrokken prestaties;
    d artikel 12, tweede of derde lid, van de Zorgverzekeringswet dan wel artikel 16b, eerste lid, of 16c, eerste lid, van de Algemene Wet Bijzondere Ziektekosten niet van toepassing is op het tarief voor de bij het experiment betrokken prestaties.
5 Een beleidsregel als bedoeld in het eerste lid bepaalt de maximale duur van het experiment, die ten hoogste vijf jaren bedraagt. De zorgautoriteit kan besluiten de gevolgen van het experiment geheel of gedeeltelijk in stand te laten tot het einde van het boekjaar volgend op het boekjaar waarin het experiment is geëindigd.
6 De zorgautoriteit evalueert het experiment tijdig en tijdens zijn uitvoering.
7 De zorgautoriteit rapporteert over de uitslag van een experiment aan Onze Minister in ieder geval binnen drie maanden na afloop van het experiment.

Artikel 52

1 De zorgautoriteit stelt met betrekking tot een vorm van zorg waarvoor nog geen beleidsregel geldt als bedoeld in artikel 50, vierde lid, zo'n beleidsregel niet vast dan na een aanwijzing van Onze Minister op grond van artikel 7.
2 De zorgautoriteit wijzigt een beleidsregel als bedoeld in onderdeel a, b of c, van artikel 50, vierde lid, niet in die zin dat het bij die beleidsregel betrokken tarief onder een ander onderdeel van dat lid komt te vallen, dan na een aanwijzing van Onze Minister op grond van artikel 7.
3 De zorgautoriteit stelt met betrekking tot een experiment als bedoeld in artikel 51 een beleidsregel niet vast dan na een aanwijzing van Onze Minister op grond van artikel 7.

HOOFDSTUK 5 INFORMATIE

Artikel 53

1 In dit hoofdstuk worden persoonsgegevens onderscheiden in:
    a identificerende persoonsgegevens,
    b medische persoonsgegevens,
    c strafrechtelijke persoonsgegevens.
2 Onder identificerende persoonsgegevens wordt verstaan:
    a naam, adres, woonplaats, postadres;
    b geboortedatum en geslacht;

c administratieve gegevens, zoals nummers van bank-, giro- en creditcard, inschrijvingsgegevens van de gemeentelijke basisadministratie en registratie ingevolge de Wet op de beroepen in de individuele gezondheidszorg.
3 Onder medische persoonsgegevens wordt in het kader van deze wet verstaan de persoonsgegevens betreffende de gezondheid als bedoeld in artikel 21 van de Wet bescherming persoonsgegevens.
4 Onder strafrechtelijke persoonsgegevens wordt verstaan persoonsgegevens als bedoeld in artikel 22 van de Wet bescherming persoonsgegevens en persoonsgegevens betreffende onrechtmatig of hinderlijk gedrag in verband met een opgelegd verbod naar aanleiding van dat gedrag.

Artikel 54

1 Een ieder is gehouden desgevraagd aan de zorgautoriteit of aan een daartoe door deze aangewezen persoon, verder in dit artikel aan te duiden als vrager, kosteloos en met inachtneming van het bepaalde krachtens artikel 58:
    a de gegevens en inlichtingen te verstrekken welke redelijkerwijs voor de uitvoering van deze wet van belang kunnen zijn;
    b de boeken, bescheiden en andere gegevensdragers of de inhoud daarvan – zulks ter keuze van de vrager – waarvan de raadpleging redelijkerwijs van belang kan zijn voor de vaststelling van de feiten welke invloed kunnen uitoefenen op de uitvoering van deze wet, voor dit doel beschikbaar te stellen.
2 Ingeval deze wet aangelegenheden van een derde aanmerkt als aangelegenheden van degene die op grond van het eerste lid inlichtingenplichtig is, gelden, voor zover het deze aangelegenheden betreft, gelijke verplichtingen voor de derde.
3 De in het eerste lid, onderdeel b, bedoelde verplichting geldt onverminderd voor een derde bij wie zich gegevensdragers bevinden van degene die gehouden is deze, of de inhoud daarvan, aan de vrager voor raadpleging beschikbaar te stellen.
4 De vrager stelt degene wiens gegevensdragers hij bij een derde voor raadpleging vordert, gelijktijdig hiervan in kennis.
5 De gegevens en inlichtingen dienen duidelijk, stellig en zonder voorbehoud te worden verstrekt, mondeling, schriftelijk of op andere wijze – zulks ter keuze van de vrager – en binnen een door de vrager te stellen termijn.
6 Toegelaten moet worden dat kopieën, leesbare afdrukken of uittreksels worden gemaakt van de voor raadpleging beschikbaar gestelde gegevensdragers of de inhoud daarvan.

Artikel 55

1 De zorgautoriteit kan, met inachtneming van het bepaalde krachtens artikel 58, regels stellen, inhoudende welke gegevens en inlichtingen regelmatig moeten worden verstrekt door de zorgaanbieders, ziektekostenverzekeraars en degenen, bedoeld in artikel 38.
2 Het eerste lid is mede van toepassing ten aanzien van degene die gegevens verzamelt, bewaart en bewerkt ten behoeve van zorgaanbieders of ziektekostenverzekeraars, alsmede ten aanzien van de groep in de zin van artikel 24b van Boek 2 van het Burgerlijk Wetboek, indien zorgaanbieders of ziektekostenverzekeraars daartoe behoren.

Artikel 56

De in dit hoofdstuk bedoelde gegevens en inlichtingen dienen volledig en naar waarheid te worden verstrekt.

Artikel 57

Op het opvragen van gegevens en inlichtingen, bedoeld in de artikelen 54 en 55, is afdeling 5.2 van de Algemene wet bestuursrecht van overeenkomstige toepassing, met uitzondering van de artikelen 5:11, 5:12 en 5:20.

Artikel 58

Onze Minster geeft bij ministeriële regeling aan:
a welke van de in artikel 53 onderscheiden categorieën van persoonsgegevens noodzakelijk zijn voor de uitoefening van de in die regeling aangewezen taken en bevoegdheden van de zorgautoriteit;
b welke van de in artikel 53 onderscheiden categorieën van persoonsgegevens de zorgautoriteit mag verstrekken aan de in artikel 64 genoemde instanties ten behoeve van de uitoefening van hun taken en bevoegdheden.

Artikel 59

1 Zorgaanbieders zijn verplicht henzelf betreffende identificerende gegevens alsmede, met inachtneming van het bepaalde krachtens artikel 58, de in artikel 53 bedoelde identificerende persoonsgegevens en medische persoonsgegevens aan de zorgautoriteit te verstrekken ten behoeve van het toezicht op de naleving en de handhaving van de artikelen 33, 34 en 36, waaronder begrepen de uitvoering van de Wet op de economische delicten.
2 Zorgaanbieders zijn niet verplicht medische persoonsgegevens te verstrekken ten behoeve van de uitvoering van een verplichting die het eerste lid oplegt aan anderen.
3 Het eerste lid is mede van toepassing op degene bedoeld in artikel 38.

Artikel 60

1 Voor degene die op grond van deze wet gegevens en inlichtingen ontvangt, gelden dezelfde wettelijke voorschriften inzake geheimhouding van die gegevens en inlichtingen als voor degene die ze heeft verstrekt.
2 De gegevens en inlichtingen, bedoeld in artikel 64, tweede lid, worden door de zorgautoriteit verstrekt mits:
   a de geheimhouding van de gegevens of inlichtingen in voldoende mate is gewaarborgd, en
   b voldoende is gewaarborgd dat de gegevens of inlichtingen niet zullen worden gebruikt voor een ander doel dan waarvoor zij worden verstrekt.
3 Het eerste lid laat onverlet de bevoegdheden van de Algemene Rekenkamer ingevolge artikel 93 van de Comptabiliteitswet 2001. De Algemene Rekenkamer is bij het doen van mededelingen als bedoeld in artikel 91, elfde tot en met veertiende lid, van die wet verplicht tot geheimhouding voorzover het betreft gegevens en inlichtingen die haar ingevolge de eerste volzin bekend zijn geworden.

Artikel 61

De gegevens en inlichtingen die op grond van het bepaalde bij of krachtens deze wet zijn verstrekt kunnen niet worden opgevraagd op grond van de Wet openbaarheid van bestuur.

Artikel 62

1 De zorgautoriteit kan, met inachtneming van het bepaalde krachtens artikel 58, regels stellen, inhoudende aan wie daarbij te bepalen gegevens en inlichtingen als bedoeld in artikel 54 en 55, moeten worden verstrekt, het tijdstip en de wijze waarop en de vorm waarin de gegevens en inlichtingen moeten worden verstrekt of door wie en de wijze waarop de gegevens moeten worden bewerkt of door wie en de wijze waarop de gegevens dan wel de bewerkingen van die gegevens moeten worden bekendgemaakt, alsmede dat een accountant als bedoeld in artikel 393 van Boek 2 van het Burgerlijk Wetboek de juistheid van de verstrekte gegevens en inlichtingen bevestigt.
2 De regels, bedoeld in het eerste lid, kunnen ook inhouden de wijze waarop, de vorm waarin of door wie daarbij te bepalen gegevens en inlichtingen, waaronder medische persoonsgegevens, moeten worden bewerkt alvorens de bewerking moet worden verstrekt.

Artikel 63

1 Onverminderd de verplichting van zorgaanbieders en ziektekostenverzekeraars om gegevens en inlichtingen te verstrekken als bedoeld in de artikelen 54 en 55, kan de zorgautoriteit bij het uitoefenen van aan haar

opgedragen taken eigen informatie gebruiken indien de in die artikelen bedoelde gegevens en inlichtingen niet of niet volledig worden verstrekt.
2 De zorgautoriteit is bevoegd alle gegevens en inlichtingen, die zij heeft verzameld op grond van alle haar daartoe ten dienste staande wettelijke bevoegdheden, te gebruiken voor alle aan haar opgedragen taken.
3 Bij het gebruik door de zorgautoriteit van informatie, gegevens en inlichtingen als bedoeld in het eerste en tweede lid, is het bepaalde bij of krachtens artikel 58 met betrekking tot het verwerken van persoonsgegevens van overeenkomstige toepassing.

Artikel 64

1 De zorgautoriteit, het College zorgverzekeringen, het College bouw, het College sanering en het Staatstoezicht op de volksgezondheid verstrekken elkaar die gegevens en inlichtingen die van belang kunnen zijn voor de uitoefening van hun wettelijke taken.
2 De zorgautoriteit verstrekt desgevraagd aan de Nederlandse Mededingingsautoriteit, De Nederlandsche Bank, de Stichting Autoriteit Financiële Markten, het College bescherming persoonsgegevens en de FIOD-ECD die gegevens en inlichtingen die van belang kunnen zijn voor de uitoefening van hun wettelijke taken.
3 De zorgautoriteit verstrekt desgevraagd aan de Gezondheidsraad, het Rijksinstituut voor de volksgezondheid en milieu, de Raad voor de Volksgezondheid en Zorg, de Raad voor gezondheidsonderzoek, het Centraal Planbureau, het Centraal Bureau voor de Statistiek en het Sociaal Cultureel Planbureau in verband met de beperking van administratieve lasten die gegevens en inlichtingen die van belang kunnen zijn voor de uitoefening van hun wettelijke taken.
4 Bij de verstrekkingen als bedoeld in het eerste tot en met derde lid wordt het bepaalde krachtens artikel 58 in acht genomen.
5 De artikelen 54 en 57 zijn niet van toepassing op het eerste tot en met derde lid.

Artikel 65

De griffiers of secretarissen van de in de Wet op de rechterlijke organisatie bedoelde gerechten, van de Centrale Raad van Beroep, van het College van Beroep voor het bedrijfsleven en van de tuchtcolleges, bedoeld in artikel 47, derde lid, van de Wet op de beroepen in de individuele gezondheidszorg, verstrekken aan Onze Minister, aan de zorgautoriteit, aan de FIOD-ECD of aan een krachtens artikel 66 aangewezen persoon vrij van alle kosten alle gegevens en uittreksels uit of afschriften van vonnissen, arresten, uitspraken, registers, en andere stukken, die ten behoeve van de uitvoering van deze wet van hen worden verlangd.

HOOFDSTUK 6 HANDHAVING

Paragraaf 6.1 Algemeen

Artikel 66

1 Met het toezicht op de naleving van het bepaalde bij of krachtens deze wet zijn belast:
   a de bij besluit van Onze Minister aangewezen ambtenaren;
   b de bij besluit van de zorgautoriteit aangewezen medewerkers van de zorgautoriteit;
   c de ambtenaren van het Staatstoezicht op de volksgezondheid; en
   d de medewerkers van de FIOD-ECD.
2 Van een besluit als bedoeld in het eerste lid, onder a of b, wordt mededeling gedaan door plaatsing in de Staatscourant.

Artikel 67

Degenen die ingevolge artikel 66 belast zijn met toezicht op de naleving en degenen die ingevolge artikel 17 van de Wet op de economische delicten belast zijn met de opsporing van hetgeen bij of krachtens deze wet is bepaald of strafbaar is gesteld, verstrekken elkaar alle gegevens en inlichtingen voor zover dat noodzakelijk is voor de uitoefening van hun taak.

Artikel 68

De zorgautoriteit heeft een meldpunt voor het ontvangen van gegevens en inlichtingen omtrent feiten en omstandigheden die mogelijk niet in overeenstemming zijn met het bij of krachtens de wet bepaalde.

Artikel 69

De zorgautoriteit maakt openbaar op welke wijze zij van plan is uitvoering te geven aan de in dit hoofdstuk aan haar toegekende taken en bevoegdheden.

Paragraaf 6.2 Aanwijzingen

Artikel 70

De zorgautoriteit is bevoegd ter handhaving van het bepaalde bij of krachtens de artikelen 24, tweede lid, 26, 33 tot en met 39, 42, 54, 55 en 62 een aanwijzing te geven, erop gericht dat aan het bepaalde bij of krachtens die artikelen wordt voldaan.

Artikel 71

De zorgautoriteit kan uit hoofde van haar taak, bedoeld in artikel 16, onder b en c, een aanwijzing geven aan een zorgverzekeraar, dan wel aan een verzekeraar die verzekeringen als zorgverzekering aanbiedt of uitvoert die niet aan het bepaalde bij of krachtens de Zorgverzekeringswet voldoen.

Artikel 72

De zorgautoriteit kan uit hoofde van haar taak, bedoeld in artikel 16, onder d, een aanwijzing geven aan een AWBZ-verzekeraar of een rechtspersoon als bedoeld in artikel 40 van de Algemene Wet Bijzondere Ziektekosten, die niet voldoet aan het bepaalde bij of krachtens die wet.

Artikel 73

1 De zorgautoriteit geeft geen aanwijzing als bedoeld in artikel 71 of 72 omtrent de beoordeling of behandeling van individuele gevallen door degene tot wie de aanwijzing is gericht.
2 Bij de aanwijzing stelt de zorgautoriteit een termijn waarbinnen de betrokkene aan de aanwijzing voldoet.

Artikel 74

1 Indien een zorgverzekeraar of een verzekeraar als bedoeld in artikel 71, dan wel een AWBZ-verzekeraar, hierna te noemen: betrokkene, niet binnen de termijn, bedoeld in artikel 73, tweede lid, aan een krachtens artikel 71 onderscheidenlijk 72 gegeven aanwijzing voldoet, is de zorgautoriteit bevoegd:
  a bestuursdwang toe te passen, of
  b ter openbare kennis te brengen, zo nodig onder vermelding van de overwegingen die tot die kennisgeving hebben geleid:
    1°. dat de betrokkene verzekeringen als zorgverzekering aanbiedt of uitvoert die niet aan het bij of krachtens de Zorgverzekeringswet geregelde voldoen;
    2°. dat de zorgverzekeraar in strijd handelt met een of meer door de zorgautoriteit genoemde, bij of krachtens de Zorgverzekeringswet of de Algemene Wet Bijzondere Ziektekosten geregelde bepalingen;
    3°. dat aan de betrokkene een aanwijzing is gegeven dan wel een last onder dwangsom of een bestuurlijke boete is opgelegd.
2 De zorgautoriteit stelt, indien zij voornemens is een feit ter openbare kennis te brengen, de betrokkene daarvan in kennis onder vermelding van de gronden waarop het voornemen berust.
3 In afwijking van artikel 4:8 van de Algemene wet bestuursrecht is de zorgautoriteit niet gehouden de betrokkene in de gelegenheid te stellen om

zijn zienswijze naar voren te brengen, indien van de betrokkene geen adres bekend is en het adres ook niet met een redelijke inspanning kan worden verkregen.
4 De beschikking om een feit ter openbare kennis te brengen, vermeldt in ieder geval het feit dat ter openbare kennis wordt gebracht alsmede de wijze en de termijn waarop dit zal geschieden.
5 Het ter openbare kennis brengen geschiedt niet eerder dan nadat vijf werkdagen zijn verstreken na de bekendmaking, bedoeld in het tweede lid, aan de betrokkene.
6 Indien de betrokkene verzoekt een voorlopige voorziening als bedoeld in artikel 8:81 van de Algemene wet bestuursrecht te treffen, wordt de werking van de beschikking opgeschort totdat er een uitspraak is van de voorzieningenrechter.
7 Indien het adequaat functioneren van de verzekeringsmarkt of de positie van de verzekeraars op die markt geen uitstel toelaat, kan de zorgautoriteit, in afwijking van het tweede tot en met zesde lid, het feit onverwijld ter openbare kennis brengen.
8 Indien de betrokkene na een publicatie als bedoeld in het eerste lid, onderdeel b, alsnog voldoet aan de aanwijzing, doet de zorgautoriteit hiervan op dezelfde wijze mededeling als bij de voorafgaande publicatie.

Artikel 75

1 Indien een zorgaanbieder of een ziektekostenverzekeraar, voorzover niet bedoeld in artikel 74, eerste lid, hierna te noemen: betrokkene, niet binnen de termijn, bedoeld in artikel 73, aan een krachtens artikel 69, gegeven aanwijzing voldoet, is de zorgautoriteit bevoegd:
a bestuursdwang toe te passen, of
b ter openbare kennis te brengen, zo nodig onder vermelding van de overwegingen die tot die kennisgeving hebben geleid:
1°. dat de betrokkene in strijd handelt met een of meer door de zorgautoriteit genoemde, bij of krachtens deze wet geregelde bepalingen;
2°. dat aan de betrokkene een aanwijzing is gegevens dan wel een last onder dwangsom of een bestuurlijke boete is opgelegd.
2 Indien het adequaat functioneren van de zorgverlenings- en zorginkoopmarkt en de positie van de zorgaanbieders op die markten geen uitstel toelaat, kan de zorgautoriteit het feit onverwijld ter openbare kennis brengen.
3 Het tweede tot en met achtste lid van artikel 74 zijn van overeenkomstige toepassing met betrekking tot het eerste en tweede lid.

Paragraaf 6.3 Bestuursdwang en last onder dwangsom

Artikel 76

De zorgautoriteit is ter handhaving van het bepaalde bij of krachtens de artikelen 24, tweede lid, 33 tot en met 39, 42, 54, 55, 62 en 73, tweede lid, bevoegd tot het toepassen van bestuursdwang dan wel het opleggen van een last onder dwangsom.

Artikel 77

1 De zorgautoriteit kan een zorgverzekeraar een last onder dwangsom opleggen ter zake van overtreding van de voorschriften gesteld bij of krachtens de artikelen 3, 4, tweede tot en met vijfde lid, 5, derde lid, 9, 25, derde lid, 28, 29, eerste en tweede lid, 35, tweede lid, 37, 38, eerste en vierde lid, 64, tweede lid, 68, tweede lid, 81, tweede lid, 86, 89, eerste, tweede en vijfde lid, 90, 92, 96, vijfde lid, of 114 van de Zorgverzekeringswet.
2 De zorgautoriteit kan een verzekeraar onderscheidenlijk rechtspersoon een last onder dwangsom opleggen ter zake van overtreding van de artikelen 25, eerste en tweede lid, respectievelijk 30 van de Zorgverzekeringswet.
3 De zorgautoriteit kan een verzekeraar die verzekeringen als zorgverzekering aanbiedt of uitvoert die niet aan het bij of krachtens de Zorgverzekeringswet geregelde voldoen, een last onder dwangsom opleggen.
4 De artikelen 5:32, tweede tot en met vijfde lid, en 5:33 tot en met 5:35 van de Algemene wet bestuursrecht zijn van toepassing.

Artikel 78

1 De zorgautoriteit kan een AWBZ-verzekeraar onderscheidenlijk een rechtspersoon als bedoeld in artikel 40 van de Algemene Wet Bijzondere Ziektekosten een last onder dwangsom opleggen ter zake van overtreding van de voorschriften, gesteld bij of krachtens die wet of de Wet financiering sociale verzekeringen.
2 De artikelen 5:32, tweede tot en met vijfde lid, en 5:33 tot en met 5:35 van de Algemene wet bestuursrecht zijn van toepassing.

Paragraaf 6.4 Bestuurlijke boete

AFDELING 6.4.1 OVERTREDINGEN

Artikel 79

1 De zorgautoriteit kan een bestuurlijke boete opleggen aan degene die het bepaalde bij of krachtens de artikelen 33 tot en met 39, 42, eerste lid, 54, 55 of 62 overtreedt.

2 De boete voor een afzonderlijke overtreding bedraagt ten hoogste € 500.000 of, indien dat meer is, tien procent van de omzet van de onderneming in Nederland.
3 De berekening van de omzet, bedoeld in het tweede lid, geschiedt op de voet van hetgeen artikel 377, zesde lid, van Boek 2 van het Burgerlijk Wetboek bepaalt voor de netto-omzet.

Artikel 80

1 De zorgautoriteit kan een bestuurlijke boete opleggen aan een zorgverzekeraar die het bepaalde bij of krachtens de artikelen 3, 25, derde lid, 28, of 29, eerste en tweede lid, van de Zorgverzekeringswet overtreedt.
2 De zorgautoriteit kan een bestuurlijke boete opleggen aan een verzekeraar of rechtspersoon die niet voldoet of niet heeft voldaan aan de voorschriften, gesteld bij de artikelen 25, eerste en tweede lid, of 30 van de Zorgverzekeringswet.
3 De boete voor een afzonderlijke overtreding bedraagt ten hoogste € 500.000.

Artikel 81

1 De zorgautoriteit kan een bestuurlijke boete opleggen aan een zorgverzekeraar die haar of een door haar aangewezen persoon onjuiste of onvolledige informatie verschaft met betrekking tot de aantallen bij hem verzekerde verzekeringsplichtigen of hun verzekerdenkenmerken, noodzakelijk voor de vaststelling van de bijdragen, bedoeld in de artikelen 32 tot en met 34 van de Zorgverzekeringswet.
2 De boete voor een afzonderlijke overtreding bedraagt ten hoogste € 10.000.000.

Artikel 82

1 De zorgautoriteit kan een bestuurlijke boete opleggen aan een zorgverzekeraar die niet voldoet aan de voorschriften gesteld bij of krachtens de artikelen 4, tweede tot en met vijfde lid, 5, derde lid, 9, 35, tweede lid, 37, 38, eerste en vierde lid, 64, tweede lid, 68, tweede lid, 86, 90, 92 of 114 van de Zorgverzekeringswet.
2 De boete voor een afzonderlijke overtreding bedraagt ten hoogste € 100.000.

Artikel 83

1 De zorgautoriteit kan een bestuurlijke boete opleggen aan degene die niet voldoet aan een hem ingevolge artikel 88 of 89 van de Zorgverzekeringswet opgelegde verplichting.
2 De boete voor een afzonderlijke overtreding bedraagt ten hoogste € 2.250.

AFDELING 6.4.2 PROCEDURE

Artikel 84

1 In de artikelen 85 tot en met 96 wordt verstaan onder:
   a overtreding: een gedraging die in strijd is met het bepaalde bij of krachtens een wettelijk voorschrift;
   b overtreder: degene die de overtreding pleegt of medepleegt.
2 Artikel 51 van het Wetboek van Strafrecht is van overeenkomstige toepassing.

Artikel 85

1 Degene die wordt verhoord met het oog op het opleggen van een bestuurlijke boete, is niet verplicht ten behoeve daarvan verklaringen omtrent de overtreding af te leggen.
2 De betrokkene wordt hierop gewezen alvorens hem mondeling wordt gevraagd verklaringen af te leggen, en in ieder geval wanneer hij in de gelegenheid wordt gesteld over het voornemen tot oplegging van de bestuurlijke boete zijn zienswijze naar voren te brengen.

Artikel 86

1 De zorgautoriteit maakt van de overtreding een rapport op.
2 Het rapport is gedagtekend en vermeldt in ieder geval:
   a de naam van de overtreder;
   b de overtreding alsmede het overtreden voorschrift;
   c zo nodig een aanduiding van de plaats waar en het tijdstip waarop de overtreding is geconstateerd.
3 Indien van de overtreding een proces-verbaal als bedoeld in artikel 152 van het Wetboek van Strafvordering is opgemaakt, treedt dit in de plaats van het rapport.

Artikel 87

1 De zorgautoriteit stelt de overtreder desgevraagd in de gelegenheid de gegevens waarop het opleggen van de bestuurlijke boete, dan wel het voornemen daartoe, berust, in te zien en daarvan afschriften te vervaardigen.
2 Voor zover blijkt dat de verdediging van de overtreder dit redelijkerwijs vergt, draagt de zorgautoriteit er zoveel mogelijk zorg voor dat deze gegevens aan de overtreder worden medegedeeld in een voor hem begrijpelijke taal.

Artikel 88

1 In afwijking van afdeling 4.1.2 van de Algemene wet bestuursrecht wordt de overtreder in de gelegenheid gesteld zijn zienswijze over het voornemen tot het opleggen van een bestuurlijke boete naar voren te brengen.
2 Bij de uitnodiging tot het naar voren brengen van zijn zienswijze wordt het rapport, bedoeld in artikel 86, aan de overtreder toegezonden of uitgereikt.
3 De zorgautoriteit zorgt voor bijstand door een tolk, indien naar haar oordeel de verdediging van de overtreder dit redelijkerwijs vergt.
4 De overtreder ontvangt een schriftelijke mededeling indien de zorgautoriteit, nadat de overtreder zijn zienswijze naar voren heeft gebracht, heeft beslist dat:
   a voor de overtreding geen bestuurlijke boete zal worden opgelegd; of
   b de overtreding alsnog aan de officier van justitie zal worden voorgelegd.

Artikel 89

1 De zorgautoriteit legt geen bestuurlijke boete op:
   a voor zover de overtreding niet aan de overtreder kan worden verweten;
   b voor zover voor de overtreding een rechtvaardigingsgrond bestond;
   c indien aan de overtreder wegens dezelfde overtreding reeds eerder een bestuurlijke boete is opgelegd, dan wel een kennisgeving als bedoeld in artikel 88, vierde lid, aanhef en onderdeel a, is gedaan;
   d indien tegen de overtreder wegens dezelfde gedraging:
      1°. een strafvervolging is ingesteld en het onderzoek ter terechtzitting is begonnen; of
      2°. het recht tot strafvordering is vervallen ingevolge artikel 74 of 74c van het Wetboek van Strafrecht, dan wel ingevolge artikel 76 van de Algemene wet inzake rijksbelastingen.
2 Indien de gedraging tevens een strafbaar feit is, wordt zij aan de officier van justitie voorgelegd, tenzij bij wettelijk voorschrift is bepaald, dan wel met het openbaar ministerie is overeengekomen, dat daarvan kan worden afgezien.
3 Voor een gedraging die aan de officier van justitie moet worden voorgelegd, legt de zorgautoriteit slechts een bestuurlijke boete op indien:
   a de officier van justitie haar heeft medegedeeld ten aanzien van de overtreder zowel van strafvervolging als van toepassing van artikel 74 van het Wetboek van Strafrecht af te zien; of
   b zij niet binnen dertien weken een reactie van de officier van justitie heeft ontvangen.

Artikel 90

1 De zorgautoriteit legt geen bestuurlijke boete op indien de overtreder is overleden.

2 Een bestuurlijke boete vervalt indien zij op het tijdstip van het overlijden van de overtreder niet onherroepelijk is.
3 Een onherroepelijke bestuurlijke boete vervalt voor zover zij op het in het tweede lid bedoelde tijdstip nog niet is betaald.

Artikel 91

1 Een bestuurlijke boete wordt afgestemd op de ernst, de duur en de frequentie van overtredingen en de mate waarin deze aan de overtreder kunnen worden verweten, waarbij zo nodig rekening wordt gehouden met de omstandigheden waaronder de overtredingen zijn gepleegd.
2 Artikel 1, tweede lid, van het Wetboek van Strafrecht is van overeenkomstige toepassing.

Artikel 92

Mandaat tot het opleggen van een bestuurlijke boete wordt niet verleend aan degene die van de overtreding een rapport of proces-verbaal heeft opgemaakt.

Artikel 93

1 De zorgautoriteit beslist omtrent het opleggen van de bestuurlijke boete binnen dertien weken na de dagtekening van het rapport.
2 De beslistermijn wordt opgeschort met ingang van de dag waarop de gedraging aan het openbaar ministerie is voorgelegd, tot de dag waarop de zorgautoriteit weer bevoegd wordt een bestuurlijke boete op te leggen.

Artikel 94

De beschikking tot oplegging van een bestuurlijke boete vermeldt in ieder geval:
a de naam van de overtreder;
b de overtreding alsmede het overtreden voorschrift;
c zo nodig een aanduiding van de plaats waar en het tijdstip waarop de overtreding is geconstateerd;
d het bedrag van de boete;
e de termijn waarbinnen de boete betaald moet worden.

Artikel 95

1 De bevoegdheid tot het opleggen van een bestuurlijke boete vervalt vijf jaren nadat de overtreding heeft plaatsgevonden.
2 Indien tegen de bestuurlijke boete bezwaar wordt gemaakt of beroep wordt ingesteld, wordt de vervaltermijn opgeschort tot onherroepelijk op het bezwaar of beroep is beslist.

Artikel 96

Een bestuurlijke boete die is opgelegd wegens een gedraging die tevens een strafbaar feit is, vervalt indien het gerechtshof met toepassing van artikel 12i van het Wetboek van Strafvordering de vervolging van de overtreder voor dat feit beveelt. Artikel 74b, eerste lid, van het Wetboek van Strafrecht is van overeenkomstige toepassing.

Artikel 97

1 Een boete wordt betaald binnen zes weken na inwerkingtreding van de beschikking waarbij de boete is opgelegd.
2 De boete wordt vermeerderd met de wettelijke rente, te rekenen vanaf de dag waarop sedert de bekendmaking van de beschikking zes weken zijn verstreken.
3 Indien niet is betaald binnen de in het eerste lid genoemde termijn, wordt degene aan wie de boete is opgelegd schriftelijk bevolen binnen twee weken het bedrag van de boete, verhoogd met de kosten van de aanmaning, alsnog te betalen.
4 Bij gebreke van betaling binnen de in het derde lid genoemde termijn, kan de zorgautoriteit de verschuldigde boete, verhoogd met de kosten van de aanmaning en van de invordering, bij dwangbevel invorderen.
5 Het dwangbevel wordt op kosten van degene die de boete verschuldigd is, bij deurwaardersexploot betekend en levert een executoriale titel op in de zin van het Tweede Boek van het Wetboek van Burgerlijke Rechtsvordering.
6 Gedurende zes weken na de dag van betekening staat verzet tegen het dwangbevel open door dagvaarding van de zorgautoriteit.
7 Het verzet schorst de tenuitvoerlegging niet, tenzij de voorzieningenrechter van de rechtbank in kort geding desgevraagd anders beslist.
8 Het verzet kan niet worden gegrond op de stelling dat de boete ten onrechte of voor een te hoog bedrag is vastgesteld.
9 De bevoegdheid tot invordering vervalt twee jaar nadat de beschikking inzake oplegging van de boete onherroepelijk is geworden.

Paragraaf 6.5 Afdracht dwangsommen en boetes

Artikel 98

1 De zorgautoriteit draagt de op grond van de artikelen 76 en 79 ingevorderde dwangsommen en bestuurlijke boetes af aan 's Rijks kas.
2 De zorgautoriteit draagt de op grond van de artikelen 77 en 80 tot en met 83 ingevorderde dwangsommen en bestuurlijke boetes af aan het Zorgverzekeringsfonds.
3 De zorgautoriteit draagt de op grond van artikel 78 ingevorderde dwangsommen af aan het Algemeen Fonds Bijzondere Ziektekosten.

Paragraaf 6.6 Rechtsbescherming

Artikel 99

Tegen een op grond van deze wet genomen besluit kan degene die daardoor rechtstreeks in zijn belang is getroffen, beroep instellen bij het College van Beroep voor het bedrijfsleven.

Artikel 100

1 In afwijking van artikel 97 van deze wet en van artikel 8:7, tweede lid, van de Algemene wet bestuursrecht is voor beroepen tegen beschikkingen van de zorgautoriteit als bedoeld in paragraaf 4 van dit hoofdstuk de rechtbank te Rotterdam bevoegd.
2 Tegen een uitspraak van de rechtbank Rotterdam als bedoeld in het eerste lid, staat beroep open bij het College van Beroep voor het bedrijfsleven.

Artikel 101

In afwijking van artikel 45 van de Wet op de Rechterlijke Organisatie neemt de Rechtbank te Rotterdam in eerste aanleg kennis van strafzaken en economische delicten in de zin van deze wet.

HOOFDSTUK 7 WIJZIGINGEN IN ANDERE WETTEN

Artikel 102

De Zorgverzekeringswet wordt gewijzigd als volgt:

A

Artikel 1, onderdeel n, komt te luiden:
   n. zorgautoriteit: de Nederlandse Zorgautoriteit, bedoeld in de Wet marktordening gezondheidszorg.

B

In de artikelen 25, 26, 30, 37 en 38 wordt «het College toezicht» en «Het College toezicht» telkens vervangen door: «de zorgautoriteit» onderscheidenlijk «De zorgautoriteit».

C

Artikel 39, tweede lid, onder h, komt te luiden:
   h. de door de zorgautoriteit van verzekeraars op grond van artikel 77 van de Wet marktordening gezondheidszorg geïnde dwangsommen, de ingevor-

derde boeten als bedoeld in de artikelen 80 tot en met 83 van die wet, alsmede de ingevorderde boeten als bedoeld in artikel 96 van deze wet, nadat deze zijn verminderd met de in het zesde lid van dat artikel bedoelde vergoeding.

D

In artikel 59, zesde lid, wordt «het College toezicht» vervangen door: de zorgautoriteit.

E

Hoofdstuk 7 vervalt.

F

In artikel 88 wordt «het College toezicht» vervangen door: de zorgautoriteit.

G

In artikel 89, tweede en vierde lid, wordt «het College toezicht» telkens vervangen door: «de zorgautoriteit» en wordt «het desbetreffende college» telkens vervangen door: het desbetreffende bestuursorgaan.

H

In artikel 90, eerste lid, worden «Het College toezicht» en «het College toezicht» vervangen door: «De zorgautoriteit» onderscheidenlijk «de zorgautoriteit».

I

Artikel 91 wordt gewijzigd als volgt:
1 In het eerste lid wordt «het College toezicht» vervangen door: de zorgautoriteit.
2 In het tweede lid wordt «het College toezicht» vervangen door: «de zorgautoriteit» en vervalt de zinsnede «aan het College tarieven gezondheidszorg, bedoeld in de Wet tarieven gezondheidszorg,».
3 In het derde lid wordt «het College toezicht» vervangen door: de zorgautoriteit.

J

In artikel 93, tweede en derde lid, wordt «het College toezicht» telkens vervangen door: de zorgautoriteit.

K

De artikelen 94 en 95 vervallen.

L

De artikelen 97 tot en met 100 vervallen.

M

Artikel 101, eerste lid, komt te luiden:
1 In de artikelen 102 tot en met 112 wordt verstaan onder:
   a overtreding: een gedraging of het nalaten van een gedraging, die onderscheidenlijk dat kan leiden tot een oplegging van een bestuurlijke boete als bedoeld in artikel 69 of 96;
   b overtreder: degene die de overtreding pleegt of medepleegt.

N

Artikel 103 wordt gewijzigd als volgt:
1 In het eerste lid vervalt «dan wel het College toezicht».
2 Het derde lid vervalt.

O

In artikel 104, eerste en tweede lid, vervalt telkens «dan wel het College toezicht».

P

Artikel 105 wordt gewijzigd als volgt:
1 In het derde lid vervalt «dan wel het College toezicht».
2 Het vierde lid komt te luiden:
   4. De overtreder ontvangt een schriftelijke mededeling indien het College zorgverzekeringen, nadat de overtreder zijn zienswijze naar voren heeft gebracht, heeft beslist dat voor de overtreding geen bestuurlijke boete zal worden opgelegd.

Q

Artikel 106 wordt gewijzigd als volgt:
1 de aanduiding «1» voor het eerste lid alsmede de leden 2 tot en met 4 vervallen.
2 In de aanhef vervalt «dan wel het College toezicht».
3 In onderdeel c vervalt «aanhef en onderdeel a,».
4 Onder vervanging van het leesteken aan het slot van onderdeel c door een punt vervalt onderdeel d.

R

In artikel 107, eerste lid, vervalt «dan wel het College toezicht».

S

In artikel 108 vervalt het tweede lid; het derde lid wordt vernummerd tot tweede lid.

T

Artikel 110 wordt gewijzigd als volgt:
1 De aanduiding «1» alsmede het tweede lid vervallen.
2 In de overblijvende tekst vervalt «dan wel het College toezicht».

U

In artikel 113, vierde en zesde lid, vervalt telkens «dan wel het College toezicht».

V

Artikel 115 vervalt.

W

Artikel 116 wordt gewijzigd als volgt:
1 In het eerste lid wordt «, van het College zorgverzekeringen of van het College toezicht» vervangen door: of van het College zorgverzekeringen.
2 Het tweede lid, onder b, komt te luiden:
b voor een beschikking, genomen jegens een persoon die behoort tot het personeel van het College zorgverzekeringen.
3 Het tweede lid, onder c, vervalt.

X

In artikel 123 wordt «het College toezicht» vervangen door: de zorgautoriteit.

Artikel 102

De Algemene Wet Bijzondere Ziektekosten wordt gewijzigd als volgt:

A

Artikel 1, eerste lid, onderdeel g, komt te luiden:

g. zorgautoriteit: de zorgautoriteit, bedoeld in de Wet marktordening gezondheidszorg.

B

In de artikelen 12a, 33, 54, 55, 56 en 57b wordt «het College toezicht» en «Het College toezicht» telkens vervangen door: «de zorgautoriteit» onderscheidenlijk «De zorgautoriteit». In artikel 36, zesde lid, wordt bovendien «zijn» vervangen door: haar.

C

Artikel 36 wordt gewijzigd als volgt:
1 Het vierde lid vervalt.
2 In het vijfde lid, vernummerd tot vierde lid, wordt «Het College toezicht» vervangen door: De zorgautoriteit.
3 In het zesde lid, vernummerd tot vijfde lid, wordt «is het College toezicht bevoegd voor in zijn besluit» vervangen door: is de zorgautoriteit bevoegd voor in haar besluit.

D

Artikel 37 wordt gewijzigd als volgt:
1 In het eerste lid wordt «het College toezicht» vervangen door: de zorgautoriteit.
2 Het derde lid vervalt.
3 Het vierde en vijfde lid worden vernummerd tot derde en vierde lid.
4 In het vierde lid wordt «Artikel 36, vijfde lid» vervangen door: Artikel 36, vierde lid.

E

Hoofdstuk VII vervalt.

F

Artikel 57 wordt gewijzigd als volgt:
1 In het eerste lid wordt »het College toezicht» vervangen door: «de zorgautoriteit» en vervalt de zinsnede «aan het College tarieven gezondheidszorg, bedoeld in de Wet tarieven gezondheidszorg,».
2 In het tweede lid wordt «het College toezicht» vervangen door: de zorgautoriteit.

G

Hoofdstuk VIIIA vervalt.

H

Artikel 62 vervalt.

I

Artikel 63 wordt gewijzigd als volgt:
1 In het eerste lid wordt «, van het College zorgverzekeringen of van het College toezicht» vervangen door: of van het College zorgverzekeringen.
2 Het tweede lid komt te luiden:
 2. Het eerste lid geldt niet voor een beschikking, genomen jegens een persoon die behoort tot het personeel van het College zorgverzekeringen.

Artikel 104

Artikel 1 van de Wet op de economische delicten wordt gewijzigd als volgt:

1 In onderdeel 2° vervalt de zinsnede met betrekking tot de Wet tarieven gezondheidszorg.
2 In onderdeel 2° wordt in de alfabetische volgorde ingevoegd: de Wet marktordening gezondheidszorg, de artikelen 24, tweede lid, 33, 34, eerste en tweede lid, 36, eerste, tweede en vierde lid, 37, eerste, tweede en derde lid, 53, 56 en 59, eerste lid, alsmede de regels, vastgesteld krachtens de artikelen 34, derde lid, 36, zevende lid, 37, vierde lid, en 39.

Artikel 105

De Wet financiering sociale verzekeringen wordt gewijzigd als volgt:
1 Artikel 1, onder e, komt te luiden:
 e. zorgautoriteit: de Nederlandse Zorgautoriteit, bedoeld in de Wet marktordening gezondheidszorg.
2 In de artikelen 91, tweede lid, 92, 123 en 124 wordt «Het College toezicht» en «het College toezicht» telkens vervangen door: «De zorgautoriteit» onderscheidenlijk «de zorgautoriteit».

Artikel 106

In de artikelen 45, eerste lid, onder d, en 48, eerste lid, onder d, van de Wet inkomensvoorziening oudere en gedeeltelijk arbeidsongeschikte gewezen zelfstandigen wordt «het College toezicht, genoemd in artikel 77, eerste lid, van de Zorgverzekeringswet» telkens vervangen door: de Nederlandse Zorgautoriteit, bedoeld in de Wet marktordening gezondheidszorg.

Artikel 107

In de artikelen 45, eerste lid, onder d, en 48, eerste lid, onder d, van de Wet inkomensvoorziening oudere en gedeeltelijk arbeidsongeschikte werkloze werknemers wordt «het College toezicht, genoemd in artikel 77, eerste lid, van de Zorgverzekeringswet» telkens vervangen door: de Nederlandse Zorgautoriteit, bedoeld in de Wet marktordening gezondheidszorg.

Artikel 108

In de artikelen 64, eerste lid, onder d, en 67, eerste lid, onder d, van de Wet werk en bijstand wordt «het College toezicht, genoemd in artikel 77, eerste lid, van de Zorgverzekeringswet» telkens vervangen door: de Nederlandse Zorgautoriteit, bedoeld in de Wet marktordening gezondheidszorg.

Artikel 109

In de artikelen 40, eerste lid, onder d, en 43, eerste lid, onder d, van de Wet werk en inkomen kunstenaars wordt «het College toezicht, genoemd in artikel 77, eerste lid, van de Zorgverzekeringswet» telkens vervangen door: de Nederlandse Zorgautoriteit, bedoeld in de Wet marktordening gezondheidszorg.

Artikel 110

Artikel 2, eerste lid, van de Ambtenarenwet wordt gewijzigd als volgt:
1 Het onderdeel dat luidt «de voorzitter en de leden van het College tarieven gezondheidszorg, bedoeld in de Wet tarieven gezondheidszorg» wordt vervangen door: de voorzitter en de leden van de Nederlandse Zorgautoriteit, bedoeld in de Wet marktordening gezondheidszorg.
2 Het onderdeel dat aanvangt met «de voorzitter en de leden van het College voor zorgverzekeringen» komt te luiden: de voorzitter en de leden van het College voor zorgverzekeringen, genoemd in artikel 58, eerste lid, van de Zorgverzekeringswet, en het personeel van het bedoelde college.

Artikel 111

De Wet toelating zorginstellingen wordt gewijzigd als volgt:
1 In artikel 2, eerste lid, wordt «het College tarieven gezondheidszorg op grond van artikel 15 van de Wet tarieven gezondheidszorg» vervangen door: de Nederlandse Zorgautoriteit op grond van artikel 50 van de Wet marktordening gezondheidszorg.
2 In artikel 33 wordt «het College van toezicht op de zorgverzekeringen, genoemd in artikel 77, eerste lid, van de Zorgverzekeringswet en aan het College tarieven gezondheidszorg, bedoeld in de Wet tarieven gezondheidszorg» vervangen door: de Nederlandse Zorgautoriteit, bedoeld in de Wet marktordening gezondheidszorg.

Artikel 112

In artikel 13 van de Wet op de beroepen in de individuele gezondheidszorg wordt na «Noodwet geneeskundigen» ingevoegd: , de Wet marktordening gezondheidszorg.

Artikel 113

De Invoerings- en aanpassingswet Zorgverzekeringswet wordt gewijzigd als volgt:
1 In artikel 2.1.8 wordt «het College toezicht» telkens vervangen door: de zorgautoriteit.
2 In artikel 2.1.9, eerste lid, wordt «het College toezicht» telkens vervangen door: «de zorgautoriteit». Aan het artikel wordt een vierde lid toegevoegd, luidende:
   4. In geval van bedrijfsbeëindiging van de zorgverzekeraar wordt de vordering van het College zorgverzekeringen, bedoeld in het derde lid, voldaan, nadat de vorderingen van alle andere schuldeisers van de zorgverzekeraar in overeenstemming met hun wettelijke rangorde zijn voldaan.
3 In artikel 4.1, eerste lid, wordt «de artikelen 61 juncto 78, tweede lid, van de Zorgverzekeringswet, artikel 21 van de Wet tarieven gezondheidszorg» vervangen door: artikel 61 van de Zorgverzekeringswet.
4 In artikel 4.1, eerste en tweede lid, wordt «, het College toezicht, het College tarieven gezondheidszorg,» telkens vervangen door: en.

HOOFDSTUK 8 OVERGANGS- EN SLOTBEPALINGEN

Artikel 114

In afwijking van artikel 4 kan de zorgautoriteit gedurende vier jaar, te rekenen vanaf de inwerkingtreding van artikel 4 van deze wet, uit ten hoogste vier leden bestaan.

Artikel 115

1 De Wet tarieven gezondheidszorg wordt ingetrokken.
2 Een tarief dat onmiddellijk voor het tijdstip waarop deze wet in werking treedt, rechtsgeldig in rekening placht te worden gebracht aan ziektekostenverzekeraars of aan degenen die bij deze voor de prestatie waarop het tarief van toepassing is, zijn verzekerd of niet zijn verzekerd, wordt in alle gevallen waarin het aan degene die tot die zelfde groep behoort, of aan een derde in rekening wordt gebracht, aangemerkt als een tarief dat ingevolge deze wet is tot stand gekomen.
3 Een ingevolge de Wet tarieven gezondheidszorg gedaan verzoek om goedkeuring of vaststelling van een tarief door een orgaan voor gezondheids-

zorg of een ziektekostenverzekeraar wordt gelijkgesteld met een ingevolge deze wet gedane aanvraag tot vaststelling van een tarief.
4 Het tweede en derde lid zijn van overeenkomstige toepassing op een prestatiebeschrijving van een vorm van zorg waarvoor een tarief in rekening wordt gebracht.
5 Een ingevolge de Wet tarieven gezondheidszorg goedgekeurde beleidsregel wordt gelijkgesteld met een ingevolge deze wet vastgestelde beleidsregel.
6 Een ingevolge de Wet tarieven gezondheidszorg door het College tarieven gezondheidszorg vastgestelde regel wordt gelijkgesteld met een ingevolge deze wet door de zorgautoriteit vastgestelde regel.
7 Een ingevolge de Wet tarieven gezondheidszorg goedgekeurde beleidsregel inhoudende aan wie, door wie en op welke wijze en met inachtneming van welke voorwaarden, voorschriften of beperkingen een tarief in rekening wordt gebracht, wordt gelijkgesteld met een ingevolge deze wet door de zorgautoriteit vastgestelde regel als bedoeld in artikel 35.
8 Een beleidsregel als bedoeld in artikel 13 van de Wet tarieven gezondheidszorg zoals die wet luidde onmiddellijk voor het tijdstip van inwerkingtreding van deze wet wordt gelijkgesteld met een aanwijzing als bedoeld in artikel 7, eerste lid, aanhef en onder c.

Artikel 116

1 Het College tarieven gezondheidszorg, genoemd in artikel 18 van de Wet tarieven gezondheidszorg, en het College van toezicht op de zorgverzekeringen, genoemd in artikel 77, eerste lid, van de Zorgverzekeringswet, zoals die wetten luidden onmiddellijk voor het tijdstip van inwerkingtreding van deze wet, vormen gezamenlijk één rechtspersoon, en wel de zorgautoriteit. Besluiten krachtens delegatie genomen door een orgaan van het College tarieven gezondheidszorg of het College van toezicht op de zorgverzekeringen worden na inwerkingtreding van deze wet aangemerkt als besluiten van de zorgautoriteit.
2 De vaststelling door de zorgautoriteit van een bestuursreglement als bedoeld in artikel 5 onderscheidenlijk een «werkprogramma» en een «begroting» als bedoeld in artikel 11, vindt plaats zo spoedig mogelijk onderscheidenlijk vindt voor het eerst plaats ten aanzien van het kalenderjaar na dat waarin deze wet in het Staatsblad is geplaatst.
3 Onze Minister stelt voor de zorgautoriteit een voorlopig bestuursreglement vast. Het voorlopig reglement geldt totdat het bestuursreglement van de zorgautoriteit de goedkeuring van Onze Minister heeft verkregen.
4 Voor zover het eerste tot en met derde lid daarin niet voorzien, stelt Onze Minister regels met betrekking tot de gevolgen van de inwerkingtreding van deze wet. Deze regels gelden tot en met 31 december van het kalenderjaar na dat waarin zij in werking zijn getreden. Van het vaststellen van deze regels wordt kennis gegeven aan de beide kamers der Staten-Generaal.

5 Voorzover de regels, bedoeld in het vierde lid betrekking hebben op onderwerpen waarover de zorgautoriteit regels kan stellen, gelden zij tot inwerkingtreding van die regels van de zorgautoriteit.
6 In afwijking van artikel 6 van deze wet zijn de regels voor ambtenaren die zijn aangesteld bij ministeries gedurende een periode van vier jaren, te rekenen vanaf de datum waarop de Invoerings- en aanpassingswet Zorgverzekeringswet in werking is getreden, niet van toepassing op de rechtspositie van het personeel van de zorgautoriteit. Gedurende die periode wordt de rechtspositie van dat personeel geregeld door de zorgautoriteit.
7 Met ingang van de datum van inwerkingtreding van deze wet zijn de personeelsleden van het College tarieven gezondheidszorg en het College van toezicht op de zorgverzekeringen in dienst van de zorgautoriteit aangesteld. Daarbij worden hun arbeidsvoorwaarden als geheel zoveel mogelijk op een gelijk niveau gesteld met de arbeidsvoorwaarden die verbonden waren aan hun dienstbetrekking bij het College tarieven gezondheidszorg, onderscheidenlijk het College van toezicht op de zorgverzekeringen. Bij ministeriële regeling kunnen regels worden gesteld omtrent het in dit lid bepaalde.

Artikel 117

1 Onze Minister zendt binnen vijf jaar na de inwerkingtreding van deze wet aan de Staten-Generaal een verslag over de doeltreffendheid en de effecten van deze wet in de praktijk.
2 Onze Minister zendt binnen vier jaar na de inwerkingtreding van deze wet en vervolgens telkens na vier jaar aan de Staten-Generaal een verslag over de doeltreffendheid en doelmatigheid van het functioneren van de zorgautoriteit. De zorgautoriteit is gehouden aan deze evaluatie medewerking te verlenen.

Artikel 118

De artikelen van deze wet treden in werking op een bij koninklijk besluit te bepalen tijdstip, dat voor de verschillende artikelen of onderdelen daarvan verschillend kan worden vastgesteld.

Artikel 119

Deze wet wordt aangehaald als: Wet marktordening gezondheidszorg.

Lasten en bevelen dat deze in het Staatsblad zal worden geplaatst en dat alle ministeries, autoriteiten, colleges en ambtenaren wie zulks aangaat, aan de nauwkeurige uitvoering de hand zullen houden.

Gegeven

De Minister van Volksgezondheid, Welzijn en Sport,

Bijlage 5
Tariefgrondslagenschema

1 Tariefbeschikkingschema

Goedkeuring, vaststelling of ambtshalve vaststelling	Welke situatie doet zich voor?	Punt-, maximum-, minimum- of bandbreedtetarieven
Goedkeuring van **gezamenlijk ingediend verzoek**	verzoek van een aanbieder en een ziektekostenverzekeraar/zorgkantoor	4 lid 1
	verzoek van een representatieve organisatie van aanbieders en een representatieve organisatie van ziektekostenverzekeraars of verzoek van een zorgaanbieder en een representatieve organisatie van ziektekostenverzekeraars of verzoek van een representatieve organisatie van zorgaanbieders en een zorgverzekeraar/zorgkantoor	5 lid 1
vaststelling op **verzoek na (gedeeltelijke) afwijzing gezamenlijk verzoek**	Door CTG/ZAio wordt (gedeeltelijk) afwijzend beslist op een goedkeuringsverzoek en beide partijen verzoeken of een van beide partijen verzoekt om vaststelling van een tarief	8 lid 1
vaststelling op **eenzijdig verzoek**	Een goedkeuringsverzoek komt door gebrek aan overeenstemming niet tot stand en daarom wordt een eenzijdig verzoek ingediend	8 lid 2 NB! Dit artikel niet alleen bij gehele honorering van het verzoek gebruiken maar ook als het eenzijdige verzoek slechts gedeeltelijk wordt gehonoreerd
	Een zorgaanbieder of een representatieve organisatie van zorgaanbieders verzoekt CTG/ZAio om vaststelling van een tarief voor niet-verzekerden	8 lid 3

Bijlage 5 Tariefgrondslagenschema

Vaststelling **zonder dat er een verzoek is** (= ambtshalve vaststelling)	Door CTG/ZAio wordt (gedeeltelijk) afwijzend beslist op een goedkeuringsverzoek en CTG/ZAio stelt ambtshalve een tarief vast	8 lid 1
	CTG/ZAio stelt ambtshalve een tarief vast voor niet-verzekerden	8 lid 3
	Een goedkeuringsverzoek voldoet niet aan de bij of krachtens de wet of bij beleidsregels bepaalde eisen maar alle relevante informatie voor het vaststellen van een tarief is aanwezig	8 lid 4 NB! Dit artikel is een vangnet voor goedkeuringsverzoeken die niet aan de formele eisen van de wet of beleidsregels (11 lid 2 WTG!) voldoen en daarom reeds om formele redenen moeten worden afgewezen
	Een beleidsregel vordert dat CTG/ZAio ambtshalve een tarief vaststelt	8 lid 5

2	Schema grondslag prestatiebeschrijving (alleen bij vrije tarieven)	
Vaststelling op verzoek of ambtshalve vaststelling	**Welke situatie doet zich voor?**	**Vrij tarief**
vaststelling prestatiebeschrijving op verzoek	verzoek van een zorgaanbieder, een ziektekostenverzekeraar/zorgkantoor of een representatieve organisatie van zorgaanbieders of ziektekostenverzekeraars	10a lid 1 NB!: Dit artikel niet alleen bij gehele honorering van het verzoek gebruiken maar ook als het verzoek slechts gedeeltelijk wordt gehonoreerd
	een zorgaanbieder of een representatieve organisatie van zorgaanbieders verzoekt CTG/ZAio om vaststelling van een prestatiebeschrijving voor niet-verzekerden	10a lid 3 jo 8 lid 3
vaststelling prestatiebeschrijving **zonder dat er een verzoek is** (= ambtshalve vaststelling)	CTG/ZAio stelt ambtshalve een prestatiebeschrijving vast voor niet-verzekerden	10a lid 3 jo 8 lid 3

	een verzoek om vaststelling van een prestatiebeschrijving voldoet niet aan de bij of krachtens de wet of bij beleidsregels bepaalde eisen maar alle relevante informatie voor het vaststellen van een prestatiebeschrijving is aanwezig	10e lid 3 jo 8 lid 4 NB! Dit artikel is een vangnet voor verzoeken die niet aan de formele eisen van de wet of beleidsregels (11 lid 2 WTG!) voldoen en daarom reeds om formele redenen moeten worden afgewezen
	Een beleidsregel vordert dat CTG/ZAio ambtshalve een prestatiebeschrijving vaststelt	10a lid 3 jo 8 lid 5

Bijlage 6
WTG evaluatie (TK 1999-2000, 27 156,
Notitie over de Wet tarieven
gezondheidszorg, nrs. 1 en 2)

Nr. 1

BRIEF VAN DE MINISTER VAN VOLKSGEZONDHEID, WELZIJN EN SPORT

Aan de Voorzitter van de Tweede Kamer der Staten-Generaal

Den Haag, 12 mei 2000

Hierbij treft u aan een notitie over de Wet tarieven gezondheidszorg: «Speelruimte en verantwoordelijkheid».

De Tweede Kamer der Staten-Generaal verzocht een notitie over de WTG. Het kabinet stelde in 1974 in de Structuurnota gezondheidszorg vast dat het door marktimperfecties niet mogelijk is om de kosten van de gezondheidszorg in toom te houden zonder speciale wetgeving. Dat werd de WTG, die begin 1982 in werking trad.

De WTG heeft vier onderling samenhangende doelstellingen: evenwichtige tarieven, uniforme procedures voor een transparante totstandkoming van tarieven, een doelmatige organisatie van de zorg en kostenbeheersing.

De Kamer constateerde spanning tussen de WTG-doelstellingen evenwichtige tarieven en kostenbeheersing. Aan de kamer is een brede notitie toegezegd. Daartoe is ook een evaluatie-onderzoek gehouden. De evaluatie is op 24 juni 1999 aan de Kamer toegezonden.

De notitie geeft aan op welke wijze opgedane ervaringen, het kabinetsbeleid voor de verschillende verzekeringscompartimenten en externe invloeden consequenties hebben voor het beleid, de toepassing en de regelgeving van de WTG.

De notitie bevat voornemens en maatregelen die moeten leiden tot:
a vergroting van de speelruimte en verantwoordelijkheid van de individuele zorgaanbieders en zorgverzekeraars om in hun regio een voor de patiënt doelmatige zorgorganisatie tot stand te brengen,
b aanpassing van de bekostiging van instellingen met het oog op een betere aansluiting op de werkelijke kostenstructuur, meer transparantie en ruimte voor onderhandelingen over prijs, doelmatigheid en kwaliteit,
c beperking van de reikwijdte van de WTG,
d deregulering en groot onderhoud van de WTG en
e afstemming op de mededingingswetgeving.

De Minister van Volksgezondheid, Welzijn en Sport,

E. Borst-Eilers

Nr. 2

Notitie over de Wet tarieven gezondheidszorg

Speelruimte en verantwoordelijkheid notitie

Hoofdstuk 0 Samenvatting

De Wet tarieven gezondheidszorg

De overheid streeft naar een goede en betaalbare en algemeen toegankelijke zorg. Zij heeft daarvoor verschillende instrumenten tot haar beschikking. Daarmee kan de overheid waar nodig het totale aanbod, de kwaliteit, de financiering en de prijsvorming van de zorg beïnvloeden. Die instrumenten zijn opgenomen in regelgeving en scheppen ook waarborgen voor burgers, zorgaanbieders en zorgverzekeraars. De Wet tarieven gezondheidszorg is een van die instrumenten die aan dat algemene overheidsdoel dienstbaar is.

Het kabinet stelde in 1974 in de Structuurnota gezondheidszorg dat het door marktimperfecties niet mogelijk is om de kosten van de gezondheidszorg in toom te houden zonder (aanvullende) wetgeving. Tevens stelde het kabinet in die nota vast dat de Prijzenwet als algemene wet niet voldoende op de gezondheidszorg was toegesneden en dat een lex specialis nodig was voor een evenwichtige prijsvorming in de gezondheidszorg. Dat werd de Wet tarieven gezondheidszorg (WTG). Die trad tenslotte begin 1982 in werking.

De WTG heeft vier onderling samenhangende doelstellingen: evenwichtige tarieven, uniforme procedures voor een transparante totstandkoming van tarieven, een doelmatige organisatie van de zorg en kostenbeheersing.

Door het raamwetkarakter van de WTG kan er soepel worden ingespeeld op veranderingen. De overheid kan bij algemene maatregel van bestuur zorgaanbod op het speelveld van de WTG zetten dan wel daarvan verwijderen. En bepalen op wie en welke prestaties de onderscheiden WTG-instrumenten van toepassing zijn.

Om de wettelijke doelstellingen te verwezenlijken beschikt de WTG, naast het reguleren van tarieven, over de mogelijkheden tot het opleggen aan zorgaanbieders van voorschriften inzake administratie, bekendmaking van tarieven, declaratie en informatieverstrekking.

Aanleiding en doel notitie

De Tweede Kamer der Staten-Generaal constateerde spanning tussen de doelstellingen evenwichtige tarieven en kostenbeheersing. Aan voorstellen van het COTG voor aanpassing van de tarieven voor fysiotherapeuten werd namelijk goedkeuring onthouden wegens gebrek aan financiële middelen. Dat was aanleiding voor de Tweede Kamer een notitie over de bestuurlijke werking en de ervaringen met de WTG te verzoeken. Voorafgaand aan deze notitie is de bestuurlijke werking van de WTG geëvalueerd. Het evaluatierapport 'Het speelveld van de WTG: strijd of samenspel?' is aan de Tweede Kamer gezonden.[1] Overeenkomstig de wens van de kamer zijn omwille van de objectiviteit deskundigen uit het veld betrokken bij het onderzoek, de conclusies en aanbevelingen uit de evaluatie. Zij zijn ook betrokken geweest bij het opstellen van deze notitie. Met deze notitie wordt aan het verzoek van de kamer voldaan.

Doel van deze notitie is aan te geven of en zo ja op welke wijze opgedane ervaringen, het kabinetsbeleid voor de verschillende verzekeringscompartimenten en externe invloeden consequenties hebben voor het beleid, de toepassing en de regelgeving van de WTG.

De notitie bevat voornemens en maatregelen die moeten leiden tot:
a vergroting van de speelruimte en verantwoordelijkheid van de individuele zorgaanbieders en zorgverzekeraars om in hun regio een voor de patiënt doelmatige zorgorganisatie tot stand te brengen,
b aanpassing van de bekostiging van instellingen met het oog op een betere aansluiting op de werkelijke kostenstructuur, meer transparantie en ruimte voor onderhandelingen over prijs, doelmatigheid en kwaliteit,
c beperking van de reikwijdte van de WTG,
d deregulering en groot onderhoud van de WTG en
e afstemming op de mededingingswetgeving.

Uiteraard vinden de voornemens en maatregelen plaats binnen de randvoorwaarden van betaalbaarheid, beheersbaarheid en kwaliteit van zorg die de overheid voor de burgers toegankelijk wil houden.

Lessen evaluatie WTG

De evaluatie levert de volgende belangrijke bevindingen op. De WTG is succesvol wat betreft de doelstellingen «macro-kostenbeheersing» en «het scheppen van een uniforme transparante procedure voor de totstandkoming van tarieven». Bij de realisatie van de doelstelling «evenwichtige tarieven» ontbreekt evenwel kostenconformiteit en wordt matig aangesloten bij ontwikkelingen in de zorg (trans- en extramuralisering, samenwerking / ketenvorming, productspecificatie). De doelstelling «doelmatige organisatie van de zorg» behoeft meer aandacht. Respondenten menen dat macro-kostenbeheersing minder via de prijs en meer door middel van volumebeperking moet plaatsvinden. Betrokkenen ervaren de daadwerkelijk beschikbare WTG-beleidsruimte van lokale partijen als te beperkt.

---

[1] Brief Minister VWS 24 juni 1999, kenmerk Z/P-991567.

De geïnterviewden schrijven problemen toe aan de WTG die zijn terug te voeren op bijvoorbeeld de aanbod- of verzekeringsregelgeving. Zoals bijvoorbeeld het overeenkomstenstelsel in AWBZ en Ziekenfondswet, dat te weinig regionale speelruimte biedt, in zijn toepassing bureaucratisch is en verstarrend werkt en in de praktijk te weinig betekenis heeft. Bovendien komen de ware financiële effecten van andere regelgeving dan de WTG of het ter zake gevoerde beleid pas naar voren bij de vertaling naar WTG-tarieven.

Al met al vinden de ondervraagden een goed functionerende WTG van groot belang.

De ondervraagden vinden aanpassingen en verduidelijkingen in de regelgeving noodzakelijk. Daarnaast constateren ondervraagden dat aanpassingen nodig zijn in de wijze waarop de verschillende actoren de WTG toepassen. Belanghebbenden willen verder meer steun van het College tarieven gezondheidszorg (CTG) en overheid bij het doorbreken van impassen.

Het evaluatie-onderzoek leert dat daarnaast maatregelen nodig zijn in verband met de geconstateerde spanning tussen de doelstellingen (de overheid legt in de ogen van met name de zorgaanbieders te veel accent op kostenbeheersing), de verstarring op koepel- c.q. brancheniveau, de geringe aandacht voor microdoelmatigheid, de noodzakelijke vergroting van beleidsvrijheid op lokaal/regionaal niveau en de acceptatie bij zowel veld als publiek. In de onderhavige notitie wordt specifiek op de voorgenomen maatregelen ingegaan.

Speelruimte en verantwoordelijkheid

Een zo goed mogelijke patiëntenzorg vergt dat het primaat voor de organisatie van zorgverlening bij regionale partijen ligt. De ruimte voor onderhandelingen en beleidsvrijheid op lokaal/regionaal niveau wordt bepaald door de ruimte die de centrale overheid en de koepel- c.q. brancheorganisaties aan de regionale zorgaanbieders en zorgverzekeraars laten. Het beleid is gericht op het vergroten van speelruimte voor individuele zorgaanbieders en ziektekostenverzekeraars in de regio. Daarmee wordt ook hun verantwoordelijkheid voor een goed functionerend zorgaanbod groter. Zowel zorgaanbieders als ziektekostenverzekeraars zullen zich over het gebruik van de daarbij aan te wenden collectieve middelen moeten verantwoorden. Ook de WTG kent een grote rol toe aan zorgaanbieders en ziektekostenverzekeraars om zo veel mogelijk zelf invulling te geven aan de door de burgers en overheid gewenste inrichting van de zorg. De WTG-instrumenten moeten dan ook van toepassing zijn alleen daar en wanneer dat nodig is om die actoren de gewenste rol te kunnen laten spelen.

In gang zetten beperking reikwijdte WTG

De huidige reikwijdte van de WTG is ruim en heeft een historische achtergrond. Voor een aantal prestaties lijkt toepassing van de WTG niet (langer) zinvol, zoals voor niet-geïndiceerde cosmetische chirurgie, fysiofitness en fysiosport, acupunctuur en klasseverpleging en -verzorging. In sommige gevallen lijken de voorwaarden voor een goede prijsregulering ook door de markt te kunnen worden vervuld. Het flankerend beleid in de vorm van voorschriften voor administratie, declaratie, prijsaanduiding en verslaglegging moet worden aangescherpt om die situatie ook voor andere zorg te bewerkstelligen. Essentieel voor volledige prijsderegulering is overigens een goed functionerende mededinging in de desbetreffende sector. Het is wenselijk de reikwijdte van de WTG te beperken en de eerste voorbereidingen daartoe nog dit jaar te treffen.

Groot onderhoud WTG

De wet WTG is ook toe aan «groot onderhoud». De wet kan worden vereenvoudigd. Eén procedure voor totstandkoming van tarieven kan de huidige WTG tariefaànvraag procedures vervangen. Een experimenteerartikel is gewenst. Een betere afstemming met de Algemene wet bestuursrecht moet worden bezien. De wet moet zodanig worden aangepast dat bij de toepassing daarvan sneller en flexibeler kan worden ingespeeld op actuele ontwikkelingen. Daarmee wordt meer speelruimte gecreëerd voor regionale partijen. Eenvoudiger en eenduidige procedures hebben ook een positief effect op de administratieve lasten voor alle betrokkenen. Het is van groot belang voor zowel burger, zorgaanbieders, ziektekostenverzekeraars en overheid dat er een overzichtelijke besluitvormings- en rechtsbeschermingsprocedure tot stand komt en onnodige juridisering wordt tegengegaan.

Afstemming mededingingsregels

De WTG moet voor 2003 zijn afgestemd op de Mededingingswet. Tot 2003 is de Mededingingswet op collectieve afspraken in het kader van de WTG nog niet van toepassing. Artikel 16 van de Mededingingswet bevat een vrijstelling voor collectieve overeenkomsten, besluiten en gedragingen die op grond van enige wettelijke verplichting tot stand zijn gekomen en die getoetst worden door een bestuursorgaan. De EU-regelgeving kent een zodanige vrijstelling niet. Een en ander laat dan ook onverlet dat een eerdere wijziging van de WTG noodzakelijk kan zijn op grond van een toekomstige uitspraak van het EU-Hof van Justitie.

Voor een wettelijke basis voor landelijke collectieve tariefafspraken tussen representatieve organisaties van zorgaanbieders en ziektekostenverzekeraars in de WTG is dan geen plaats meer. Van deze collectieve afspraken kunnen immers belemmeringen uitgaan voor de regionale invulling van de verantwoordelijkheden van zorgaanbieders en ziektekostenverzekeraars, of voor de toetreding tot de markt voor individuele zorgaanbieders. Dat staat haaks op de EU-regelgeving en de Mededingingswet.

Het met de WTG verband houdende overeenkomstenstelsel in de sociale ziektekostenverzekering (Ziekenfondswet / AWBZ) moet om overeenkomstige redenen eveneens vóór 2003 zijn aangepast aan de Mededingingswet. Daar is geen plaats meer voor uitkomsten van overleg gesloten door landelijke betrokken organisaties van ziektekostenverzekeraars en zorgaanbieders en de bij gebreke daarvan door het College voor zorgverzekeringen op te stellen modelovereenkomst. Die uitkomsten van overleg en modelovereenkomsten binden individuele zorgaanbieders en sociale ziektekostenverzekeraars bij het aangaan van een medewerkersovereenkomst.

De te nemen maatregelen heffen mededingingsbeperkingen op en bevorderen daardoor de gewenste regionale speelruimte voor lokale partijen. Bij wet worden eisen gesteld aan de individuele medewerkersovereenkomst inzake administratie, declaratie en verantwoording. Individuele ziektekostenverzekeraars en zorgaanbieders moeten – in beginsel in de verhouding een op een concrete en controleerbare afspraken maken over prestaties (verstrekking Ziekenfondswet / zorgaanspraak AWBZ) en contraprestaties (tarief WTG).

Geen uitstel vanwege stelseldiscussie

Inmiddels is de aftrap verricht voor een discussie over een fundamentele wijziging van de financiering en sturing van de gezondheidszorg. Naar verwachting zal bij het regeerakkoord in 2002 een richting worden gekozen. De vraag is of een separate notitie over de WTG in dat licht nog opportuun is. En of er nog wettelijke maatregelen moeten worden getroffen in afwachting van die stelselherziening. Die vragen worden bevestigend beantwoord.

Een stelselwijziging in de zorg vergt de nodige zorgvuldigheid. Voor de realisatie is bovendien wetswijziging nodig. Die wetswijziging wordt naar verwachting eerst ingezet in een volgende kabinetsperiode. Die periode begint medio 2002. Omdat de vrijstelling van de Mededingingswet eindigt op 1 januari 2003 en de EU-mededingingregels al van toepassing zijn, kunnen we het ons niet permitteren die stelselwijziging af te wachten. Een actieve houding moet tijdig leiden tot de noodzakelijke aanpassingen van de WTG en het overeenkomstenstelsel AWBZ / Ziekenfondswet. Er is geen reden om de herziening van de reikwijdte van de WTG of het groot onderhoud van de WTG stil te leggen in afwachting van een stelselwijziging. Waar dat kan moet het onderhoud van de wet meelopen met de noodzakelijke aanpassing van de WTG aan de Mededingingswet.

Maatregelen in de verzekeringscompartimenten

Maatregelen op het terrein van de verzekeringscompartimenten zijn veelal reeds in voorbereiding al dan niet in het kader van de meerjaren-afspraken. Voor het eerste verzekeringscompartiment gaat het dan met name om de rol die de WTG kan spelen bij de flexibilisering van het aanbod en het aanpakken van de wachtlijsten. Voor het tweede compartiment bevat deze notitie een aantal voorstellen voor deregulering en flexibilisering. Deze maatregelen moeten veelal leiden tot wijziging van beleidsregels van het CTG. Maatregelen in het derde compartiment bestaan hoofdzakelijk uit het beperken van de reikwijdte van de WTG.

Rol koepel- en brancheorganisaties bij de WTG

Deze organisaties behouden een rol bij uitvoering van de WTG. In de eerste plaats is het CTG gehouden tot zorgvuldig bestuur bij de voorbereiding van zijn beslissingen. Dat betekent dat het CTG bij betrokken partijen informatie moet verzamelen die te nemen beslissingen moet kunnen dragen. Die eisen zijn neergelegd in afdeling 3:2 van de Algemene wet bestuursrecht. Het CTG vergaart onder andere beleidsinformatie en bereidt beleidsbeslissingen voor in commissies («kamers») waarin de bedoelde organisaties zijn vertegenwoordigd. In de tweede plaats kunnen betrokken organisaties altijd zaken die de bekostiging van de zorg betreffen aankaarten bij het CTG, in de kamers van het CTG of in technisch overleg.

Vanwege de blijvende betrokkenheid bij de WTG is de notitie bij brief van 7 april 2000 in concept-vorm voorgelegd aan deze organisaties van zorgaanbieders en zorgverzekeraars. Deze organisaties hebben te kennen gegeven een reactie voor te bereiden die naar hun verwachting eind mei aan de minister zal kunnen worden gezonden. Deze reactie wordt na ontvangst, eventueel voorzien van een standpunt, naar de Tweede Kamer doorgeleid.

Tenslotte

Uit de opgedane ervaringen blijkt dat de WTG bescherming biedt aan burger en verzekeraar tegen al te hoge prijzen in de gezondheidszorg. Het kabinet is van oordeel dat de in deze notitie voorgenomen maatregelen de doelstellingen van de WTG dichterbij brengen. Die doelstellingen zijn: evenwichtige tarieven, uniforme procedures voor de totstandkoming van tarieven, een doelmatige zorgorganisatie en kostenbeheersing; dit ten behoeve van een goede en betaalbare en algemeen toegankelijke zorg.

Een beknopt overzicht van voorgenomen maatregelen is opgenomen in bijlage III.

Hoofdstuk 1 Inleiding

Bij brief van 25 oktober 1995 is door de minister en staatssecretaris van Volksgezondheid, Welzijn en Sport de nota «De prijs die zorg verdient» aangeboden aan de Voorzitter van de Tweede Kamer der Staten Generaal[2]. Die nota bevatte een uitwerking van het in de nota «Zorg in het regeerakkoord»[3] aangekondigde beleid op het terrein van de tarieven en de verzekeringsbudgettering. In die nota stond de Wet tarieven gezondheidszorg (WTG) centraal. Die nota markeerde een andere toepassing van de WTG in verband met de indeling van de zorg in drie compartimenten, de wijze van besturen en de nieuwe regels voor de budgetdiscipline. Nadat twee jaar ervaring was opgedaan met die nieuwe toepassing is in het najaar van 1997, op verzoek van de heer Van Boxtel, aan de Tweede Kamer een nieuwe notitie toegezegd over de WTG. Dat verzoek is aan de orde geweest tijdens het Algemeen Overleg over fysiotherapie op 29 oktober 1997[4], bij de behandeling van het Jaaroverzicht Zorg 1998[5] en bij de behandeling van de begroting 1998 van het ministerie van Volksgezondheid, Welzijn en Sport (VWS)[6] door die kamer.

Bij brief van 9 april 1998 aan de Voorzitter van de Vaste Commissie voor VWS van de Tweede Kamer der Staten Generaal[7] gaf ik aan zo'n notitie op te stellen na een voorafgaande brede evaluatie van bijna twintig jaar WTG.

Conform de toezegging aan de Vaste Commissie evalueerde een extern bureau de WTG (Ernst & Young Consulting (EYC)). Dit resulteerde in het rapport «Het speelveld van de WTG: strijd of samenspel». Bij brief van 24 juni 1999 zond ik dat rapport toe aan de Voorzitter van de Vaste Commissie voor Volksgezondheid, Welzijn en Sport met een korte toelichting[8].

Overeenkomstig eenzelfde toezegging aan de commissie zijn omwille van de objectiviteit deskundigen uit het veld betrokken bij het onderzoek, de conclusies en aanbevelingen uit de evaluatie. Zij zijn ook betrokken geweest bij het opstellen van deze notitie.

Het evaluatierapport is voorgelegd aan de voorloper van het huidige College tarieven gezondheidszorg (CTG), het Centraal orgaan tarieven gezondheidszorg (COTG). De reactie van het COTG is eveneens betrokken bij het opstellen van de notitie. De reactie is als bijlage bijgevoegd.[9]

De notitie is bij brief van 7 april 2000 in concept-vorm voorgelegd aan voornoemde deskundigen en aan de organisaties van zorgaanbieders en zorgverzekeraars.

---

2 *Kamerstukken II, 1995/96, 24 478, nrs. 1-2.*
3 *Kamerstukken II, 1994/95, 24 124, nrs. 1-2.*
4 *Kamerstukken II, 1997/98, 24 124, nr. 64, p. 4, 5 en 10.*
5 *Kamerstukken II, 1997/98, 25 604, nr. 18, p. 37.*
6 *Kamerstukken II, 1997/98, Handelingen p. 1983.*
7 *Brief Minister VWS van 9 april 1998, kenmerk DBO-CB-U-98766.*
8 *Brief Minister VWS 24 juni 1999, kenmerk Z/P-991567, met rapport «Het speelveld van de WTG: strijd of samenspel».*
9 *Zie Bijlage II.*

Deze organisaties hebben te kennen gegeven een gezamenlijke reactie voor te bereiden die eind mei naar verwachting aan de minister zal worden gezonden. Deze reactie wordt na ontvangst uiteraard naar de Tweede Kamer doorgeleid.

Doel van deze notitie is om aan te geven of op welke wijze opgedane ervaringen, het kabinetsbeleid voor de verschillende verzekeringscompartimenten en externe invloeden consequenties hebben voor het beleid, de toepassing en de regelgeving van de WTG. Uiteraard binnen de randvoorwaarden van betaalbaarheid, beheersbaarheid en kwaliteit van zorg die de overheid voor de burgers toegankelijk wil houden. Natuurlijk moet de vraag aan bod komen of er nog een toekomst is voor een prijzenwet als de WTG en of alle doelstellingen van de wet in de toekomst nog relevant zijn. Die vragen zouden beantwoord zijn in deze notitie als zich niet een fundamentele herbezinning op het gezondheidszorgstelsel had aangediend. Een notitie als de onderhavige draagt het gevaar in zich vooruit te lopen op vraagstukken die behoren tot die stelseldiscussie. Gepoogd is dat zo veel mogelijk te vermijden. Daarom is bij het schrijven van deze notitie vooralsnog van het voortbestaan van de WTG uitgegaan. Bij de stelseldiscussie zal blijken of er nog behoefte blijft aan een ultimum remedium als de WTG.

Het raamwetkarakter van de WTG brengt mee dat er ook in de tussentijd soepel kan worden ingespeeld op veranderingen. De overheid kan bij algemene maatregel van bestuur zorgaanbod op het speelveld van de WTG zetten of er van af halen. Binnen dat speelveld kunnen verschillende instrumenten afzonderlijk op dat zorgaanbod worden toegepast.

De notitie is in het kort als volgt opgezet. Na de samenvatting in Hoofdstuk 0 en de inleiding in Hoofdstuk 1, beschrijft Hoofdstuk 2 de huidige WTG op hoofdlijnen. Hoofdstuk 3 bevat de opgedane ervaringen, het kabinetsbeleid voor de verschillende verzekeringscompartimenten, externe invloeden en de conclusie waarom actie moet worden ondernomen. Hoofdstuk 4 beschrijft daarna de te nemen maatregelen. In dat hoofdstuk worden voorstellen gedaan die moeten leiden tot deregulering, flexibilisering, vereenvoudiging en versnelling, zowel van beleid, toepassing als regelgeving met betrekking tot de WTG. Het hoofdstuk sluit af met een overzicht van de onderscheiden maatregelen.

De notitie kent een aantal bijlagen. De eerste bijlage geeft de samenstelling van de klankbordgroep weer. De tweede bijlage betreft de reactie van het COTG op de evaluatie. De laatste bijlage gaat uitvoerig in op de reikwijdte van de WTG. In het kader van de aanbieding van de onderhavige notitie zal het College tarieven gezondheidszorg (CTG) aan de Tweede Kamer de brochure «Wat is het CTG?» toezenden. Die brochure beschrijft het College en geeft inzicht in de tariefopbouw van instellingen en personen waarop de WTG van toepassing is.

Hoofdstuk 2 De rol en de functie van de Wtg

2.1 Inleiding

Dit hoofdstuk beschrijft op hoofdlijnen het karakter en de bestuurlijke vormgeving, de achtergrond en positie, de reikwijdte en de doelstellingen van de WTG.

2.2 Karakter en bestuurlijke vormgeving van de WTG

- De WTG is een procedurewet. De wet geeft spelregels voor de wijze waarop tarieven in de zorg tot stand komen en definieert de bevoegdheden van de diverse actoren. De spelregels zijn gemakkelijk aan veranderende omstandigheden en beleidsvisies aan te passen.
- Uitgangspunt is dat de tarieven tot stand komen in onderhandelingen tussen krachtens de wet aangewezen aanbieders en ziektekostenverzekeraars op het regionale en lokale niveau.
- Het CTG toetst de tarieven die aangewezen partijen op regionaal/lokaal niveau zijn overeengekomen aan de beleidsregels van de WTG. Dat geldt ook voor maximumtarieven waarbij landelijke representatieve organisaties zijn betrokken. Het CTG stelt de tarieven of maximumtarieven vast of keurt deze goed. Bij algemene maatregel van bestuur wordt bepaald op welke prestaties de maximumtarievensystematiek van de WTG van toepassing is. Als lokale partijen voor een laatstbedoelde prestatie een tarief overeenkomen dat in concrete situaties in rekening mag worden gebracht hoeven zij dit tarief niet voor te leggen aan het CTG mits dit niet hoger is dan het maximumtarief dat het CTG voor die prestatie heeft vastgesteld of goedgekeurd.
- De beleidsregels komen tot stand op initiatief van partijen, het CTG, dan wel op verzoek of op aanwijzing[10] van de minister. Het CTG stelt de beleidsregels vast; de minister keurt deze goed. Voorgenomen aanwijzingen van de minister aan het CTG worden voorgelegd aan het parlement[11].
- Door de systematiek van beleidsregels is de WTG flexibel toe te passen. Een voorbeeld: de instellingsbudgettering is niet in de wet voorgeschreven, maar ligt vast in CTG-beleidsregels. Regeltechnisch gesproken is het eenvoudig om (deze) beleidsregels aan te passen of in te trekken. Als het wenselijk is om de beleidsregels voor de instellingsbudgettering in te trekken, dan kunnen daar (eventuele) andere voor in de plaats komen; bijvoorbeeld beleidsregels die de opbouw, samenstelling en hoogte bepalen van een aantal (maximum)tarieven voor relevante prestaties.
- In bijzondere omstandigheden kan het CTG afwijken van de beleidsregels. Namelijk indien toepassen van een beleidsregel gevolgen zou hebben die

---

10 *De wet spreekt sedert 1 januari 2000 van «beleidsregels» (artikel 13 WTG). Omdat deze wettelijke term verwarring schept met de door het CTG vastgestelde beleidsregels (artikel 11 WTG) wordt in deze notitie de oude term «aanwijzing» nog gehanteerd.*

11 *Amendement Lansink–De Korte; Kamerstukken II, 1979/80, 14 182, nr. 47.*

wegens bijzondere omstandigheden onevenredig zijn in verhouding tot het met de beleidsregel te dienen doel[12]. Dit kan aan de orde zijn bij instellingen in financiële problemen. In voorkomende gevallen besluit het CTG tot steunverlening. Conform de WTG hoort hier een gezamenlijk verzoek van instelling en verzekeraar(s) aan ten grondslag te liggen. De steunverlening bestaat uit een tijdelijke toeslag op het tarief dat de instelling in rekening mag brengen.

- Een ander flexibel element van de WTG betreft het speelveld. De reikwijdte van de wet ligt niet vast in de wet zelf, maar in lagere regelgeving. Bij algemene maatregel van bestuur kan het speelveld worden ingekrompen of uitgebreid. Zorgaanbieders die onder de WTG vallen, zijn aangewezen in het Besluit werkingssfeer WTG 1992. Het Besluit werkingssfeer maximumtarieven WTG wijst de zorgaanbieders aan van wie de prestaties onder de maximumtarievensystematiek van de WTG vallen. Het Vrijstellingsbesluit WTG stelt bepaalde prestaties van aanbieders die onder het bereik van de wet vallen, vrij van tarifering door het CTG.
- Om de wettelijke doelstellingen te verwezenlijken beschikt de WTG, behalve over de mogelijkheid tarieven goed te keuren en vast te stellen, ook nog over de mogelijkheid tot het geven van voorschriften betreffende administratie, bekendmaking van tarieven en maximumtarieven, declaratie en verstrekking van informatie.

2.3 Achtergrond en positie van de WTG

Het kabinet stelde in 1974 in de Structuurnota gezondheidszorg dat het door marktimperfecties niet mogelijk was om de kosten van de gezondheidszorg in toom te houden zonder (aanvullende) wetgeving[13]. Tevens stelde het kabinet in die nota vast dat de Prijzenwet als algemene wet niet voldoende op de gezondheidszorg was toegesneden en dat een lex specialis nodig was voor een evenwichtige prijsvorming in de gezondheidszorg. Dat werd WTG. Die trad tenslotte begin 1982 in werking. De WTG vormt onderdeel van een complex aan regelgeving in de gezondheidszorg. Dat complex is te verdelen in regelgeving gericht op planning van aanbod, kwaliteit van zorg[14], verzekering en financiering van de gezondheidszorg[15], en natuurlijk de bekostiging en prijsvorming[16].

---

12 *Betreft de afwijkingsmogelijkheid neergelegd in artikel 4:84 Algemene wet bestuursrecht.*

13 *Kamerstukken II, 1973/74, 13 012, nr. 2.*

14 *Onder andere de Wet ziekenhuisvoorzieningen (WZV), de Wet bijzondere medische verrichtingen (WBMV), de Tijdelijke Verstrekkingenwet Maatschappelijke Dienstverlening (TVMD), de Wet op de beroepen in de individuele gezondheidszorg (Wet BIG), de Kwaliteitswet zorginstellingen en de bepalingen in het Burgerlijk Wetboek over de geneeskundige behandelingsovereenkomst (WGBO).*

15 *Onder andere de Algemene Wet Bijzondere Ziektekosten (AWBZ), de Ziekenfondswet, de Wet op de toegang tot ziektekostenverzekeringen 1998 (WTZ 1998), de Wet financiering volksverzekeringen (WFV) en de Wet toezicht verzekeringsbedrijf 1993 (WTV 1993).*

16 *De Wet tarieven gezondheidszorg, de Wet geneesmiddelenprijzen (WGP) en de Mededingingswet.*

De WTG heeft een territoriale werking en is derhalve alleen op in Nederland geleverde prestaties van toepassing voorzover deze worden geleverd door personen en instellingen die behoren tot een voor de WTG aangewezen categorie van zorgaanbieders.

De op grond van de WTG tot stand gekomen tarieven voor die prestaties gelden voor iedereen, zonder onderscheid naar nationaliteit of herkomst van de zorgaanbieder of ziektekostenverzekeraar en zonder onderscheid naar nationaliteit of herkomst van de patiënt. Wel kan de WTG onderscheid maken naar verzekeringsvorm, sociaal-, particulier of publiekrechtelijk.

Van instellingen waarvoor de budgetteringssystematiek van de WTG van toepassing is wordt het budget «aanvaardbare kosten» integraal vastgesteld en omvat het budget alle gezondheidszorgkosten[17]. Dat wil zeggen productieafspraken voor enig jaar omvatten tevens de geschatte productie te leveren aan personen die niet behoren tot de ingezetenen van Nederland.

2.4 Speelveld en doelstellingen van de WTG

De WTG draagt bij aan een goede en toegankelijke gezondheidszorg. De WTG beoogt bescherming te bieden aan burger en verzekeraar tegen al te hoge prijzen bij een schaars aanbod. De WTG kan worden ingezet om te voorkomen dat aandacht en schaars personeel verschuiven naar prestaties die volgens de overheid niet voor iedereen toegankelijk hoeven te zijn. De WTG doet dat door het CTG een prijs voor (schaarse) zorgprestaties of van (schaarse) zorgaanbieders te laten vaststellen, zowel voor zorg die de overheid voor iedereen toegankelijk wil houden als voor zorg die personele en financiële capaciteit onttrekt aan zorg die de overheid voor iedereen toegankelijk wil houden[18]. Met de WTG kan daarnaast de continuïteit van de zorg worden bevorderd door middel van het door het CTG onder voorwaarden verlenen van steun aan instellingen die de veilig te stellen zorg verlenen.

Voor de bepaling van de reikwijdte van de WTG is leidend of de toepassing van WTG-instrumenten op die zorgaanbieder of prestatie bijdraagt aan een goede, betaalbare en toegankelijke gezondheidszorg. Of de instrumenten van de WTG voor bepaalde prestaties moeten worden toegepast, vergt een separate beoordeling, los van de eventuele inzet van instrumenten op grond van andere wetten. Niet elke categorie van zorgaanbieders of prestaties hoeft beschikbaar te zijn voor iedereen[19]. Zie ook Bijlage IV.

---

[17] Het gaat bij een «instellingsbudget» ex WTG niet om budgettering van de inkomsten maar om budgettering van de kosten, de uitgaven. De inkomsten om die kosten te dekken bestaan uit tarieven per prestatie. Het totaal aan inkomsten mag in enig jaar niet groter zijn dan het totale (kosten)budget. Het verschil wordt het volgend jaar verrekend. Het instellingsbudget is dus een uitgavenbudget en niet een inkomstenbudget.

[18] Antwoord minister VWS op vraag Van Blerck-Woerdman bij behandeling Zorgnota 2000 over WTG in het derde compartiment; Kamerstukken II, 1999/2000, 26 801, nr. 27, p. 20.

[19] Antwoord minister VWS op vragen Van Blerck-Woerdman en Oudkerk inzake niet-geïndiceerde cosmetische en refractiechirurgie; Kamerstukken II, 1999/00, aanhangsel 672.

De WTG heeft vier onderling samenhangende doelstellingen: kostenbeheersing, evenwichtige tarieven, uniforme procedures voor een transparante totstandkoming van tarieven en een doelmatige organisatie van de zorg[20]. Deze doelstellingen dienen alle het streven naar een goede en toegankelijke gezondheidszorg voor iedereen. Ze worden hieronder besproken.

2.4.1 Kostenbeheersing

De doelstelling kostenbeheersing richt zich op de financiële toegankelijkheid van de zorg. Het is namelijk vooralsnog niet waarschijnlijk dat in alle deelsectoren van de gezondheidszorg een redelijk evenwicht tussen vraag en aanbod tot stand komt op grond van een vrije prijsvorming. Daar wordt prijsregulering noodzakelijk geacht. De klassieke argumentatie loopt als volgt:

De «markt van de gezondheidszorg» bestaat uit verschillende deelmarkten met een aantal bijzondere kenmerken.

Op de markt waar patiënten en zorgaanbieders elkaar ontmoeten kunnen de meeste patiënten slechts in beperkte mate de noodzaak van medisch handelen, althans de inzet van een behandelmethode, beoordelen. De aanbieders van zorg hebben een kennisvoorsprong. Daardoor zijn de posities van patiënten en aanbieders, zonder aanvullende maatregelen, niet evenwichtig.

Op de markt waar zorgverzekeraars en zorgaanbieders elkaar ontmoeten lopen de verzekeraars (aan de vraagzijde nog) geen volledig risico over de kosten van alle sectoren van de gezondheidszorg. Dat geldt zowel voor ziekenfondsen (Ziekenfondswet en AWBZ) als particuliere ziektekostenverzekeraars (AWBZ). In het verleden ontbrak zelfs voor de ziekenfondsen elke financiële prikkel om met aanbieders te onderhandelen over volume, prijs, doelmatigheid en kwaliteit van zorg. Terwijl ziekenfondsen wel verplicht zijn voldoende aanbod van zorg in te kopen voor hun verzekerden (zorgplicht).

Ook aan de aanbodzijde is sprake van marktonvolkomenheden. De overheid heeft bewust gekozen voor een weloverwogen spreiding van het aanbod in het streven naar een zo doelmatig mogelijke zorgverlening. Als gevolg daarvan nemen nogal wat instellingen en personen in de regio een monopolie- of oligopolie-achtige positie in. Dat laatste geldt overigens ook voor zorgverzekeraars.

Gezien deze bijzondere kenmerken van de gezondheidsmarkt is besloten tot regulering van de prijsvorming in de gezondheidszorg. Dat is niet alleen

---

20 Dissertatie mr. G.R.J. de Groot, Tarieven in de gezondheidszorg, 1998, p. 26 e.v.

in Nederland het geval. Alle landen om ons heen hanteren een of andere vorm van prijsregulering in de gezondheidszorg[21].

2.4.2 Evenwichtige tarieven

Onder evenwichtige tarieven wordt verstaan tarieven die zo goed mogelijk overeenkomen met de werkelijke kosten van de geleverde prestatie. Die tarieven kunnen afwijken van tarieven die in een vrije markt ontstaan. Het gaat bij deze WTG-doelstelling met name om een verdeling van de financiële middelen die voor de totale gezondheidszorg en daarbinnen voor de verschillende sectoren of (in de toekomst) regio's beschikbaar zijn. Bij de evenwichtige tariefstelling kan dan rekening worden gehouden met relevante verschillen tussen instellingen en vrije beroepsbeoefenaren, onderscheiden instellingen en vrije beroepsbeoefenaren onderling, onderscheiden verzekeringssectoren en verzekeringscompartimenten, eventueel andere maatschappelijke sectoren, de kostprijs van onderdelen van de prestatie en de inkomenscomponent[22].

2.4.3 Uniforme procedures totstandkoming tarieven

De WTG heeft in 1982 een vijftal onderling sterk verschillende en ondoorzichtige procedures voor prijsvorming in de gezondheidszorg vervangen door een uniforme procedure. Daarmee is de wijze van totstandkoming van tarieven in de gezondheidszorg voor een ieder transparant geworden. De wetgever droeg de beoordeling van tarieven exclusief op aan een zelfstandig bestuursorgaan, thans het CTG. De WTG introduceerde een procedure die het voortouw voor de totstandkoming van tarieven legde op lokaal niveau bij zorgaanbieder en verzekeraar. Met de inwerkingtreding van de WTG kregen ook particuliere ziektekostenverzekeraars de wettelijke opdracht afspraken te maken met zorgaanbieders over de prijs van prestaties. Ziekenfondsen deden dat al op grond van de Ziekenfondswet. De afstemming in tarie-

---

[21] De klassieke argumentatie geldt vooral voor de zwaardere zorg. Een genuanceerder beeld komt naar voren bij een nader onderscheid naar diverse zorgvormen. Vergelijk bijvoorbeeld openhartoperaties met AWBZ-voorzieningen als huishoudelijke hulp en semi- of intramurale zorg voor niet-zwaar gehandicapten. Voor openhartoperaties bestaan niet of nauwelijks substitutie-mogelijkheden en de informatievoorsprong van aanbieders op patiënten is groot. Voor de genoemde AWBZ-aanspraken ligt dit anders. Voor deze aanspraken bestaan wel degelijk substitutie-mogelijkheden, bijvoorbeeld in de vorm van mantelzorg al dan niet met ondersteuning door reguliere zorgverlening of particulieren. En qua kennis en informatie is de positie van aanbieders en de cliënt c.q. zijn of haar omgeving veel evenwichtiger dan bij de specialistische zorg in ziekenhuizen. Zie ook dr. K.G.H.Okma, Tijdschrift voor Politieke Economie, 1997, jaargang 20 (nr. 2), pag. 168-183.

[22] Zie voor verschillen in tariefopbouw tussen instellingen en personen de in het kader van deze notitie door het College tarieven gezondheidszorg toegezonden brochure: «Wat is het CTG?».

ven en overlegprocedures tussen zorgaanbieders en zorgverzekeraars heeft uiteindelijk geresulteerd in gelijke prestaties en gelijke tarieven onder de collectieve en private verzekeringen[23].

Met de wet beperking contracteerplicht en invoering maximumtarieven werd het aantal WTG-procedures voor totstandkoming van tarieven met een tweetal uitgebreid. Eén voor maximumtarieven en één voor de situatie dat er tussen zorgaanbieders en sociale ziektekostenverzekeraars geen overeenkomsten tot stand komen op grond van de AWBZ en Ziekenfondswet.

2.4.4 Doelmatige organisatie van de zorg

De WTG beoogt mede te bewerkstelligen een doelmatige zorgorganisatie bij zorgaanbieders, tussen zorgaanbieders onderling (keten), over de verzekeringsschotten heen (keten), binnen en buiten de regio, binnen het adherentiegebied van de grootste aanbieder en binnen het adherentiegebied van de regionaal regisserende ziektekostenverzekeraar/zorgkantoor. Bij doelmatigheid op microniveau (op het niveau van de individuele zorgaanbieder) gaat het om de kwaliteit en de doelmatigheid van de zorg die zorgaanbieders leveren en de in dat kader gewenste transparantie van het zorginhoudelijk handelen van zorgaanbieders. Met deze transparantie kan ook de doelmatigheid van het zorginhoudelijk handelen ten algemene worden beoordeeld en de noodzakelijke elementen voor bekostiging beter worden bepaald. Door middel van de WTG kunnen beloningsprikkels worden gegeven voor bepaalde prestaties of voor bepaalde zorgaanbieders om een naar de opvatting van de overheid doelmatige zorgorganisatie te bevorderen.

Het streven naar evenwichtige tarieven en uniforme procedures voor de totstandkoming van tarieven heeft er toe geleid dat de zorgprestaties of de kosten daarvan die voor dekking in de verschillende verzekeringssector in aanmerking komen zijn geharmoniseerd en soms geüniformeerd. Dat wat gescheiden is op verzekeringsniveau, is samengebracht op WTG-niveau. De harmonisering en soms uniformering van de verzekerde prestaties voor het verplicht verzekerde deel van de zorg en het vrijwillig verzekerde deel van de zorg is een van de belangrijkste winstpunten die de WTG heeft opgeleverd. Doordat alle verzekeringsvormen uitgaan van dezelfde prestaties worden transparantie en beoordeling van de kwaliteit en doelmatigheid van zorgverlening bevorderd. De WTG draagt er aan bij dat er in de zorgverlening geen zorginhoudelijk onderscheid meer wordt gemaakt naar verzekeringsachtergrond van de patiënt.

---

23 *Uit oogpunt van doelmatigheid en gelijkheid van patiënten een gelukkige ontwikkeling. Uit oogpunt van mededinging het verlies van een prikkel tot gereguleerde competitie.*

Hoofdstuk 3 De Wtg in een veranderende context

3.1 Inleiding

Dit hoofdstuk gaat in op feiten, omstandigheden en ontwikkelingen die relevant zijn voor het tarievenbeleid in de nabije toekomst. Achtereenvolgens passeren de revue:

- De evaluatie van de WTG;
- De huidige top-down-sturing van de zorg;
- De indeling in verzekeringscompartimenten die met het regeerakkoord van 1994 haar beslag kreeg;
- Verzekeringscompartimenten waarvoor inmiddels beleid is geformuleerd;
- Externe ontwikkelingen, met name de nationale en EU-regelgeving inzake mededinging en de EU-regelgeving inzake vrij verkeer van personen, goederen, diensten en kapitaal.

Het hoofdstuk sluit af met conclusies.

3.2 Evaluatie van de WTG

Voorafgaand aan het schrijven van deze notitie is een evaluatieonderzoek gehouden naar de bestuurlijke werking van de WTG. Op verzoek van de Vaste Commissie voor Volksgezondheid, Welzijn en Sport is een intensief extern onderzoek gehouden naar de wijze waarop de WTG in elkaar steekt. Bij de evaluatie is ook bekeken of de WTG vereenvoudigd kan worden en transparanter worden gemaakt. Op verzoek van de commissie is het onderzoek gedaan door personen die niet direct bij het systeem van de wet en de uitvoering door het COTG zijn betrokken[24]. Het uit de evaluatie resulterende rapport «Het speelveld van de WTG: strijd of samenspel?» van EYC is bij brief van 24 juni 1999 aan de Tweede Kamer der Staten-Generaal gezonden[25]. De evaluatie levert het volgende als belangrijkste bevindingen op:

- De WTG is succesvol gebleken op het terrein van de beheersing van kostenontwikkelingen op macro-niveau.
- De nadruk op macro-kostenbeheersing levert echter onderlinge spanning op met de andere doelstellingen van de WTG. Het gaat daarbij met name om de spanning tussen enerzijds kostenbeheersing en anderzijds evenwichtige (kostenconforme) tarieven.
- De acceptatie en naleving van de WTG wordt niet positief beïnvloed door middel van generieke kortingen. Bij een generieke korting overheerst de gedachte dat men moet boeten voor kostenoverschrijding van anderen. Ook eigen kostenoverschrijdingen worden zo omgeslagen. Dat zet niet aan tot zuinigheid. Het «succes» van de WTG keert zich dan tegen de wet

---

[24] *Zie ook hoofdstuk 1.*
[25] *Brief Minister VWS 24 juni 1999, kenmerk Z/P-991567, met rapport «Het speelveld van de WTG: strijd of samenspel».*

zelf. Veel respondenten menen dat macrokostenbeheersing minder via de prijs en meer door middel van volumebeperking moet plaatsvinden.
- De meeste ondervraagden beoordelen de realisatie van de doelstelling tot het scheppen van een uniforme transparante procedure voor de totstandkoming van tarieven positief.
- De doelstelling «evenwichtige tarieven» achten respondenten in nog slechts beperkte mate gerealiseerd. De belangrijkste kritiekpunten betreffen het ontbreken van kostenconformiteit en de matige aansluiting bij ontwikkelingen in de zorg (trans- en extramuralisering, samenwerking / ketenvorming, produktspecificatie).
- De doelstelling doelmatige organisatie van de zorg behoeft volgens ondervraagden meer aandacht.
- Er is een belangrijk verschil tussen de regelgeving en de toepassing van de WTG. Enerzijds heeft de WTG het karakter van een procedurewet die door middel van (beleids)regels van het CTG op maat kan worden toegepast. Daarmee kan flexibel op uiteenlopende ontwikkelingen worden gereageerd. Anderzijds wordt de feitelijke toepassing van de wet echter in belangrijke mate bepaalt door de wijze waarop partijen er invulling aan geven. Zowel op landelijk als op lokaal niveau hebben belangentegenstellingen binnen en tussen de geledingen nogal eens een verstarrend effect. Hierbij speelt de transformatie een rol van koepelorganisatie naar brancheorganisatie waarbij individuele leden in toenemende mate op zoek zijn naar mogelijkheden en oplossingen die toegesneden zijn op de eigen situatie. Daardoor lukt het bijvoorbeeld onvoldoende om (tijdig) beleidsregels tot stand te brengen die aansluiten op actuele ontwikkelingen in de zorg. Overigens speelt dit niet op alle deelterreinen van de zorg even sterk.
- Iedere betrokkene, ook de overheid, heeft zijn eigen (deel)belangen. Die belangen sporen niet altijd met álle doelstellingen van de wet. Er zal telkens naar een evenwicht moeten worden gezocht.
- De WTG kent een belangrijke rol toe aan lokale partijen. Individuele ziektekostenverzekeraars en individuele zorgaanbieders ervaren de in het kader van de WTG daadwerkelijk beschikbare beleidsruimte echter als te beperkt.
- De regelgeving is voor geïnterviewden niet zodanig transparant dat problemen onmiddellijk aan het juiste wettelijk kader worden toegeschreven. Geïnterviewden schreven problemen toe aan de WTG die zijn terug te voeren tot bijvoorbeeld de aanbod- of verzekeringsregelgeving. Zoals bijvoorbeeld het overeenkomstenstelsel in AWBZ en Ziekenfondswet, dat te weinig regionale speelruimte biedt, in zijn toepassing bureaucratisch en verstarrend werkt en in de praktijk te weinig betekenis heeft. De ware financiële effecten van regelgeving of het ter zake gevoerde beleid komen pas naar voren bij de vertaling naar tarieven.
- Belanghebbenden dringen aan op meer duidelijkheid over de reikwijdte van de WTG. Wie onder de WTG vallen is helder. Bij belanghebbenden bestaat echter niet altijd duidelijkheid over welke prestaties onder de WTG vallen. Het verschil in sturing van de onderscheiden verzekerings-

compartimenten schept ook onduidelijkheid over de reikwijdte van de WTG. Dat heeft een nadelig effect op de naleving. Hierbij speelt ook dat instellingen door het leveren van extra dienstverlening aanvullende inkomsten trachten te verwerven.
- Het publiek moet beter op de hoogte gebracht worden van de tarieven en de achtergrond daarvan. Regelmatig ontstaat verontwaardiging bij burgers vanwege een voor hen onduidelijk tarief of een onduidelijke relatie tussen de prestatie en de prijs die de zorgaanbieder in rekening brengt. Dat leidt tot onnodige irritatie bij publiek en politiek.
- Al met al vinden de ondervraagden een goed functionerende WTG van groot belang. Zij vinden aanpassingen en verduidelijkingen in de regelgeving noodzakelijk. Vooral achten zij aanpassingen noodzakelijk in de wijze waarop de verschillende actoren de WTG toepassen. Belanghebbenden willen verder meer steun van CTG en overheid bij het doorbreken van impassen.

3.3 De huidige top-down sturing van de zorg

Bij de toepassing van de WTG kan de overheid het initiatief aan het veld laten dan wel zelf het initiatief nemen. Een constatering is dat de overheid in het streven naar kostenbeheersing het initiatief in toenemende mate aan zich heeft getrokken. Uitgangspunten voor het overheidshandelen vormen het Budgettair Kader Zorg (BKZ) dat in 1995 is geïntroduceerd en de jaarlijkse Zorgnota (voorheen: Jaaroverzicht Zorg). Met het BKZ geeft de overheid aan wat in totaal aan de zorg in het eerste en tweede verzekeringscompartiment mag worden besteed, ongeacht de wijze waarop die zorg wordt gefinancierd. De Zorgnota gaat uit van het BKZ als het totaal beschikbare kader. De nota bevat de onderverdeling naar de circa 50 deelkaders voor onderscheiden zorgvormen. De prioriteiten en posterioriteiten zijn in deze deelkaders verwerkt. In de meerjarenafspraken met de organisaties van aanbieders en verzekeraars worden met name de prioriteiten vaak nader gedetailleerd.

Voor de handhaving van de financiële kaders maakt de overheid gebruik van de WTG, omdat 90% van de uitgaven die met het BKZ zijn gemoeid onder de reikwijdte van de WTG valt. De belangrijkste uitzonderingen vormen de uitgaven voor hulpmiddelen en het ziekenvervoer per taxi. De kosten van geneesmiddelen worden slechts ten dele beheerst door de WTG. Begrijpelijk is dan ook dat veel van de prioriteiten en posterioriteiten die voor de verschillende deelkaders in de zorgnota zijn opgenomen en eventueel in de meerjarenafspraken met de koepel- en brancheorganisaties nader zijn gedetailleerd via de WTG worden geëffectueerd. Bij de prioriteiten gaat het om de verlichting van werkdruk, het beperken van wachttijden, de loon- en prijsaanpassing, de financiële vertaling van bouwbeslissingen, etcetera. Bij de posterioriteiten gaat het veelal om volume-overschrijdingen die op aanwijzing van de minister en met instemming van het parlement worden gecompenseerd via budget- en tariefkortingen.

De afgelopen decennia stonden in het teken van de beheersing en sanering van de collectieve uitgaven. Op het terrein van zorg heeft de WTG hieraan een belangrijk bijdrage geleverd, zeker in macro-opzicht. Dit beleid heeft echter tot gevolg gehad dat minder aandacht is geschonken aan de doelstelling «evenwichtige tarieven» die op zich bezien van belang is voor de microdoelmatigheid. Onderkend kan worden dat sprake is van een dilemma waarin geen éénzijdige keuze past voor uitsluitend de macrokostenbeheersing danwel uitsluitend de evenwichtige tarieven/microdoelmatigheid. Het gaat erom dat zo verstandig mogelijk met dit dilemma wordt omgegaan. Het is van belang in de toekomst meer aandacht te schenken aan de doelstellingen «evenwichtige tarieven» en «doelmatigheid van zorg». Het valt immers niet te ontkennen dat we in de zorg momenteel van doen hebben met budgettaire arrangementen die verstarring in de hand werken en tarieven die de werkelijke kosten niet of slechts matig weerspiegelen. Mede daarom bestaat er een zekere onvrede over de huidige vormen van instellingsbudgettering[26]. De instellingsbudgettering is in de beginjaren van de WTG op aanwijzing van de overheid ingevoerd en ligt vast in beleidsregels op grond van de WTG[27]. Algemeen is de opvatting dat de instellingsbudgettering aanvankelijk een substantiële bijdrage heeft geleverd aan de doelmatigheid en de kostenbeheersing. De nadelen van de huidige vormen van instellingsbudgettering laten zich echter steeds meer voelen. De systematiek is weinig prestatiegericht. Transparantie en kostenconformiteit zijn soms ver te zoeken. Bovendien laat de huidige systematiek weinig ruimte om te onderhandelen over prijs en kwaliteit op lokaal niveau.

De top-down sturing en de bijbehorende regeldichtheid komen ook aan de orde in het jongste rapport van de Organisatie voor Economische Samenwerking en Ontwikkeling (OESO) over Nederland[28]. In dat rapport besteedt de OESO bijzondere aandacht aan de gezondheidszorg. Het rapport plaatst kanttekeningen bij de efficiency van het Nederlandse sturingsmodel. Hierbij legt de OESO een verband tussen de bestaande wachtlijsten en het sturingsmodel. De algehele conclusie is dat het Nederlandse zorgstelsel gebukt gaat onder te veel regels, verstarring en verkeerde prikkels. De remedie, aldus de OESO, ligt in minder top-downsturing, het vergroten van de vrijheid van verzekeraars bij het inkopen van zorg en het uitbreiden van het aanbod door het slechten van barrières die de toetreding belemmeren.

De aanbevelingen van de OESO zijn overigens niet zo zwart-wit. Naast de algemene aanbeveling om tot meer productieprikkels en marktconforme

---

26 Het gaat bij een «instellingsbudget» ex WTG niet om budgettering van de inkomsten maar om budgettering van de kosten, de uitgaven. De inkomsten om die kosten te dekken bestaan uit tarieven per prestatie. Het totaal aan inkomsten mag in enig jaar niet groter zijn dan het totale (kosten)budget. Het verschil wordt het volgend jaar verrekend. Het instellingsbudget is dus een uitgavenbudget en niet een inkomstenbudget.

27 Merk op dat de term (instellings)budget in de wettekst zelf niet voorkomt. De wettekst spreekt louter van een tarief voor een prestatie dan wel een geheel van prestaties.

28 OECD, Economic Surveys, Netherlands, Country Reviews, March 2000, Paris.

oplossingen (vraagsturing) te komen is de OESO tegelijkertijd van mening dat de aanbodbeheersing op onderdelen gehandhaafd moet blijven. Illustratief zijn de opmerkingen over de ziekenhuiszorg. Zo hekelt de OESO de lumpsums van de specialisten. Die dienen wellicht de korte termijn kostenbeheersing maar werken, aldus de OESO, wachtlijsten in de hand omdat ze geen enkele productieprikkel bevatten. Daardoor doen de lumpsums afbreuk aan de microdoelmatigheid. De beoogde omslag in Nederland naar bekostiging van ziekenhuiszorg op basis van diagnose behandel combinaties heeft dan ook de volle instemming van de OESO. Tegelijkertijd waarschuwt de OESO er echter voor dat een dergelijke bekostiging niet moet doorslaan naar een volledig open-eind verrichtingensysteem aangezien hierdoor de macrokostenbeheersing te zeer in het gedrang zou komen.

Een bijzonder thema is de dubbele financiële verantwoordelijkheid in het tweede compartiment. Enerzijds is het beleid gericht op het verleggen van financiële verantwoordelijkheid naar verzekeraars, anderzijds is de minister van VWS gehouden aan de handhaving van het BKZ. Dit roept spanning op. In het kabinetsstandpunt op rapporten over het geneesmiddelenbeleid heeft het kabinet zijn beleidsaanpak verwoord. Die aanpak voorziet in de uitvoering van een programma van deregulering en instrumentering dat verzekeraars in staat moet stellen hun verantwoordelijkheid waar te maken. Onder alle omstandigheden blijft de overheid (evenwel) verantwoordelijk voor de omvang en doelmatigheid van de collectief gefinancierde uitgaven. In dit licht zal het kabinet bezien hoe de rol van verzekeraars kan worden gecombineerd met de macrokostenbeheersing zoals deze tot uitdrukking komt in het BKZ. Afhankelijk van evaluatie van het voorgestane beleid zouden eventuele aanpassingen in het BKZ in een volgende kabinetsperiode kunnen worden ingevoerd. Zie ook het kabinetsstandpunt inzake het rapport van de commissie De Vries en de MDW-werkgroep geneesmiddelen[29].

3.4 Kabinetsbeleid verzekeringscompartimenten

Sinds het Regeerakkoord 1994 onderscheidt de overheid drie verzekeringscompartimenten. Terzijde zij opgemerkt dat het een onderscheid is naar betaling, naar financieringsbronnen. Het is niet een onderscheid naar noodzaak tot toegankelijkheid noch naar noodzaak van prijsregulering.

De visie van de overheid in termen van beheersing en sturing verschilt per compartiment. Elk van die visies is van invloed op de toepassing van de WTG in het desbetreffende verzekeringscompartiment. Hier volgt een korte schets.

3.4.1 Het eerste verzekeringscompartiment

Het eerste compartiment omvat de aanspraken op (langdurige) zorg ter voorkoming van ziekten en ter voorziening in hun geneeskundige behande-

---

[29] *Kamerstukken II, 1999/2000, 24 124, nr. 101.*

ling, verpleging en verzorging. Deze aanspraken vallen onder de volksverzekering AWBZ. Met ingang van 1 januari 2001 worden ook verzorgingshuizen formeel onder de AWBZ en de WTG gebracht. Doelstelling is een zodanige opzet en regionale uitvoering van de AWBZ dat binnen de beschikbare middelen de cliënt met een zorgvraag centraal staat. Met het oog op deze doelstelling is in de vorige regeerperiode een start gemaakt met het flexibiliseren van de aanspraken. Deze lijn wordt in deze regeerperiode doorgetrokken. In samenhang hiermee worden zorg-op-maat-beleidsregels op grond van de WTG ontwikkeld. Deze maatregelen dragen bij aan de flexibiliteit van het aanbod en vergroten de speelruimte van regionale partijen bij de besteding van de financiële middelen.

Een belangrijk aandachtspunt vormen de bestaande wachtlijsten. Het beperken van de wachtlijsten wordt door middel van toepassing van de WTG ondersteund, doordat de voor het opheffen van wachtlijsten beschikbare gelden worden verdeeld volgens door het CTG vast te stellen beleidsregels.

Wat betreft de bekostiging van de instellingen is de koers gericht op een meer prestatiegerichte benadering. Prestatietypering en benchmarking zijn daartoe noodzakelijk.

Intussen wordt het nodige onderzoek gedaan dat de bouwstenen moet leveren voor de definitieve besluitvorming over de uitvoeringsstructuur van de AWBZ. Dit betreft onder meer de uitvoeringstoets over de positionering en het takenpakket van zorgkantoren, die het College voor zorgverzekeringen (CVZ) momenteel onder handen heeft. Ook zijn van belang de bevindingen met betrekking tot de AWBZ uit het Marktwerking, Deregulering en Wetgevingskwaliteit onderzoek. Dat onderzoek richt zich op het verkennen van de mogelijkheden voor bredere toepassing van persoonsgerichte bekostiging van zorg, het benoemen van instrumenten die het zorgkantoor moeten stimuleren zijn taak naar behoren uit te voeren en het creëren van kansen voor alternatief aanbod.

3.4.2 Het tweede verzekeringscompartiment

Het tweede compartiment betreft de aanspraken op niet-chronische kortdurende zorg. Uitgangspunt vormt het aansprakenpakket van de Ziekenfondswet. In een brief van 29 april 1999 aan de Tweede Kamer der Staten-Generaal zet het kabinet uiteen hoe het de bestuurlijke vormgeving van dit tweede verzekeringscompartiment ziet[30]. Oogmerk is dat de verantwoordelijkheid voor de sturing en de inrichting van het daadwerkelijke zorgproces bij de verzekeraars en de aanbieders van zorg komt te liggen, opdat in de regio een geïntegreerd en patiëntgericht zorgproces tot stand komt. De zorgverzekeraar treedt op als regisseur. Wat betreft de regio gaat het niet om een van bovenaf opgelegde of door de overheid aangegeven afbakening van een bepaald geografisch gebied maar om een reeds bestaand natuurlijk verzorgingsgebied waar al relaties bestaan tussen de verschillende zorgaanbieders. De overheid beperkt zich in dit model tot sturing op hoofdlijnen. Voorwaar-

---

30 Kamerstukken II, 1998/99, 26 617, nr. 1.

de is dat de zorgverzekeraars belang hebben om op te treden als countervailing power ten opzichte van het zorgaanbod. Het risicodragende budget van de ziekenfondsen is een belangrijke prikkel voor de ziekenfondsen om de kosten te beheersen. Sinds de invoering van de verzekeraarsbudgettering in 1992 is de mate waarin ziekenfondsen risico lopen geleidelijk vergroot. Verdere stappen zijn in voorbereiding. Hand in hand met het aanscherpen van de ziekenfondsbudgettering zal relevante regelgeving mede in overleg met verzekeraars worden geflexibiliseerd en waar mogelijk losgelaten. Dit raakt ook de WTG, in het bijzonder de toepassing en de reikwijdte van de WTG.

3.4.3 Het derde verzekeringscompartiment

Het derde verzekeringscompartiment omvat de zorg die niet onder het eerste en tweede verzekeringscompartiment valt. In principe betaalt de consument hier zelf. Vaak kan de consument zich particulier verzekeren. Er is een aanhoudende vraag om de toepassing van de WTG in het derde compartiment te beperken[31].

In het derde compartiment neemt de overheid geen verantwoordelijkheid voor het beheersen van de macro-kosten van de zorg. Er is voor wat betreft deze macro-kosten derhalve geen taak voor de WTG. Wel blijft in dit derde compartiment aandacht gewenst voor andere WTG-doelstellingen en instrumenten, met name bij zorgprestaties die de overheid voor iedereen toegankelijk wil houden, zoals mondzorg. Zo zal de tariefontwikkeling van die prestaties gevolgd moeten worden ter bescherming van de burger tegen al te hoge tarieven. Bij andere prestaties kan het zijn dat de tariefontwikkeling moet worden beheerst ter voorkoming van verdringing van de door de overheid gewenste zorg. Bovendien moet worden voorkomen dat de kosten van derde compartimentszorg worden toegerekend aan het eerste en tweede compartiment en daarvan ook ten laste worden gebracht.

3.5 Externe ontwikkelingen

De WTG maakt deel uit van een complex van regelgeving. Niet alleen nationaal maar ook internationaal. Ook de internationale regelgeving heeft invloed op de wijze van toepassing van de WTG en op de regelgeving van de WTG.

3.5.1 Internationaal

Algemeen De internationale omgeving en met name de Europese Unie zal in de nabije toekomst meer en doorslaggevende invloed hebben op het complex van regelgeving waarvan ook de WTG deel uit maakt. De Europese Unie heeft onder meer tot taak het vrij verkeer van goederen, personen, diensten

---

31 *Zie antwoorden op de vragen van de leden Van Blerck-Woerdman (VVD) en Oudkerk (PvdA) over niet-geïndiceerde cosmetische en refractie chirurgie; Kamerstukken II, 1999/2000, aanhangsel 672.*

en kapitaal te bevorderen ten behoeve van alle inwoners van de lidstaten. Jurisprudentie van het Hof van Justitie van de Europese Unie laat zien dat Europese regelgeving steeds belangrijker wordt. Bij strijdigheid tussen nationale en Europese regelgeving heeft de laatste voorrang.

De Nederlandse overheid stelt zich onder meer tot doel het garanderen van toegang tot noodzakelijke, betaalbare zorg van voldoende kwaliteit voor de inwoners van Nederland. Niet noodzakelijk is dat alle zorg ook binnen de landsgrenzen wordt genoten. Daar past wel een kanttekening bij. Het onbeperkt genieten van zorg over de grenzen leidt er toe dat bij het op nationaal niveau beschikbaar houden van voldoende intramurale zorg welke uit haar aard gepaard gaat met kapitaalintensieve investeringen, het financiële evenwicht van de verschillende nationale zorgstelsels en daarmee de toegankelijkheid op nationaal niveau in gevaar komt. Aannemelijk is dat zorg over de landsgrenzen heen in de toekomst toeneemt, met name bij die zorg waar de taal een ondergeschikte rol speelt. Grensoverschrijdende consumptie onderstreept de noodzaak van zo doelmatig mogelijk zorgaanbod.

Met betrekking tot de Zorgnota zal er duidelijkheid moeten zijn over hoe moet worden omgegaan met het beslag van de buitenlandse patiënten op het totaal van de gezondheidskosten en de gezondheidszorgcapaciteit in Nederland. Onderzocht moet worden of in de jaarrekening van de instellingen de kosten en opbrengsten voor Nederlandse en voor buitenlandse patiënten afzonderlijk moeten worden geregistreerd.

Bevoegdheid prijsregulering in EU-perspectief De Europese Commissie deed in 1992 een belangrijke uitspraak in antwoord op vragen van Europarlementariër Mattina[32]. De Commissie stelt «dat de toegang tot de gezondheidszorg voor alle burgers een fundamentele doelstelling is van de politiek van sociale bescherming in alle lidstaten». In het antwoord van de Commissie wordt het bestaan van tarief-overeenkomsten tussen zorgverzekeraars en hulpverleners aanvaard als een middel tot realisering van bovenvermelde doelstelling en dat, onder omstandigheden, beperkingen op het recht van vrije vestiging en het vrij verrichten van diensten verenigbaar zijn met het communautaire recht. Daarbij spelen noodzaak, proportionaliteit en subsidiariteit een rol[33].

Het Hof van Justitie van de Europese Unie geeft in de uitspraken inzake Decker en Kohll van 27 april 1998[34] rechtvaardigingsgronden aan voor inbreuk door een nationale regeling op het gemeenschapsrecht.

Het Hof wijst erop dat zuiver economische doelstellingen, als het beheersen van de kosten van de gezondheidszorg, geen rechtvaardiging kunnen vormen voor het fundamentele beginsel van het vrij verkeer van goederen of diensten. Niettemin, zo vervolgt het Hof, kan een ernstige aantasting van

---

[32] *Publicatieblad van de Europese gemeenschappen, schriftelijke vraag nr. 2977/91, 92/C 235/27.*

[33] *Zie ook Kamerstukken II, 1997/98, 25 432, nr. 2; Declaratiegedrag in de zorgsector.*

[34] *Publicatieblad van de EG nr. C209 van 4 juli 1998, p. 4 c.q. p. 5.*

het financiële evenwicht van het sociale zekerheidsstelsel een dwingende reden van algemeen belang vormen waardoor een dergelijke belemmering gerechtvaardigd kan zijn.

Met betrekking tot de doelstelling, een evenwichtige en voor eenieder toegankelijke verzorging door artsen en ziekenhuizen te handhaven, merkt het Hof op, dat ofschoon deze doelstelling intrinsiek samenhangt met de financiering van het sociale zekerheidstelsel, zij nochtans onder de in artikel 56 van het EG-Verdrag voorziene afwijkingen uit hoofde van de volksgezondheid kan vallen, voor zover zij bijdraagt tot de verwezenlijking van een hoog niveau van gezondheidsbescherming.

Dit artikel staat de lidstaten toe, zo vervolgt het Hof, de vrije dienstverrichting van artsen en ziekenhuizen te beperken, voor zover de instandhouding van een verzorgingsmogelijkheid of medische deskundigheid op het nationale grondgebied essentieel is voor de gezondheid of zelfs het overleven van de bevolking. Een mogelijke maatregel moet wel noodzakelijk en onmisbaar zijn. Hoewel het Hof daarover geen uitspraak heeft gedaan is aannemelijk dat elke maatregel op zich ook beoordeeld moet worden naar noodzaak, proportionaliteit en subsidiariteit.

Hoe ver het Europese Hof zal gaan in de uitspraken over prejudiciële vragen opgeworpen door Nederlandse rechters met betrekking tot de het Nederlandse zorgstelsel betreffende zaken Smits, Peerbooms, Muller-Fauré en Van Riet en wat dat zal betekenen voor dat zorgstelsel inclusief de prijsvorming en het natura-/overeenkomstenstelsel moet worden afgewacht. Het standpunt van de Nederlandse regering is dat lidstaten communautairrechtelijk de vrijheid hebben te kiezen voor een naturastelsel. Inherent aan deze keuzevrijheid is dat ook de noodzakelijke voorwaarden voor een natura-verzekering, het overeenkomstenstelsel en de mogelijkheid zorg alleen in uitzonderingsgevallen buiten het stelsel te betrekken, niet op communautaire (vrij verkeersbepalingen stuiten. In een notitie over het internationaalrechtelijke perspectief voor het Nederlandse zorgstelsel kom ik hierop terug. Die notitie maakt onderdeel uit van de bouwstenen voor de besluitvorming over eventuele verdergaande stappen in de structuur en organisatie van de gezondheidszorg. Ik heb de Tweede Kamer daarover bericht[35].

3.5.2 Mededinging

Het stelsel van gezondheidszorg in Nederland gaat in veel gevallen uit van onderhandelingen tussen betrokken partijen, ook bij de prijsvorming op basis van de WTG en het overeenkomstenstelsel op grond van AWBZ en Ziekenfondswet.

De verzekerden voor de Ziekenfondswet en de AWBZ hebben recht op zorg in natura. Uitgangspunt is dat de uitvoerende ziektekostenverzekeraars niet

---

35 *Brief minister VWS d.d. 5 april 2000, kenmerk DBO-CB-U-2048253, aan Voorzitter Vaste Commissie voor VWS van de Tweede Kamer der Staten-Generaal.*

zelf de zorg leveren waarop de verzekerden recht kunnen hebben. Op de uitvoerende ziektekostenverzekeraars rust de plicht om voor de bij hen ingeschreven verzekerden voldoende zorg in te kopen bij zorgaanbieders. Zij sluiten zogenoemde «medewerkersovereenkomsten». Die medewerkersovereenkomsten moeten voldoen aan een «uitkomsten van overleg» of een «modelovereenkomst». Over de uitkomst van overleg wordt onderhandeld tussen landelijke organisaties van ziektekostenverzekeraars en zorgaanbieders. De uitkomst behoeft goedkeuring van het CVZ. Komt een uitkomst van overleg niet tot stand dan stelt het CVZ een modelovereenkomst vast. De gesloten individuele medewerkersovereenkomst AWBZ / Ziekenfondswet bepaalt de prestatie die de zorgaanbieder moet leveren ten behoeve van de ziektekostenverzekeraar. De prijs van de prestatie valt onder de regels van de WTG.

WTG, AWBZ en Ziekenfondswet bieden veel ruimte voor onderhandelingen aan representatieve organisaties van zorgaanbieders en ziektekostenverzekeraars. Daarom zijn op dat stelsel de nationale en Europese mededingingsregels van toepassing. Met name ten aanzien van het laatste is de vraag of er gelet op internationale dan wel Europese regelgeving uiteindelijk nog ruimte zal zijn in het Nederlandse zorgstelsel voor wettelijke landelijk geldende afspraken in de WTG en het overeenkomstenstelsel van de sociale ziektekostenverzekering. Mogelijk zijn dergelijke afspraken tussen landelijke organisaties niet nodig om tot eenzelfde resultaat te komen.

Vraag is of een door de nationale overheid gereguleerd zorgsysteem waarbij geen enkele ruimte is voor mededinging tussen verzekeraars (onderling) en aanbieders (onderling) zich aan Europese regelgeving inzake mededinging onttrekt. Als er naar het oordeel van de nationale overheid inbreuken nodig zijn op de mededinging dan mogen die niet aan de onderhandelende partijen worden overgelaten maar moet de overheid zelf haar verantwoordelijkheid nemen. Dat betekent dat inbreuken op mededinging op nationaal niveau moeten zijn vastgelegd in regelgeving en plaats moeten vinden onder verantwoordelijkheid van de overheid. De nationale overheden zijn daar niet zondermeer vrij in. Artikel 81 EG-Verdrag heeft weliswaar als zodanig slechts betrekking op het gedrag van ondernemingen en niet op wettelijke of bestuursrechtelijke maatregelen van de lidstaten. Volgens vaste rechtspraak van het Hof evenwel verplicht artikel 81 EG, gelezen in samenhang met artikel 10 EG, de lidstaten, geen maatregelen, ook niet van wettelijke of bestuursrechtelijke aard, te nemen of te handhaven die het nuttig effect van de op de ondernemingen toepasselijke mededingingsregels ongedaan kunnen maken. Dit doet zich volgens dezelfde rechtspraak voor, wanneer een lidstaat de totstandkoming van met artikel 81 EG strijdige mededingingsregelingen oplegt of stimuleert dan wel de werking ervan versterkt of aan zijn eigen regelgeving het overheidskarakter ontneemt door de verantwoordelijkheid voor het nemen van besluiten tot interventie op economisch gebied aan particuliere marktdeelnemers over te dragen.

Vanaf 1998 vervangt in Nederland de Mededingingswet de Wet economische mededinging. De Mededingingswet gaat uit van hetzelfde begrippenkader als de Europese regelgeving op dit terrein. De Europese regelgeving ziet op grensoverschrijdende handelsbelemmeringen. De Mededingingswet ziet op zuiver binnenlandse situaties. Met de invoering van de Mededingingswet veranderde er veel. Mededingingsbeperking die eerst werd toegestaan tenzij deze expliciet verboden was, was met ingang van 1998 expliciet verboden tenzij ze werd toegestaan. De onafhankelijke Nederlandse Mededingingsautoriteit (NMa) houdt nu toezicht in plaats van de betrokken ministers. De last om te bewijzen dat er geen sprake is van een mededingingsbeperking ligt nu bij het veld in plaats van bij de overheid.

Naarmate aan partijen meer vrijheid wordt gegeven om te onderhandelen is er steeds minder ruimte voor inzet van prijsreguleringsmiddelen. De EG-regels werken daarbij als katalysator, niet in het minst vanwege de doorvertaling van die regels naar de Nederlandse situatie in de Mededingingswet.

Tot 2003 is de Mededingingswet op collectieve afspraken in het kader van de WTG nog niet van toepassing. Artikel 16 van de Mededingingswet bevat een vrijstelling voor overeenkomsten, besluiten en gedragingen die op grond van de enige wettelijke verplichting tot stand zijn gekomen en die getoetst worden door een bestuursorgaan. De WTG en Mededingingswet moeten voor 2003 op elkaar zijn afgestemd. De EU-regelgeving kent deze vrijstelling niet. Een en ander laat dan ook onverlet dat een eerdere wijziging van de WTG en het overeenkomstenstelsel noodzakelijk kan zijn op grond van een toekomstige gerechtelijke uitspraak van het EU-Hof van Justitie.

Voor die afstemming is van belang dat in de WTG de wettelijke mogelijkheid is vastgelegd om collectieve afspraken te maken voor het hanteren van een vast tarief dan wel dit zelfs voorschrijft in geval van aanvraag van een maximum tarief. Die afspraken worden getoetst door het CTG. Dergelijke afspraken mogen niet onnodig mededingingsbeperkend werken. Als de vrijstelling voor collectieve afspraken met ingang van 2003 eindigt is de vraag of het doel dat met die collectieve afspraken is beoogd op een andere wijze kan en moet worden nagestreefd.

Daarnaast bevat de WTG nog een element dat mededingingsbeperkend kan werken. De WTG stelt de wettelijke eis dat het aanvragen van een maximumtarief altijd moet uitgaan van ofwel tenminste een representatieve organisatie ofwel tenminste van een zorgaanbieder en een ziektekostenverzekeraar gezamenlijk. Dit vormvoorschrift is oorspronkelijk bedoeld om de administratieve lasten te beperken die een verwacht veelvoud aan tariefverzoeken gedaan door individuele zorgaanbieders of individuele ziektekostenverzekeraars met zich zouden brengen. De uitwerking van deze op zich legitieme doelstelling heeft echter een onbedoeld neveneffect in zich. Een zorgaanbieder die onder de maximumtarievensystematiek van de WTG valt en die een prestatie wil leveren waarvoor nog geen maximumtarief is vastgesteld, moet het CTG eerst verzoeken een maximumtarief goed te keuren of vast te stellen. De zorgaanbieder moet dat doen samen met een verzekeraar of kan dat laten doen door een representatieve organisatie. Indien noch een verzekeraar noch een representatieve organisatie daartoe bereid is heeft de zorgaanbieder een probleem. Hij mag deze prestatie wel uitvoeren (mits daartoe op basis van kwaliteits- en beroepenwetgeving gerechtigd) doch mag deze niet rechtsgeldig in rekening brengen aan de patiënt of diens verzekeraar. Indien de zorgaanbieder geheel of grotendeels afhankelijk is van het leveren van die prestatie zou de werking van de regelen kunnen worden beschouwd als onnodig belemmerend voor het toetreden van de markt. Bezien moet worden hoe de toepassing van de WTG gewijzigd moet worden.

3.6 Conclusies

Uit voorgaande beschouwingen zijn de volgende conclusies te trekken.

De WTG moet voor 2003 zijn afgestemd op de Mededingingswet. Tot 2003 is de Mededingingswet op collectieve afspraken in het kader van de WTG nog niet van toepassing. Artikel 16 van de Mededingingswet bevat een vrijstelling voor overeenkomsten, besluiten en gedragingen die op grond van de enige wettelijke verplichting tot stand zijn gekomen en die getoetst worden door een bestuursorgaan. Bezien moet worden of de doelstellingen waarvoor de WTG aan collectieve afspraken tussen partijen een rol toekent nog noodzakelijk is, in verhouding is met de getroffen maatregel dan wel ook op andere wijze is te realiseren.

De EU-regelgeving kent een zodanige vrijstelling niet. Een en ander laat dan ook onverlet dat een eerdere wijziging van de WTG noodzakelijk kan zijn op grond van een toekomstige uitspraak van het EU-Hof van Justitie. Bij die wijziging moet rekening worden gehouden met de rechtvaardigingsgronden zoals deze door het Hof zijn geformuleerd in de uitspraken inzake Decker en Kohll.

Het met de WTG verband houdende overeenkomstenstelsel in de sociale ziektekostenverzekering (AWBZ / Ziekenfondswet) moet om dezelfde redenen eveneens voor 2003 zijn aangepast aan de Mededingingswet. De te nemen maatregelen bevorderen tevens de regionale speelruimte voor lokale partijen om afspraken te maken over prestaties (verstrekking Ziekenfondswet / zorgaanspraak AWBZ) en contraprestaties (tarief WTG).

Omdat de vrijstelling van de Mededingingswet eindigt op 1 januari 2003 en de EU-mededingingsregels al van toepassing zijn, kan niet op een stelselwijziging worden gewacht. Een stelselwijziging vergt de nodige zorgvuldigheid. Voor de realisatie is bovendien wetswijziging nodig. Wetswijzigingen die voortvloeien uit de stelseldiscussie worden naar verwachting eerst ingezet in een volgende kabinetsperiode. Die periode begint medio 2002. Omdat de vrijstelling van de Mededingingswet eindigt op 1 januari 2003 en de EU-mededingingregels al van toepassing zijn, kunnen we het ons niet permitteren die stelselwijziging af te wachten. Een actieve houding moet tijdig leiden tot de in Hoofdstuk 4 aan de orde komende noodzakelijke aanpassingen van de WTG en het overeenkomstenstelsel AWBZ / Ziekenfondswet.

Naast bovenbedoelde wijzigingen zijn er nog meer redenen om de wetgeving inzake prijsregulering aan te pakken. De WTG bestaat bijna 20 jaar en is toe aan groot onderhoud. Zowel met betrekking tot de regels als met betrekking tot de toepassing daarvan in de verschillende verzekeringscompartimenten. Er is alle reden om niet met het onderhoud te wachten op de stelselwijziging zorgsector. Voorafgaand aan eventuele wijzigingen van de wet die voortvloeien uit de stelseldiscussie en die de nodige tijd zullen vergen moet waar dat kan de tariefbemoeienis zo veel mogelijk worden beperkt. Niet alle zorg hoeft immers voor iedereen toegankelijk te zijn dan wel volledige prijsregulering te kennen.

Het evaluatie-onderzoek leert dat daarnaast ook aktie nodig is in verband met de geconstateerde spanning tussen de doelstellingen (de overheid legt in de ogen van met name de zorgaanbieders te veel accent op kostenbeheersing), de verstarring op het niveau van koepel- en brancheorganisaties, de geringe aandacht voor microdoelmatigheid, de noodzakelijke vergroting van beleidsvrijheid op lokaal / regionaal niveau en de acceptatie bij zowel veld als publiek. In het toegezonden evaluatierapport komen deze punten uitvoerig aan de orde.

Daarnaast is het noodzakelijk de WTG in te zetten voor de realisatie van de doelstellingen in de verschillende verzekeringscompartimenten en bij de verschillende zorgsectoren.

Het volgende hoofdstuk bevat voorstellen en maatregelen.

Hoofdstuk 4 Speelruimte en verantwoordelijkheid

4.1 Inleiding

In aansluiting op de diagnose die in het vorige hoofdstuk is gesteld worden in dit hoofdstuk voornemens en te nemen maatregelen gepresenteerd.

De voorstellen in paragraaf 4.2 betreffen de aanpassing van de WTG en het overeenkomstenstelsel van de sociale ziektekostenverzekering ter versterking van de regionale speelruimte voor zorgverzekeraars en zorgaanbieders. Het tijdpad vloeit voort uit externe ontwikkelingen en met name de mededingingsregels (zie paragraaf 3.5.). Bij de wijziging van de WTG komen ook de wijzigingen wegens groot onderhoud en het experimenteerartikel aan de orde. Paragraaf 4.2 besluit met het voornemen de reikwijdte van tariefstelling op grond van de WTG te beperken. In paragraaf 4.3 volgen dan nog een aantal voornemens en maatregelen die hun grond vinden in de ervaring die met de WTG is opgedaan. Ook deze zijn van algemene aard, dat wil zeggen geldend voor alle verzekeringscompartimenten en zorgaanbieders die onder de WTG zijn gebracht. Deze paragraaf besluit met de verantwoordelijkheid van zorgaanbieders en zorgverzekeraars voor een goede en toegankelijke zorg. Die verantwoordelijkheid neemt toe naarmate zij meer speelruimte krijgen die zorg gestalte te geven met collectieve middelen.

In paragraaf 4.4 wordt specifiek ingegaan op de voornemens en maatregelen in de onderscheiden verzekeringscompartimenten. Voor het eerste compartiment gaat het met name om de rol die de WTG kan spelen bij de flexibilisering van het aanbod en het aanpakken van de wachtlijsten. Voor het tweede compartiment bevat deze paragraaf voorstellen voor deregulering en flexibilisering. Maatregelen in het derde compartiment bestaan hoofdzakelijk uit het beperken van de reikwijdte van de WTG. Paragraaf 4.5 gaat in op internationale ontwikkelingen en de WTG. Paragraaf 4.6 sluit dit hoofdstuk af met een conclusie over voorgenomen maatregelen.

4.2   Hoofdmaatregelen

4.2.1   Speelruimte door wetswijziging WTG

Noodzakelijke aanpassing van de WTG aan de Mededingingswet: Tot 2003 is de Mededingingswet nog niet van toepassing op collectieve afspraken in het kader van de WTG (3.5.1). In verband met de afloop van die in artikel 16 van de Mededinging beschreven vrijstelling van de Mededingingswet moet de WTG voor die datum zijn aangepast[36].

De WTG moet zodanig worden gewijzigd dat de wettelijke bepalingen die collectieve tariefafspraken[37] mogelijk maken (huidig artikel 5 WTG bij punttarieven) dan wel daartoe verplichten (huidig artikel 17c WTG bij maximumtarieven) komen te vervallen. Van deze collectieve afspraken kunnen immers belemmeringen uitgaan voor de regionale invulling van de verantwoordelijkheden van zorgaanbieders en ziektekostenverzekeraars, of voor de toetreding tot de markt voor individuele zorgaanbieders. Dat staat haaks op EU-regelgeving en de Mededingingswet.

Groot onderhoud WTG: De wet is ook toe aan groot onderhoud. De wet kan worden vereenvoudigd door de huidige procedures te vervangen door één procedure voor totstandkoming van tarieven. De wet moet ook zo veel mogelijk in overeenstemming worden gebracht met de Algemene wet bestuursrecht (Awb)[38]. De bepalingen met betrekking tot het geven van voorschriften inzake administratie, declaratie, bekendmaking van tarieven (prijsaanduiding) en informatieverstrekking worden waar nodig geactualiseerd. Mede aan de hand van het komende wetsvoorstel Vierde tranche van de Awb, wordt bezien in hoeverre bestuurlijke handhaving in de WTG een plaats kan krijgen. Ook wordt het hierna te bespreken experimentartikel meegenomen.

---

36 *Artikel 16 van de Mededingingswet bevat een vrijstelling voor overeenkomsten, besluiten en gedragingen die op grond van de enige wettelijke verplichting tot stand zijn gekomen en die getoetst worden door een bestuursorgaan.*

37 *Onder collectieve tariefafspraak wordt hier verstaan een tariefafspraak waarbij een door de overheid in het kader van de WTG expliciet representatief verklaarde organisatie is betrokken.*

38 *Inclusief voorstel uniforme voorbereidingsprocedure Awb; Kamerstukken II, 1999/2000, 27 023.*

Experimenteerartikel WTG: De WTG is van toepassing op expliciet aangewezen categorieën van zorgaanbieders. Al hun prestaties moeten worden geprijsd volgens de systematiek van de WTG. Voor al die zorgaanbieders zijn de algemeen geldende beleidsregels van het CTG van toepassing. Initiatieven voor nieuwe of alternatieve bekostigings-systematieken van zorgaanbieders en zorgverzekeraars moeten door het CTG worden getoetst aan die algemene beleidsregels. Het CTG mag alleen van die algemene beleidsregels afwijken als op grond van de omstandigheden van het individuele geval die beleidsregels in redelijkheid en billijkheid niet kunnen worden toegepast. Die afwijkingsruimte is te gering om onder regie van het CTG op kleine schaal te kunnen experimenteren met alternatieve wijzen van bekostiging en van kosten- en prijsbeheersing of om deze experimenten voldoende af te kunnen grenzen. Alleen landelijk uniforme experimenten zijn thans op basis van vigerende regels mogelijk. De WTG biedt thans niet de mogelijkheid om een individuele zorgaanbieder of een individuele zorgverzekeraar van de werking van de algemene beleidsregels van het CTG uit te zonderen. Een experimenteerartikel in de WTG zal daarvoor in de toekomst de nodige ruimte scheppen. Het experiment blijft daarbij binnen de WTG, doch daarbij nader aan te geven beleidsregels worden «losgelaten» en de rapportage, tijdsduur, voorwaarden, voorschriften en evaluatie van het experiment kunnen nader worden geregeld.

De WTG na beoogde wetswijziging: Na aanpassing moet met de WTG sneller en flexibeler kunnen worden ingespeeld op actuele ontwikkelingen. Daarmee wordt meer speelruimte gecreëerd voor regionale partijen. Eenvoudiger en eenduidige procedures hebben ook een positief effect op de administratieve lasten voor alle betrokkenen. Het is van groot belang voor zowel burger, zorgaanbieders, ziektekostenverzekeraars en overheid dat er een overzichtelijke besluitvormings- en rechtsbeschermingsprocedure tot stand komt en onnodige juridisering wordt tegengegaan. Hierna volgt een korte schets van het resultaat van de beoogde aanpassing voor de totstandkoming van tarieven en beleidsregels. Tot slot wordt kort ingegaan op de positie van koepel- en brancheorganisaties bij de WTG.

De totstandkoming van tarieven:
- De WTG blijft uitgaan van onderhandelende partijen. Gehandhaafd blijft het wettelijk systeem dat aanvragen voor tarieven worden gedaan tussen een zorgaanbieder en een zorgverzekeraar.
- De tariefaanvraag wordt voorgelegd aan het CTG.
- Het CTG toetst de tariefaanvraag aan door het CTG opgestelde en door de minister van VWS goedgekeurde beleidsregels.
- Het CTG stelt na toetsing een tarief(beschikking) vast.
- Waar geen gezamenlijke aanvraag wordt gedaan kan een eenzijdige aanvraag worden ingediend door een ziektekostenverzekeraar of zorgaanbieder.

- Waar geen aanvraag wordt gedaan maar naar het oordeel van het CTG een tarief nodig is stelt het CTG dit tarief ambtshalve vast. Dat laatste geldt ook voor periodieke uniforme of geïndexeerde bijstelling van bestaande tarieven.

Uitzondering betreft het rechtsgeldig in rekening brengen van een tarief voor een prestatie waarvoor door het CTG een maximumtarief is vastgesteld. In dat geval is het niet nodig dat voorafgaand aan het in rekening brengen van een tarief door een zorgaanbieder aan een verzekeraar, verzekerde of patiënt een tariefaanvraag moet worden gedaan aan het CTG zolang het feitelijk in rekening te brengen tarief niet hoger is dan het door het CTG vastgestelde maximumtarief. Dit is van overeenkomstige toepassing bij een bandbreedtetarief.

De totstandkoming van beleidsregels:
- Het CTG stelt beleidsregels vast.
- Die beleidsregels kunnen onder andere gaan over soort, hoogte, opbouw en wijze van berekening van het tarief. Ook is mogelijk dat de verdeling van landelijk beschikbare middelen over de regio's in beleidsregels wordt vastgelegd. De beleidsregels kunnen tevens bepalen of voor de daarbij onderscheiden zorgvormen tarieven met een maximumbandbreedte of ander tariefkarakter van toepassing zijn.
- De minister kan globale aanwijzingen geven aan het CTG over de inhoud van die beleidsregels. De zakelijke inhoud van die aanwijzingen wordt vooraf voorgelegd aan het parlement.

Rol koepel- en brancheorganisaties na wijziging WTG   De koepel- en brancheorganisaties behouden een rol bij uitvoering van de WTG. In de eerste plaats is het CTG gehouden tot zorgvuldig bestuur bij de voorbereiding van zijn beslissingen. Dat betekent dat het CTG bij betrokken partijen informatie moet verzamelen die te nemen beslissingen moet kunnen dragen. Die eisen zijn neergelegd in afdeling 3:2 van de Algemene wet bestuursrecht. Het CTG vergaart onder andere beleidsinformatie en bereidt beleidsbeslissingen voor in commissies («kamers») waarin de bedoelde organisaties zijn vertegenwoordigd. In de tweede plaats kunnen betrokken organisaties altijd zaken aankaarten bij het CTG, in de kamers van het CTG of in technisch overleg.

4.2.2   Speelruimte door aanpassing overeenkomstenstelsel

Ook de Ziekenfondswet en AWBZ moeten voor 2003 zijn afgestemd op de Mededingingswet. De verzekerden voor de Ziekenfondswet en de AWBZ hebben recht op zorg in natura. Uitgangspunt is dat de uitvoerende ziektekostenverzekeraars niet zelf de zorg leveren waarop de verzekerden recht kunnen hebben. Op de uitvoerende ziektekostenverzekeraars rust de plicht om voor de bij hen ingeschreven verzekerden voldoende zorg in te kopen bij zorgaanbieders. Zij sluiten zogenoemde «medewerkersovereenkomsten». Die medewerkersovereenkomsten moeten voldoen aan een «uitkomsten van overleg» of een «modelovereenkomst». Over de uitkomst van overleg wordt onderhandeld tussen landelijke organisaties van ziektekostenverzekeraars en zorgaanbieders. De uitkomst behoeft goedkeuring van het CVZ. Komt een uitkomst van overleg niet tot stand dan stelt het CVZ een modelovereenkomsten vast. De AWBZ en Ziekenfondswet moeten zodanig gewijzigd dat de wet niet meer het primaat legt bij landelijke afspraken tussen organisaties, maar bij de individuele medewerkersovereenkomst te sluiten tussen een individuele ziektekostenverzekeraar en een individuele zorgaanbieder. De wet zal eisen stellen aan de individuele medewerkersovereenkomst inzake administratie, declaratie en verantwoording. Individuele ziektekostenverzekeraars en zorgaanbieders moeten in beginsel in de verhouding een op een concrete en controleerbare afspraken maken over prestaties (verstrekking Ziekenfondswet/zorgaanspraak AWBZ).

Een zo goed mogelijke patiëntenzorg vergt dat het primaat voor de organisatie van zorgverlening bij regionale partijen ligt. De ruimte voor onderhandelingen en beleidsvrijheid op lokaal/regionaal niveau wordt bepaald door de ruimte die de centrale overheid en de organisaties aan de regionale zorgaanbieders en zorgverzekeraars laten.

De aanpassing van het overeenkomstenstelsel is erop gericht belemmeringen voor regionale partijen zo veel mogelijk weg te nemen. Landelijke sturing beperkt zich tot hoofdlijnen om regionale partijen beleidsvrijheid te geven. Ook koepel- en brancheorganisaties moeten regionale speelruimte laten aan de leden.

In de regio sluiten individuele zorgverzekeraars en individuele zorgaanbieders overeenkomsten over de zorgverlening. Die overeenkomsten moeten een resultaatkarakter hebben en controleerbaar zijn. Landelijk werkende uitkomsten van overleg gesloten door landelijke organisaties en modelovereenkomsten in de Ziekenfondswet en AWBZ kunnen de regionale en individuele invulling van die medewerkersovereenkomsten belemmeren. Landelijke afspraken worden door representatieve organisaties nu direct met verantwoordelijke bewindslieden gemaakt in de vorm van politiek controleerbare meerjarenafspraken. Ook die meerjarenafspraken moeten globaal zijn om regionale en individuele invulling niet te belemmeren. De uitkomsten van overleg en modelovereenkomsten uit de Ziekenfondswet en AWBZ moeten vervallen. Dat moet gebeuren door wetswijziging. Aan de individuele overeenkomsten worden geen wettelijke eisen gesteld op het terrein van de kwaliteit. De kwaliteit van de dienstverlening wordt geregeld in de Kwaliteitswet zorginstellingen dan wel de Wet op de beroepen in de individuele gezondheidszorg. Partijen zijn natuurlijk vrij zelf, met inachtneming van de wettelijke bepalingen, daarover onderling afspraken te maken. Bij bedoelde wetswijziging wordt ook de wettelijke mogelijkheid om de verzekerde toestemming te verlenen om naar een niet gecontracteerde zorgaanbieder te gaan aangepast als gevolg van de uitspraken Kohll en Decker van het EU Hof van Justitie.

Over wijzigingen in het overeenkomstenstelsel in verband met het vervallen van de vrijstelling van de Mededingingswet ben ik voornemens voor de zomer 2000 een uitvoeringstoets te vragen aan het College voor zorgverzekeringen. Naar verwachting zal dan in het voorjaar 2001 een wetsvoorstel aan de Tweede Kamer der Staten-Generaal kunnen worden aangeboden.

4.2.3 Beperking reikwijdte van de WTG-tariefstelling

Huidige reikwijdte De WTG moet bijdragen aan een goede en betaalbare zorg voor iedereen[39].

Door het raamwetkarakter van de WTG kan er soepel worden ingespeeld op veranderingen. De overheid kan bij algemene maatregel van bestuur zorgaanbod op het speelveld van de WTG zetten dan wel daarvan verwijderen. En bepalen op wie en welke prestaties de onderscheiden WTG-instrumenten van toepassing zijn[40]. Om de wettelijke doelstellingen te verwezenlijken beschikt de WTG, naast het reguleren van tarieven, ook nog over de mogelijkheden tot het opleggen aan zorgaanbieders van voorschriften inzake administratie, bekendmaking van tarieven, declaratie en informatieverstrekking.

De huidige reikwijdte van de WTG is ruim en historisch gegroeid. Er was ten tijde van de inwerkingtreding van de WTG in 1982 alle noodzaak om de prijsstelling van het zorgaanbod te ordenen en de doelstellingen van de WTG te realiseren bij bijna alle aanbieders van reguliere zorg. Alle instellingen en personen die reguliere verzekerde zorg leverden werden dan ook onder de WTG gebracht. Voor aanbieders van niet-reguliere zorg kan dat ook, maar daar is geen expliciet gebruik van gemaakt. Eerst in 1989 is een eerste sanering uitgevoerd met betrekking tot de aanwijzing van instellingen en personen[41].

De zorgaanbieders die thans zijn aangewezen voor toepassing van de WTG komen veelal overeen met de zorgaanbieders waarvan de kosten van de zorgprestaties die zij leveren ten laste komen van het eerste of tweede verzekeringscompartiment. Dat is geen toeval. De overheid zet ook het haar beschikbare financieringsinstrument, de sociale ziektekostenverzekering, in om die zorg toegankelijk en betaalbaar te houden. Een en ander laat onverlet dat ook zorgaanbieders die geheel of gedeeltelijk zorg leveren die ten laste komt van het derde verzekeringscompartiment onder de WTG vallen. Daarvoor kan de reden liggen in hun rol en positie bij de door de overheid gewenste doelmatige zorgorganisatie in het algemeen of in de noodzaak de toegankelijkheid van de door die zorgaanbieders verleende of te verlenen zorg te bevorderen door de tarieven op een maatschappelijk aanvaardbaar peil te houden.

---

39 *Zie paragraaf 2.4.*
40 *Besluit werkingssfeer WTG 1992.*
41 *Besluit wijziging van het Besluit werkingssfeer Wet tarieven gezondheidszorg, Stb. 1989, 26.*

Bij instellingen die voor toepassing van de WTG zijn aangewezen, wordt in de praktijk in beginsel aangesloten bij de toelating van die instellingen ten behoeve van de levering van de zorg ten laste van de sociale ziektekostenverzekeringen, de AWBZ en Ziekenfondswet. Ook zijn voor de reikwijdte van de WTG aangewezen personen die een medisch, paramedisch, psycho-sociaal dan wel psycho-therapeutisch, farmaceutisch of verplegend beroep of een daarmee verwant beroep uitoefenen[42].

Periodieke toetsing reikwijdte   De situatie is niet meer hetzelfde als in 1982. Periodieke doorlichting van de reikwijdte van de WTG-instrumenten is wenselijk. Niet elke categorie van zorgaanbieders of prestaties hoeft beschikbaar te zijn voor iedereen[43]. Het kabinet maakt zich sterk voor een meer of minder vergaande vorm van gereguleerde competitie in de verschillende verzekeringscompartimenten[44]. In die situatie zullen verzekeraars in toenemende mate de rol van gelijkwaardige onderhandelingspartners voor de zorgaanbieders vervullen. Naarmate dit proces vordert, en de positie van verzekeraars nader wordt uitgewerkt, zullen partijen ook de middelen moeten krijgen om de gegeven verantwoordelijkheden waar te kunnen maken. Dit betekent dat de overheid zich op steeds meer terreinen zal kunnen en moeten terugtrekken, ook op het terrein van de prijsstelling in de zorg. De taken van de overheid zullen meer en meer gaan liggen op het terrein van het scheppen van randvoorwaarden en het leggen van de juiste incentives op de juiste plaats[45]. Namelijk daar waar actoren in het veld invulling geven aan de door de overheid gewenste inrichting van de zorg. Dit betekent een geleidelijke kanteling van de huidige uitgangspunten voor de reikwijdte van de verschillende instrumenten op grond van de WTG. We moeten dan niet langer uitgaan van de gedachte dat de WTG- instrumenten van toepassing zijn *tenzij dat niet nodig is*. We moeten dan uitgaan van de gedachte dat de WTG-instrumenten van toepassing zijn *alleen daar en wanneer dat nodig is om actoren de gewenste rol te kunnen laten spelen*. Essentieel voor volledige prijsdereguleĸring is een goed functionerende mededinging in de desbetreffende sector.

Uitgangspunten bij bepaling reikwijdte   Er wordt gestreefd naar een goede afstemming van de reikwijdte met de overige regelgeving voor de zorg.

De WTG vormt immers onderdeel van een complex van regelgeving in de gezondheidszorg. Dat complex is te verdelen in regelgeving gericht op plan-

---

42 Zie ook Bijlage IV.
43 Antwoord minister VWS op vragen Van Blerck-Woerdman en Oudkerk inzake niet-geïndiceerde cosmetische en refractiechirurgie; Kamerstukken II, 1999/2000, aanhangsel 672.
44 In het tweede compartiment op kwaliteit, service en prijs tussen ziektekostenverzekeraars onderling en zorgaanbieders onderling. In het eerste compartiment alleen tussen zorgaanbieders.
45 Bijvoorbeeld voorschriften inzake administratie, prijsaanduiding, declaratie en jaarverslaglegging.

ning van aanbod, kwaliteit van zorg[46], verzekering en financiering van de gezondheidszorg[47], en natuurlijk de bekostiging en prijsvorming[48]. Bij die afstemming voor de bepaling van de reikwijdte van de WTG worden in beginsel de volgende uitgangspunten gehanteerd. Daarbij moet overigens ook worden gelet op de internationale regels en de rechtvaardigingsgronden die het Hof van de Europese Unie heeft genoemd in de uitspraken Decker en Kohll (zie paragraaf 3.5.1). De uitgangspunten zijn in hoofdlijnen:
- Is de toegankelijkheidseis niet van toepassing, dan in beginsel geen prijsregulering;
- Is de toegankelijkheidseis niet van toepassing en de afwezigheid van prijsregulering een bedreiging voor de toegankelijkheid van gewenste zorg dan prijsregulering;
- Is de toegankelijkheidseis van toepassing en het aanbod niet schaars, dan geen prijsregulering;
- Is de toegankelijkheidseis van toepassing en het aanbod schaars, dan in beginsel prijsregulering.

In geval tot prijsregulering moet worden overgegaan is overigens een flexibele uitwerking mogelijk. Het hoeft niet uitsluitend om punttarieven te gaan. Andere mogelijkheden zijn bijvoorbeeld maximumtarieven of bandbreedte tarieven.

Nadere overwegingen bij bepaling reikwijdte Bij de bepaling van de reikwijdte van de WTG komen de volgende nadere overwegingen aan de orde:
- Moet de toegankelijkheid van deze vorm van zorg gewaarborgd zijn?
- Wordt de gewenste toegankelijkheid gewaarborgd zonder nadere regulering?
- Zou de toegankelijkheid worden verbeterd door prijsregulering?
- Komt zonder regulering de toegang tot ander door de overheid gewenst zorgaanbod in gevaar?
- Is zonder nadere regulering de toerekening van kosten van de prestatie transparant en controleerbaar?

Dit laatste speelt met name een rol bij zorgaanbieders die binnen een organisatorisch verband hun beroep of bedrijf uitoefenen en ook zorg leveren waarop de WTG van toepassing moet zijn. Zie ook schema prijsregulering aan het slot van Bijlage IV.

---

46 *Onder andere de Wet ziekenhuisvoorzieningen (WZV), de Wet bijzondere medische verrichtingen (WBMV), de Tijdelijke Verstrekkingenwet Maatschappelijke Dienstverlening (TVMD), de Wet op de beroepen in de individuele gezondheidszorg (Wet BIG), de Kwaliteitswet zorginstellingen en de bepalingen in het Burgerlijk Wetboek over de geneeskundige behandelingsovereenkomst (WGBO). Het ligt in het voornemen de WZV te vervangen door de Wet exploitatie zorginstellingen (WEZ).*

47 *Onder andere de Algemene Wet Bijzondere Ziektekosten (AWBZ), de Ziekenfondswet, de Wet op de toegang tot ziektekostenverzekeringen 1998 (WTZ 1998), de Wet financiering volksverzekeringen (WFV) en de Wet toezicht verzekeringsbedrijf 1993 (WTV 1993).*

48 *De Wet tarieven gezondheidszorg, de Wet geneesmiddelenprijzen en de Mededingingswet.*

Bij de vraag of de gewenste toegankelijkheid kan worden gewaarborgd via de markt, moet ook worden nagegaan of flankerend beleid nodig is om de levering van maatschappelijk (lees: door de overheid) gewenste zorg zeker te stellen. Dat flankerend beleid zou bijvoorbeeld kunnen bestaan uit het moeten voldoen aan voorschriften inzake administratie, declaratie, benchmarking, kwaliteitsverslaglegging, jaarverslaglegging of andere vormen van afleggen van maatschappelijke verantwoordelijkheid. Maar ook kan worden gedacht aan een leveringsplicht ten behoeve van beschermde afnemers, garanderen van een leveringszekerheid, universele dienstverlening ten opzichte van alle afnemers, bepaling periode van beschikbaarheid als wederdienst voor hoge maatschappelijke opleidingskosten en voorschriften voor prijsaanduiding. Dat flankerend beleid heeft een wettelijke basis nodig. Of en zo ja welke vorm van prijsregulering en flankerend beleid moet worden ingezet moet worden beoordeeld op basis van noodzaak, proportionaliteit en subsidiariteit.

Concrete voornemens korte termijn De WTG richt zich tot alle instellingen en personen die behoren tot de bij algemene maatregel van bestuur aangewezen categorieën van organen voor gezondheidszorg. Er zijn veel onderling verschillende categorieën van instellingen en personen aangewezen[49]. Historisch uitgangspunt van de wet is dat álle prestaties van de aangewezen zorgaanbieders die verband houden met gezondheidszorg of met de uitoefening van het beroep of bedrijf van de aangewezen zorgaanbieder onder de WTG vallen, tenzij een prestatie expliciet is uitgezonderd door middel van het Vrijstellingsbesluit WTG[50]. De keuze van de wetgever resulteert zonder het treffen van beperkende maatregelen in een groot bereik van de WTG[51]. Dat grote bereik brengt met zich dat voor een aantal prestaties van die categorieën van zorgaanbieders thans vraagtekens kunnen worden geplaatst bij de zin van de tariefstelling op grond van de WTG. Dat geldt voor de volgende – niet limitatief opgesomde – prestaties:

- niet-geïndiceerde cosmetische en refractie chirurgie;
- tandheelkundige prestaties met zuiver esthetisch oogmerk[52];
- niet-geïndiceerde klinische bevalling;
- klasseverpleging en klasseverzorging;
- niet geïndiceerde thuiszorg;
- fysiofitness;
- fysiosport;
- haptonomie;
- acupunctuur;

---

49 *Besluit werkingssfeer WTG 1992.*

50 *Op grond van het Vrijstellingsbesluit WTG zijn ten tijde van het uitbrengen van deze notitie slechts uitgezonderd de drogisterijartikelen, de hulp die in het kader van de regeling vervangende hulp ZFW (flexizorg) wordt geboden en vaccinaties ten behoeve van de preventie van influenza.*

51 *Zie ook uitspraak Hoge Raad, d.d. 3 december 1999, zaak nr. C98/147HR.*

52 *Bijvoorbeeld «etched facetting» waarbij witte vlakken op frontelementen worden opgeëtst.*

- pret-echo's;
- gezondheidskeuringen;
- rijbewijskeuringen;
- aanstellingskeuringen en
- tropenkeuringen.

Ook valt te denken aan diensten in het kader van werkzaamheden voor een rugadviescentrum of van een opname-indicatie-commissie / regionaal indicatie orgaan. Daarnaast zijn vraagtekens te plaatsen bij de prijsregulering door middel van de WTG van de Stichting Centraal Begeleidingsorgaan Intercollegiale Toetsing (CBO) en het Pathologisch Anatomisch Landelijk Geautomatiseerd Archief (PALGA). De activiteiten van het CBO en het PALGA liggen respectievelijk op het terrein van kwaliteitsbevordering van het (medisch) handelen in de gezondheidszorg en op het terrein van kankerregistratie. Het handhaven en stimuleren van deze activiteiten is gewenst, maar dat is op zich geen reden voor handhaving van de prijsregulering op basis van de WTG voor genoemde instellingen. Al eerder is aangekondigd dat zal worden bezien welke financiering beter geschikt is voor deze activiteiten[53]. De mogelijkheid tot vrijstelling van bovenaangegeven prestaties zal worden onderzocht. Die vrijstelling wordt geregeld door middel van een aanpassing van het Vrijstellingsbesluit WTG. Daaraan voorafgaand wordt een uitvoeringstoets gevraagd aan het CTG, het College voor zorgverzekeringen en de Commissie toezicht uitvoeringsorganisatie. Ook de Inspectie voor de gezondheidszorg wordt geraadpleegd. Die instanties moeten een oordeel geven over hen regarderende uitvoeringsconsequenties. De organisaties van ziektekostenverzekeraars worden op de hoogte gesteld evenals de Consumentenbond. Op basis van de uitvoeringstoetsen en reacties kan een beslissing worden voorbereid. Het streven is een eerstvolgende beperking van de reikwijdte van de tariefstelling op grond van de WTG met ingang van 1 januari 2001 te realiseren.

4.3 Algemene voornemens en maatregelen

Voornemens en maatregelen die van toepassing zijn voor alle verzekeringscompartimenten zijn gericht op het doorbreken van de verstarring, het bevorderen van doelmatigheid op instellingsniveau en transparantie en het vergroten van de beleidsvrijheid voor lokale en regionale partijen. Veel van de voorgenomen voornemens en maatregelen hebben meerdere positieve effecten.

---

53 Nota van toelichting van het Besluit van 20 januari 1989, houdende wijziging van het Besluit werkingssfeer Wet tarieven gezondheidszorg, Stb. 1989, 26.

4.3.1 Voorlichtings- en vraagbaakfunctie CTG

De acceptatie, uitvoering en naleving door burgers, zorgaanbieders en zorgverzekeraars van de voorschriften en tarieven van de WTG wordt bevorderd door meer openheid en het toegankelijker maken van de beschikbare informatie.

Het CTG is bezig zijn voorlichtingsfunctie te vergroten voor burgers, zorgaanbieders en zorgverzekeraars. Het CTG stelt voor betrokkenen relevante informatie beschikbaar via circulaires, nieuwsbrieven, landelijke dagbladen, landelijke organisaties van zorgverzekeraars, zorgaanbieders, consumenten, cliënten en patiënten.

Het CTG beheert een internetsite[54] met relevante informatie over de regelgeving van de WTG, de reikwijdte van de WTG, de van de WTG vrijgestelde prestaties, de werkzaamheden van het CTG en de door het CTG vastgestelde beleidsregels en tarieven. Het CTG werkt de voorlichtingsfunctie voor burgers verder uit.

Uit de klankbordgroep die het evaluatieonderzoek van de WTG begeleidde kwam de wens naar voren het CTG meer te kunnen betrekken bij de oplossing van technische vragen of vragen in het overleg tussen zorgaanbieder en zorgverzekeraar. Het CTG beziet hoe het die vraagbaakfunctie het beste vorm kan geven. Goede invulling van de voorlichting en de vraagbaakfunctie bevordert de goede uitvoering en naleving van de WTG.

In de reactie van het CTG op de evaluatie draagt het CTG zichzelf op heldere beleidsregels en tariefsystemen te maken, zodat geen schemerzones kunnen ontstaan die fricties opleveren met de naleving van de wetgeving.

4.3.2 Administratie- en declaratievoorschriften zorgaanbieders

Patiënten, zorgverzekeraars, zorgaanbieders en overheid beschikken vaak over te weinig of relevante informatie om goede keuzen te maken en om de naleving van contractuele afspraken en wettelijke voorschriften te na te gaan.

Door het opstellen van administratievoorschriften voor zorgaanbieders, het verplicht stellen van een adequate administratie en van een daaraan gerelateerde bewaarplicht en bewaartermijn wordt de beschikbaarheid bevorderd van inzichtelijker en toegankelijker informatie. Ook declaratievoorschriften dragen daaraan bij. Voorschriften voor bekendmaking van tarieven en de inrichting van de declaratie moeten ook voor de patiënt meer duidelijkheid scheppen. De WTG biedt voor zulke voorschriften een wettelijke basis. Bij de opstelling van bedoelde voorschriften wordt rekening gehouden met de regels op het terrein van de jaarverslaglegging, de controller- en accountancypraktijk en definities, de bescherming van persoonsgegevens, de wenselijke beperking van administratieve lasten en de bestaande geautoma-

---

[54] www.cotg.nl.

tiseerde en niet geautomatiseerde declaratiestromen, de wensen van signalering van financiële problemen bij zorgaanbieders, toezicht en handhaving. Voor de middellange termijn is een algemene regeling inzake administratie- en declaratievoorschriften voorzien. Een regeling voor farmaceutische hulp is reeds tot stand gekomen[55].

4.3.3   *Periodieke evaluatie van budget- en tariefsystematieken*

Bij de evaluatie van de WTG is vastgesteld dat de beleidsregels van het CTG door de houding van betrokken partijen niet altijd tijdig aansluiten op actuele ontwikkelingen in de zorg (zie paragraaf 3.2). Het is derhalve nodig de diverse budget- en tariefsystematieken periodiek te evalueren. Dit bevordert een stelselmatige beoordeling en bijstelling van de desbetreffende beleidsregels voor een juiste verhouding tussen kosten en prijs van de prestatie en voor aansluiting met actuele ontwikkelingen in de zorg. Blijkens zijn reactie op het evaluatierapport heeft ook het CTG oog voor de noodzaak van dergelijke evaluaties. Het CTG neemt dit op in zijn werkprogramma.

Specifiek aandachtspunt is de financiële ontwikkeling bij instellingen. Het CTG brengt jaarlijks voor 1 november aan de minister een signaleringsrapport uit over het voorgaande boekjaar.

4.3.4   *Ruimte voor aanvullende inkomsten*

De oude budgetteringsregel was dat instellingen al hun inkomsten ter dekking van het instellingsbudget[56] moesten brengen. Reeds lange tijd viel te constateren dat een zich wijzigende maatschappelijke context instellingen stimuleert tot het aanbieden van extra diensten. Hiermee kwam de acceptatie en naleving van de oude regel op de tocht te staan, zoals ook in het evaluatierapport van EYC naar voren komt.

Een oplossing is inmiddels gevonden met de beleidsregel aanvullende inkomsten die in juni 1999 door het CTG is vastgesteld. Bij brief van 2 december 1999 is de Tweede Kamer over dit onderwerp geïnformeerd[57]. De beleidsregel bevat een opsomming van activiteiten waarvan de inkomsten die daarmee zijn vergaard als aanvullend zijn aangemerkt. Die inkomsten hoeven niet meer te dienen ter dekking van het instellingsbudget. Zij moeten wel worden aangewend voor zorgdoeleinden. Het gaat onder meer om inkomsten uit prestaties die behoren tot het derde verzekeringscompartiment en uit niet-patiëntgebonden prestaties als betaald parkeren. Natuurlijk moeten de kosten die met het leveren van deze prestaties gepaard gaan ten laste worden gebracht van deze aanvullende inkomsten. Tenzij die prestaties zijn vermeld in het Vrijstellingsbesluit WTG moeten deze worden getarifeerd op grond van de WTG.

---

55 *Staatscourant 2000, nr. 3, p. 7.*
56 *Onder instellingsbudget wordt verstaan de totale kosten die een instelling in enig jaar mag maken ter voldoening aan de afspraak met ziektekostenverzekeraars om een bepaalde productie te leveren.*
57 *Brief Minister VWS van 2 december 1999, kenmerk CSZ/ZT-2018488.*

Partijen kunnen aan het CTG voorstellen doen voor classificering van inkomsten uit prestaties als aanvullende inkomsten.

4.3.5 Het bevorderen van microdoelmatigheid en transparantie

In de evaluatie van EYC scoort de microdoelmatigheid relatief laag. Ook de transparantie van de kosten die gemoeid zijn met het leveren van de prestaties kan beter. Deze beide aspecten vereisen meer aandacht. De sleutel tot verbetering ligt in het meer prestatiegericht maken van de bekostiging. Dit vergt het ontwikkelen van kostenconforme parameters en tarieven voor relevante prestaties. Daarbij is het niet zinvol om de beoogde kostenconformiteit te enten op een instelling die ondoelmatig is georganiseerd. Waar het om gaat is het ontwikkelen van kostenconforme parameters en tarieven voor zinnige prestaties en gestandaardiseerde behandelwijzen uitgaande van instellingen met een behoorlijk doelmatigheids- en kwaliteitsniveau. Het ontwikkelen van dergelijke parameters en tarieven kan niet met de WTG alleen. Basisinformatie moet komen uit prestatie-typering en benchmarking. Dit vergt de inzet en informatie van alle betrokkenen, met name van de aanbieders van zorg. Zij zijn het die het meeste inzicht hebben in het primaire proces. De ontwikkelingen in met name de thuiszorg en de geestelijke gezondheidszorg bewijzen dat het kan.

Goed onderbouwde tarieven zijn ook in het belang van de aanbieders van zorg. Er is een beter verhaal voor eventuele intensiveringen en volledige compensatie voor loon- en prijsontwikkelingen indien de tarieven goed zijn onderbouwd; er is geen goed verhaal voor eventuele intensiveringen en een volledige compensatie voor loon- en prijsontwikkelingen, als de tarieven nog niet adequaat zijn onderbouwd. Dit stimuleert het veld om werk te maken van de microdoelmatigheid en de transparantie van maatschappelijk gewenste zorg door middel van prestatietypering en benchmarking.

4.3.6 Verantwoordelijkheid van aanbieders en verzekeraars

Algemeen Het vergroten van de speelruimte van lokale en regionale partijen betekent dat zij meer verantwoordelijkheid krijgen. Bij verantwoordelijkheid dragen past verantwoording afleggen. Hoe meer aan de eigen verantwoordelijkheid van een organisatie wordt overgelaten, hoe belangrijker het wordt dat de organisatie zich verantwoordt over zijn functioneren en zijn prestaties. Meer eigen verantwoordelijkheid en meer aandacht voor verantwoording afleggen heeft ook consequenties voor de manier waarop intern en extern toezicht wordt gehouden. Waar nodig zal de regelgeving over verantwoording en toezicht worden aangepast. Algemeen uitgangspunt is dat de verantwoordelijkheid voor het eigen functioneren en de verantwoording daarover dáár liggen waar deze horen: bij de aanbieders van de zorg en bij de uitvoerders van de sociale ziektekostenverzekeringen zelf.

De zorgaanbieders Ook in het gedachtegoed van de Commissie Health Care Governance (commissie-Meurs) is elke zorgorganisatie primair zelf verantwoordelijk voor goed bestuur, goed intern toezicht en adequate verantwoording[58]. De commissie doet aanbevelingen die moeten leiden tot verdere professionalisering van het bestuur van zorginstellingen en het interne toezicht van zorgorganisaties en over de wijze waarop zorgorganisaties zich, gegeven hun maatschappelijke positie, moeten verantwoorden. De commissie doet daarnaast ook enkele interessante aanbevelingen aan de centrale overheid. Bijvoorbeeld de suggestie om het in de praktijk gegroeide raad-van-toezicht-model wettelijk te verankeren. Ook de aanbeveling om te regelen dat bij ernstig tekortschieten van de raad van toezicht een voorlopige voorziening kan worden getroffen (naar analogie van de Ondernemingskamer bij de Rechtbank Amsterdam) verdient serieuze overweging. De gedachte achter beide aanbevelingen is dat veel zorgorganisaties meer en meer kenmerken beginnen te vertonen van structuurvennootschappen, waarvoor de relatief eenvoudige verplichtingen die gelden voor stichtingen niet meer voldoen.

De zorgaanbieders verantwoorden zich over de kwaliteit van de zorg door een kwaliteitsverslag. Daarnaast leggen zij verantwoording af in hun jaarverslag (inclusief jaarrekening). Onlangs is een nieuwe, gemoderniseerde Regeling jaarverslaggeving zorginstellingen gepubliceerd[59]. Met betrekking tot de naleving van de medewerkersovereenkomsten die zorgaanbieders hebben gesloten met sociale ziektekostenverzekeraars die uitvoering geven aan de AWBZ en Ziekenfondswet leggen beide contractpartners over en weer aan elkaar verantwoording af. Die medewerkersovereenkomst moet toetsbare en controleerbare resultaatsverplichtingen bevatten (4.2.2).

De sociale ziektekostenverzekeraars Ook bij de sociale ziektekostenverzekeraars krijgt de eigen verantwoordelijkheid steeds meer nadruk. Het wetsvoorstel Instelling College van toezicht op de zorgverzekeringen[60] voorziet in een modernisering van de wijze waarop de uitvoerders van de ZFW en AWBZ zich verantwoorden. Zo moeten sociale ziektekostenverzekeraars bijvoorbeeld een uitvoeringsverslag en een financieel verslag maken.

Toezicht Sluitstuk van het geheel is de vormgeving van adequaat extern toezicht, dat rekening houdt met de posities van de verschillende actoren en met hun taken en verantwoordelijkheden. De Inspectie gezondheidszorg (IGZ) is belast met het toezicht op naleving van de kwaliteitswetgeving door de zorgaanbieders. De Commissie toezicht uitvoeringsorganisatie van het CVZ (CTU) houdt toezicht op de sociale ziektekostenverzekeraars.

Voor die categorieën van zorgaanbieders of prestaties waarvoor, in lijn met deze notitie, besloten is om niet langer tarieven op grond van de WTG vast te

---

[58] Zie rapport *Commissie Health Care Governance*, november 1999; www.healthcaregovernance.nl.
[59] *Staatscourant* 1999, 246, blz. 12.
[60] *Kamerstukken II*, 1999/2000, 27 038.

stellen ligt het voor de hand de financiële ontwikkelingen bij zorgaanbieders c.q. de prijsontwikkeling van de vrijgestelde prestaties te monitoren op grond van de WTG.

Continuïteit van zorg en steunverlening aan zorgaanbieders Als na alle verantwoordingsmechanismen en waarschuwingssystemen een aanbieder in financiële problemen komt, kan de aanbieder samen met ziektekostenverzekeraars hulp inroepen om de zorg voor de verzekerden door die instelling te kunnen continueren.

Signalering en oplossing van financiële problemen kan komen langs de lijnen van de raad van toezicht van de instelling, betrokken verzekeraar(s), de Inspectie gezondheidszorg (IGZ), het College tarieven gezondheidszorg (CTG) en het College sanering ziekenhuisvoorzieningen (CSZ).

Rol WTG bij continuïteit van zorg De WTG kan de continuïteit van de zorg voor de patiënt bevorderen door middel van het onder voorwaarden verlenen van steun aan instellingen die die veilig te stellen zorg verlenen. Het CTG gaat daar slechts toe over indien daar een door de minister van VWS vastgestelde behoefte aan is. Basisvoorwaarde bij de te verlenen tegemoetkoming bij financiële moeilijkheden van een instelling is dat de instelling aantoont dat er in de toekomst sprake zal zijn van een sluitende begroting. Dat wil zeggen dat de exploitatiekosten blijven binnen het beschikbare budget. Andere criteria die het CTG hanteert om tot een positief besluit te komen bij het toekennen van verliescompensatie, zijn:
- reorganisatie van de desbetreffende instelling;
- de instelling dient een (substantiële) eigen bijdrage te leveren bij het wegwerken van het negatieve vermogen;
- de verliescompensatie wordt in termijnen beschikbaar gesteld; het CTG beoordeelt steeds aan de hand van tussenrapportages of een volgende termijn zal worden toegekend[61].

De WTG bevordert op deze wijze de toegankelijkheid van gewenste zorg.

4.4 Specifieke voornemens en maatregelen per verzekeringscompartiment

Al het mogelijke moet worden gedaan om de gesignaleerde verstarring te doorbreken. Het departement en het CTG streven naar opheffing van langdurige patstellingen tussen partijen door bundeling van krachten van alle betrokkenen of door stimulering van al dan niet gezamenlijke initiatieven. De nieuwe bestuurlijke aanpak in de vorm van meerjarenafspraken heeft er toe geleid dat langslepende thema's nu in gezamenlijkheid zijn opgepakt.

Ook onder de thema's die de WTG direct raken zijn er nogal wat die een gezamenlijke aanpak vergen en waarbij de inzet van de landelijke organisaties onontbeerlijk is. Voorbeelden van dergelijke thema's, waarbij deze organisa-

---

61 Bron: Beleidsdocument CTG.

ties nauw betrokken zijn en in voorkomende gevallen het voortouw hebben, zijn bijvoorbeeld de aanpak van de wachtlijsten in de thuiszorg en de gehandicaptenzorg, de modernisering van de bekostiging van de verzorgingshuizen en ook de modernisering van de bekostiging van de ziekenhuiszorg.

Tegen deze achtergrond worden hieronder per verzekeringscompartiment verdere voornemens en maatregelen uiteengezet.

4.4.1 Het eerste verzekeringscompartiment

Meer zorg-op-maat Voor de GGZ is de flexibilisering van aanspraken ingevoerd per 1 januari 1998. Voor de sector verstandelijk gehandicaptenzorg gebeurde dit per 1 januari 1999. De eerstvolgende sector is de sector verpleeghuiszorg. Voor deze sector is de flexibilisering per 1 januari 2001 voorzien. Tegelijk met het flexibiliseren van de aanspraken zijn en worden de zogenaamde zorg-op-maat beleidsregels op grond van de WTG ingevoerd. Deze maken een inzet van zorgaanbod mogelijk die zo optimaal mogelijk is afgestemd op de zorgvraag van de individuele patiënt. Een en ander draagt bij aan een flexibeler aanbod van zorg en het vergroot de beleidsvrijheid van regionale partijen bij de besteding van de beschikbare financiële middelen.

Aanpak wachtlijsten In de reactie op de motie Van Vliet betreffende de modernisering van de AWBZ[62] is aangegeven dat een van de belangrijkste lopende trajecten de aanpak van wachtlijsten is[63]. Daarbij kan de WTG een dienende rol vervullen. Door middel van CTG-beleidsregels kunnen de middelen die voor de aanpak van wachtlijsten beschikbaar zijn adequaat worden verdeeld over zorgaanbieders die zich bij die aanpak verdienstelijk maken. Zie de manier waarop de aanpak van de wachtlijsten in de thuiszorg is vormgegeven en waarover de Tweede Kamer bij brief is geïnformeerd[64]. Bij brief van 31 maart is de Tweede Kamer geïnformeerd over de versnelde aanpak wachtlijsten gehandicaptenzorg[65]; op 4 april is daarover met de kamer overlegd[66].

Een goede aanpak gaat ervan uit dat de allocatie van beschikbare middelen plaatsvindt op het regionale niveau met een regisseursrol voor het zorgkantoor.

Idealiter bevat de aanpak de volgende ingrediënten, die alle op enigerlei wijze hun weerslag (zullen) vinden in de CTG-beleidsregels op grond van de WTG.

- Het zorgkantoor maakt met de instellingen (aanvullende) productieafspraken.

---

[62] *Kamerstukken II*, 1999/2000, 26 631, nr. 5.
[63] *Kamerstukken II*, 1999/2000, 26 631, nr. 7; Brief Staatssecretaris VWS 10 maart 2000.
[64] *Kamerstukken II*, 1999/2000, 25 170, nr. 18; Brief Staatssecretaris VWS d.d. 29 maart 2000.
[65] *Kamerstukken II*, 1999/2000, 24 170, nr. 52.
[66] *Kamerstukken II*, 1999/2000, 24 170, nr. 53.

- De productie-afspraken bevatten een resultaatsverplichting, ook over het aantal verzekerden dat zorg zal ontvangen.
- Bij het maken van productie-afspraken wordt uitgegaan van een reële inschatting van de mogelijkheden, onder meer ten aanzien van de arbeidsmarkt.
- De instelling voert overleg met bewoners/patiënten/cliënten-organisaties over de te bieden hulpverlening. Het zorgkantoor moet zich hiervan kunnen vergewissen.
- Er vindt nacalculatie plaats op de feitelijk geleverde productie.
- Wanneer in de loop van het jaar dreigt dat de productie-afspraken die met een individuele instelling zijn gemaakt worden onderschreden danwel overschreden, moet het zorgkantoor met de budgetten binnen dat jaar kunnen schuiven van de ene naar de andere instelling.
- De financiering van de instelling wordt afhankelijk gesteld van de feitelijke productie.
- Bij het maken van de afspraken wordt gekeken naar de eventuele inzet van de instellingsreserves.
- In de beleidsregels worden (landelijke) afspraken over aanvaardbare wachttijden opgenomen.
- De producten die de CTG-beleidsregels noemen zijn dezelfde als de productdefinities bij de wachtlijsten.
- Ook ten aanzien van het zorg-op-maat deel van de instellingsbudgetten worden producten gedefinieerd. Hierbij past wel flexibiliteit, bijvoorbeeld door middel van protocollaire afspraken tussen instelling en zorgkantoor. Het werken met begrotingen en het registreren van de output hoort er evenwel bij.
- Het zorgkantoor heeft een grote rol bij het beoordelen van de mogelijkheden. Hierbij past dat de instellingen hun benchmarkgegevens, zodra deze beschikbaar zijn, overleggen aan het zorgkantoor.
- Wenselijk is dat wat betreft de financiering van de instellingen de omslag wordt gemaakt van de huidige punttarieven naar maximumtarieven.

Onderkend wordt dat op dit moment nog niet alle ingrediënten beschikbaar zijn. Ingrediënten die nog mankeren zijn met name de benchmarking – de thuiszorg vormt op dit punt een uitzondering – en de maximumtarieven.

Wat betreft de benchmarking is de verwachting dat de modellen die daartoe voor elk deelterrein nodig zijn, in 2002 operationeel zijn. Daaraan voorafgaand start in 2001 de registratie op basis van de relevante productdefinities.

Hiermee is niet gezegd dat de zorgkantoren in de tussentijd met lege handen staan. Een – zij het ruwe – graadmeter voor het functioneren van een instelling is bijvoorbeeld het ziekteverzuim. Zo kwam uit de benchmark thuiszorg naar voren dat een goede kwaliteit van zorgverlening en een doelmatige bedrijfsvoering vaak samengaan met een laag ziekteverzuim. Andersom kan een hoog ziekteverzuim erop duiden dat binnen de instelling problemen bestaan die afbreuk doen aan de kwaliteit van de zorgverlening en de doelmatigheid van de bedrijfsvoering.

De overgang van de huidige punttarieven naar maximumtarieven in de bekostiging van de instellingen is zonder meer gewenst. Het bevordert dat instelling en zorgkantoor niet alleen over het productievolume spreken, maar ook over kwaliteit en prijs. Gelet ook op de uitvoeringstechnische aspecten wordt hierover dit jaar een uitvoeringstoets van het CTG gevraagd. Een daarbij te betrekken vraag is hoe de kostenbeheersing zoveel mogelijk kan worden zeker gesteld bij een meer prestatiegerichte bekostiging van zorgaanbieders.

Genuanceerde benadering contracteerplicht In de reactie op de motie Van Vliet[67] is aangegeven dat het thans niet opportuun is om over te gaan tot het afschaffen van de contracteerplicht in de AWBZ[68]. Eerst nadat definitieve besluitvorming heeft plaatsgevonden over de uitvoeringsstructuur van de AWBZ kan dit aandachtspunt herleven. Dit betekent dat het loslaten van de contracteerplicht eerst op termijn zal spelen. Het is goed te benadrukken dat het hierbij niet hoeft te gaan om een keuze tussen het wel of niet afschaffen van de contracteerplicht voor de AWBZ als geheel, en wel op één moment. Artikel 45 AWBZ laat de mogelijkheid om te kiezen voor een gefaseerd dan wel een gedeeltelijk loslaten van de contracteerplicht. Dit biedt ruimte voor een genuanceerde benadering waarbij elk van de grote deelterreinen op eigen merites kan worden bezien. Ook na veranderen van de contracteerplicht in contracteervrijheid zullen bij handhaving van het naturastelsel in de AWBZ ziektekostenverzekeraars en zorgaanbieders concrete en controleerbare afspraken maken over prestaties (zorgaanspraak AWBZ) en contraprestaties (tarief WTG).

4.4.2 *Het tweede verzekeringscompartiment*

Algemeen Het is onmogelijk de huidige top-down sturing van de ene op de andere dag in te ruilen voor volledige sturing door zorgverzekeraars. Er is sprake van een overgangssituatie. De komende jaren worden gekenmerkt door nieuwe bestuurlijke en financiële verhoudingen tussen alle spelers in het zorgveld. Dat geeft onzekere uitkomsten en vergt geleidelijkheid, een zorgvuldige begeleiding en monitoring door overheid en zorgverzekeraars tezamen. Hiertoe zal een programma van deregulering en flankerend beleid worden ontwikkeld. Doel van dit programma is dat zorgverzekeraars meer energie gaan steken in doelmatigheidsbevordering bij aanbieders. Net zoals zorgaanbieders dat zelf moeten doen. Een aanzet voor dit programma is gegeven in het kabinetsstand op de rapporten over het geneesmiddelenbeleid. Streven moet zijn om dit programma uiteindelijk te verbreden naar het gehele tweede compartiment in lijn met het algemene beleid dat gericht is op het vergroten van de speelruimte en de verantwoordelijkheden van partijen.

---

67 *Kamerstukken II, 1999/2000, 26 631, nr. 5.*
68 *Kamerstukken II, 1999/2000, 26 631, nr. 7; Brief Staatssecretaris VWS 10 maart 2000.*

Wat betreft de WTG is enerzijds duidelijk dat verzekeraars meer speelruimte moeten krijgen bij de totstandkoming van tarieven. Anderzijds is duidelijk dat de WTG aan verzekeraars ook zekerheid biedt. In dit opzicht verschilt de positie van verzekeraars niet van de positie van de overheid. Wie de kosten wil beheersen heeft nu eenmaal instrumenten nodig. Hierbij moet worden onderkend dat het enkel verleggen van de financiële verantwoordelijkheid geen wijziging brengt in de schaarste die in delen van het tweede compartiment manifest is. En schaarste draagt het risico van prijsstijgingen in zich, onverschillig of het de overheid of de verzekeraar is die als countervailing power optreedt.

In dit licht is een beoordeling per zorgvorm aangewezen. Waar liggen kansen, waar is waakzaamheid geboden en welke stimuli zijn denkbaar opdat de verzekeraar zijn regisseursrol goed kan vervullen?

In de uitwerking is onderscheid nodig naar enerzijds de «overige verstrekkingen» in het kader van de ziekenfondsbudgettering en anderzijds de «ziekenhuiszorg».

De overige verstrekkingen in de ziekenfondsbudgettering omvatten de hulpmiddelen, het ziekenvervoer, de farmaceutische zorg, de paramedische zorg, de kraamzorg, de huisartsenzorg, de mondzorg en de zorgverlening door verloskundigen. Voor deze verstrekkingen zijn de ziekenfondsen sinds 1 januari 2000 volledig risicodragend.

De ziekenhuiszorg omvat de ziekenhuisverpleging geïntegreerd met medisch specialistische hulp. Op dit onderdeel zijn de ziekenfondsen nog slechts in beperkte mate risicodragend. Het uitontwikkelen van de ziekenfondsbudgettering op dit onderdeel, in samenhang met het moderniseren van de bekostiging van de ziekenhuiszorg, zal nog enkele jaren vergen.

Een en ander betekent dat het programma van deregulering en flankerend beleid zich in eerste instantie richt op de overige verstrekkingen.

Overige verstrekkingen De *hulpmiddelen* en het *ziekenvervoer* per taxi vallen buiten de reikwijdte van de WTG. De prijsvorming wordt daar aan de markt overgelaten. Sinds 1 januari 2000 gelden overigens voor het ziekenvervoer per taxi op grond van de Wet personenvervoer maximumtarieven. Met name regionale ziekenfondsen kunnen door raamcontracten prijsvoordeel behalen.

De voornemens ten aanzien van de *farmaceutische zorg* staan vermeld in het eerdergenoemde kabinetsstandpunt over het geneesmiddelenbeleid. Wat betreft de toepassing van de WTG gaat het onder meer om de introductie van doelmatigheidsmodules in de tarieven c.q. tariefdifferentiatie.

In de *paramedische zorg* spelen geen bijzondere schaarsteproblemen. Wachtlijsten komen nauwelijks voor en het aanbod van paramedische zorg is veelvormig.

De afwezigheid van schaarste vormt argument om de paramedische zorg vrij te stellen van tarifering ex WTG. Dat is een principiële stap. In dat licht verdient het de voorkeur voorshands uit te gaan van een tijdelijke vrijstelling van (bijvoorbeeld) vier jaar. Dan wordt geen onomkeerbare stap gezet. Rekening houdend met de lopende meerjarenafspraken kan deze deregulering eerst per 1-1-2003 worden doorgevoerd[69]. De beoogde maatregel vergt een goede voorbereiding. In lijn met de meerjarenafspraken ligt het voor de hand partijen nauw bij de voorbereiding te betrekken. Conditie voor het effectueren van dit voornemen is overigens een goed functionerende mededinging. Dit vergt in elk geval een beoordeling op eventuele toetredingsbarrières.

Voor verstrekkingen als de *huisartsenzorg*, de *mondzorg* en de zorgverlening door *verloskundigen* is de situatie anders. Er is sprake van tekorten in het aanbod. De belangrijkste opgave voor de komende tijd ligt in het wegwerken van die tekorten. Dat is een zaak van lange adem. Naast de vraagontwikkeling moet aan de aanbodzijde rekening worden gehouden met de lange opleidingsduur en – mede onder maatschappelijke invloeden – de tendens naar korter werken. Een stevige uitbreiding van met name de artsenopleiding is noodzakelijk. Met de Tweede Kamer der Staten-Generaal is een plan van aanpak ter oplossing van de knelpunten in de huisartsenzorg besproken[70]. Het verzekeringspakket bij de mondzorg wordt versterkt met zelfstandig werkende tandprothetici en mondhygiënisten. Conform het kabinetsstandpunt betreffende de aanbevelingen uit het MDW-rapport «Concurrentie en prijsvorming in de gezondheidszorg» zullen deze nog relatief jonge beroepsgroepen onder de WTG worden gebracht met het doel (de mogelijkheden voor) substitutie en doelmatigheid in de mondzorg te bevorderen[71].

Voor de verloskundigen gaat het om uitbreiding van het aantal opleidingsplaatsen en een herbeoordeling van de CTG-beleidsregels. Gezien de schaarste in het aanbod ligt volgens het kabinet handhaving van de WTG voor deze beroepsgroepen voor de hand. Daarover is met de Tweede Kamer op 30 maart 2000 overleg gevoerd[72].

Wel is wenselijk om het huidige tarievenbeleid te flexibiliseren. Het huidige systeem van landelijke maximumtarieven in combinatie met de schaarste stimuleert te weinig tot serieuze onderhandelingen op prijs en kwaliteit. Dat elke beroepsbeoefenaar dezelfde hoge kwaliteit op het punt van bijvoorbeeld infectiepreventie levert, is een fictie. De cliëntbejegening kan verschillen en er kan sprake zijn van veel en onnodige verrichtingen. Daar moet een verzekeraar iets aan kunnen doen. Met het oog hierop en conform de aanbe-

---

69 *Inwerkingtreding opname prestaties paramedici in Vrijstellingsbesluit WTG.*
70 *Kamerstukken II, 1999/2000, 26 801, nrs. 37 en 39.*
71 *Kamerstukken II, 1996/97, 24 036, nr. 60, p. 6.*
72 *Kamerstukken II, 1999/2000, 26 800 XVII, nr. 92.*

velingen uit het MDW-traject wordt binnen het maximumtarief een basistarief ingevoerd waarvan de hoogte wordt vastgezet op 85% van het huidige maximumtarief[73].

De andere kant van de medaille ligt in specifieke prestaties. Daarvoor moet speelruimte zijn. In lijn met de opvatting van partijen en het CTG over tariefdifferentiatie bij vrije beroepsbeoefenaren gaat de voorkeur uit naar specifieke toeslagen (tariefmodules). Voor de toepassing op het lokale en regionale niveau geldt het voor-wat-hoort-wat-principe. Dat wil zeggen, alleen een toeslag als daar een concrete prestatie tegenover staat. Deze methode is intussen door partijen en het CTG opgepakt. Voorbeelden zijn de in ontwikkeling zijnde tariefmodules voor zorgvernieuwing door apotheekhoudenden en voor de praktijkondersteuning en elektronisch voorschrijfsysteem geneesmiddelen (EVS) bij huisartsen. Dergelijke modules komen voort uit landelijk VWS-beleid.

Daarenboven is evenwel een module gewenst die lokale en regionale partijen in staat stelt in te spelen op regionale omstandigheden. Deze «regionale module» kent een open formulering. Het is aan lokale en regionale partijen om al dan niet van deze module gebruik te maken, bijvoorbeeld bij bijzondere omstandigheden of bijzondere prestaties van individuele aanbieders. Voorshands wordt gekoerst op een regionale module die kan oplopen tot 15% van de huidige landelijke maximumtarieven. Een verantwoorde invoering staat voorop. Daarom wordt uitgegaan van een stapsgewijze benadering met een eerste stap van 5%. Het koppel van basistarief en regionale module komt neer op een bandbreedtetarief, dat in eerste instantie komt te liggen op 85-105% van het huidige landelijke maximumtarief. De invoering geschiedt via een aanwijzing aan het CTG. De ziekenfondsbudgetten zullen niet voor deze maatregel worden aangepast; de effecten van het hanteren van het bandbreedtetarief moeten passen binnen het BKZ. De financiële ruimte voor de regionale module kan worden gewonnen uit een zorgvuldig inkoopbeleid. Doel is de beïnvloedingsmogelijkheden van individuele verzekeraars te versterken mede met het oog op de kwaliteit van zorg. Met deze maatregel verschaft de WTG extra speelruimte voor regionaal beleid. Afhankelijk van evaluaties zijn vervolgstappen mogelijk.

Ziekenhuiszorg De bekostiging van de ziekenhuiszorg aan de ene kant en de ziekenfondsbudgettering voor ziekenhuiszorg aan de andere kant hebben de afgelopen jaren aanpassingen ondergaan. In de bekostiging van de ziekenhuiszorg is de beleidsregel zorgvernieuwing ingevoerd en is het gewicht van de klinische activiteiten teruggebracht. In de ziekenfondsbudgettering is het zogenaamde splitsingsmodel ingevoerd. Verdere aanpassingen zijn evenwel nodig. De samenhang is nog onvoldoende. Hierdoor lopen de ziekenfondsen nog slechts in beperkte mate risico over de kosten van ziekenhuiszorg.

---

73 Kamerstukken II, 1996/97, 24 036, nr. 60, p. 5.

Voor de bekostiging van de ziekenhuiszorg is het oog gericht op modernisering. Die modernisering heeft als doel:
- Het wijzigen van het bekostigingsmodel met het oog op een betere aansluiting op de werkelijke kostenstructuur, meer transparantie en ruimte voor onderhandelingen op prijs en kwaliteit.
- De organisatorische en financiële integratie van de specialistische zorg in het ziekenhuisbedrijf.
- Het versterken van de verantwoordelijkheid van de verzekeraars voor een beheerste kostenontwikkeling van de ziekenhuiszorg.

Bij de ziekenhuiszorg gaat het om grote bedragen, in totaal circa ƒ 20 miljard.

Tegelijkertijd is de materie complex, niet in het minst door de grote honorariumverschillen bij medisch specialisten die in de afgelopen decennia onder invloed van de technologische ontwikkelingen zijn gegroeid. Een stapsgewijze uitwerking ligt voor de hand. Onlangs is het CTG een uitvoeringstoets gevraagd. Hierover is de Tweede Kamer bij brief van 16 maart 2000 geïnformeerd[74].

Wat betreft de financiering van ziekenhuiszorg gaat de brief aan het CTG onder meer uit van een snelle overgang van de huidige punttarieven naar maximumtarieven. In samenhang hiermee ligt een versneld loslaten van de contracteerplicht van ziekenfondsen jegens ziekenhuizen in de rede. Extra argument vormt de gevoeligheid van de ziekenhuiszorg voor de EU-regelgeving inzake vrij verkeer van diensten. Dit mede vanuit de constatering dat de contracteerplicht nationale werking heeft en daardoor buitenlandse aanbieders benadeelt ten opzichte van binnenlandse aanbieders.

Het is de bedoeling om het loslaten van de contracteerplicht jegens ziekenhuizen mee te laten lopen met de herziening van het overeenkomstenstelsel. Daarbij moet oog zijn voor de verzekeraarsbudgettering en de financiering van de kapitaallasten van de instelling. Met het realiseren van dit voornemen wordt in het tweede compartiment de situatie bereikt dat de contracteerplicht jegens aanbieders volledig is opgeheven. De contracteerplicht jegens de vrije beroepsbeoefenaren werd immers begin jaren '90 al buiten werking gesteld. De beoogde deregulering komt tevens tegemoet aan de wens vanuit de sector zelf om daadwerkelijk in te zetten op gereguleerde competitie.

Overigens moeten ziekenfondsen nog steeds overeenkomsten afsluiten met ziekenhuizen om aan de verzekerden de hen toekomende zorg in natura te leveren. Ziekenfondsen mogen in de gedereguleerde situatie echter zelf kiezen met wie een overeenkomst wordt aangegaan. Daarbij zal een zieken-

---

74 *Brief Minister VWS aan de Voorzitter van de Vaste Commissie voor VWS, kenmerk CSZ/ZT/2053716, met afschrift brief aan CTG, kenmerk Z/P-2048294.*

fonds, mede op grond van gerechtelijke uitspraken, wel rekening moeten houden met reeds bestaande contractrelaties[75].

4.4.3 Het derde verzekeringscompartiment

De voornemens en maatregelen in het derde verzekeringscompartiment liggen voornamelijk op het vlak van de beperking van de reikwijdte van de WTG. Die voornemens en maatregelen zijn vermeld in paragraaf 4.2.7. Koepel- en brancheorganisaties kunnen voorstellen doen voor beperking reikwijdte tariefstelling. Ook kunnen zij voorstellen doen betreffende voorwaarden en waarborgen waaraan de (transparantie van) bedrijfsvoering van een zorgaanbieder moet voldoen om zorg die behoort tot het derde verzekeringscompartiment vrij te stellen van de WTG-tariferingssystematiek.

4.5 De internationale ontwikkeling; een slotopmerking

De internationale omgeving en met name de Europese Unie zal in de nabije toekomst meer invloed hebben op het complex van regelgeving waarvan ook de WTG deel uit maakt. Onder andere op het complement van de tariefafspraak, te weten de medewerkersovereenkomst Ziekenfondswet/AWBZ. Twee belangrijke punten uit het RVZ-advies over de invloed van de Europese regelgeving op de Nederlandse gezondheidszorg zijn in het voorgaande al meegenomen, te weten de afschaffing van de uitkomsten van overleg en modelovereenkomsten en de afschaffing van de contracteerplicht. Het advies van de RVZ wordt overigens meegenomen bij de voorbereiding van de discussie over een stelselwijziging[76]. De internationale ontwikkelingen roepen in het kader van de WTG de vraag op welke gevolgen dit heeft voor de prijsvorming en de bekostiging van zorgaanbieders. Het CTG stelt in zijn reactie op de evaluatie van de WTG dat meer kennis van de wijze waarop de lidstaten van de Europese Unie hun bekostigings- en prijsbeleid vormgeven en uitvoeren kan bijdragen aan de gedachtevorming over het Nederlandse bekostigings- en prijsbeleid[77]. Die mening deel ik. Het voornemen is om in het kader van de Europese eenwording ook het prijsbeleid en de institutionele vormgeving daarvan in de landen van de Europese Unie te betrekken bij het toekomstige tarievenbeleid. De rapportages van de OESO vormen naast consultaties daarvoor een goede bron.

4.6 Conclusie maatregelen en voornemens

De WTG dient bij te dragen aan een goede en toegankelijke gezondheidszorg. De WTG beoogt bescherming te bieden aan burger en verzekeraar tegen al te hoge prijzen bij een schaars aanbod. De WTG kan worden ingezet om te voorkomen dat aandacht en schaars personeel verschuiven ten koste

---

75 RZA 1995 Kroniek: «Zorgeloos contracteren?», Overzicht jurisprudentie; mr. R.N. van Donk.
76 Brief minister VWS d.d. 5 april 2000, kenmerk DBO-CB-U-2048253l.
77 Zie bijlage II.

van prestaties die volgens de overheid toegankelijk moeten zijn. Met de WTG kan daarnaast de continuïteit van de zorg worden bevorderd door middel van het door het CTG onder voorwaarden verlenen van steun aan instellingen die de veilig te stellen zorg verlenen. De WTG bevordert op deze wijze de toegankelijkheid van gewenste zorg.

Doel van deze notitie is om aan te geven of en zo ja op welke wijze opgedane ervaringen, het kabinetsbeleid voor de verschillende verzekeringscompartimenten en externe invloeden consequenties hebben voor het beleid, de toepassing en de regelgeving van de WTG. In dat kader kunnen de volgende conclusies worden getrokken.

Voor 2003 moeten de WTG en het overeenkomstenstelsel van de WTG zijn afgestemd met de Mededingingswet om goed te kunnen blijven functioneren. Alle andere maatregelen en voornemens hebben niet een dergelijk dwingend tijdpad.

Wenselijk is wel de reikwijdte van de WTG zoveel mogelijk te beperken en de daartoe strekkende voorbereiding in gang te zetten. De algemene maatregelen en voornemens komen voort uit opgedane ervaringen en kennen een eigen dynamiek. Daarbij is ook de inzet van het veld noodzakelijk.

De algehele tendens is het vergroten van speelruimte voor individuele zorgaanbieders en ziektekostenverzekeraars in de regio. Daarmee wordt ook de verantwoordelijkheid voor een goed functionerend zorgaanbod groter. Zowel zorgaanbieders als ziektekostenverzekeraars zullen zich over het gebruik van die vrijheid moeten verantwoorden.

Maatregelen op het terrein van de verzekeringscompartimenten zijn veelal reeds in voorbereiding al dan niet in het kader van de meerjarenafspraken. Deze maatregelen moeten veelal leiden tot beleidsregelwijzigingen van het CTG.

Een beknopt overzicht van voorgenomen maatregelen is opgenomen in bijlage III.

Bijlage I

SAMENSTELLING VAN DE KLANKBORDGROEP

drs. mr. J.L.M. van Wesemael, *voorzitter*
  Ministerie van Volksgezondheid, Welzijn en Sport
  directeur Zorgverzekeringen
  Den Haag

drs. D.J.D. Dees, *plv. voorzitter*
  voorzitter Zorgonderzoek Nederland
  kroonlid Centraal Orgaan Tarieven Gezondheidszorg (tot 1-1-2000)
  kroonlid College tarieven gezondheidszorg (vanaf 1-1-2000)
  Breda

drs. A.L.M. Barendregt,
  Centraal Orgaan Tarieven Gezondheidszorg
  plv. algemeen secretaris (tot 1-1-2000)
  algemeen secretaris (vanaf 1-1-2000)
  Utrecht

de heer W.L. Bogtstra, huisarts
  oud voorzitter Landelijke Huisartsen Vereniging
  Sneek

drs. A.C.N. Bruin
  Ministerie van Economische Zaken
  Directie Marktwerking
  Den Haag

drs. J.C. Caljouw, R.A.
  Stichting Humanitas
  financieel directeur
  Rotterdam

drs. M. P. van Gastel (agendalid)
   Ministerie van Algemene Zaken
   raadadviseur kabinet minister-president
   Den Haag

dr. P. F. Hasekamp
   Ministerie van Financiën
   afdeling Inspectie Rijksfinanciën, sectie VWS
   Den Haag

drs. R. H. M. Hendriks
   Zorg en Zekerheid
   voorzitter Raad van Bestuur
   Leiden

drs. M. A. M. Leers
   CZ-groep Zorgverzekeringen
   voorzitter Raad van Bestuur
   Tilburg

drs. W. A. van der Meeren
   St. Elisabeth Ziekenhuis
   lid Raad van Bestuur
   Tilburg

prof. mr. J. M. van der Most
   buitengewoon hoogleraar gezondheidsrecht
   Vrije Universiteit Amsterdam
   Amstelveen

de heer J. J. H. Poen, fysiotherapeut
   oud voorzitter Vereniging van Vrijgevestigde Fysiotherapeuten
   Hengelo (Overijssel)

dr. J. W. Sindram
   Isala klinieken,
   Zwolle
   lid Raad van Bestuur
   Dalfsen

drs. E. Snijders
   Ministerie van Volksgezondheid, Welzijn en Sport
   raadadviseur DGV
   Den Haag

de heer W.P. Uittenbogaard
   Ministerie van Volksgezondheid, Welzijn en Sport
   directie Zorgverzekeringen, hoofd afdeling Prijsvorming
   Den Haag

de heer L.P.J.M. Vennemann, arts, MBA
   's Koonings Jaght te Arnhem, directeur (tot 1-7-1999)
   Slotervaart Ziekenhuis te Amsterdam, algemeen directeur (vanaf 1-7-1999)
   Westervoort

Secretariaat

mevrouw J.P.W.M. Gnocchi
   Ministerie van Volksgezondheid, Welzijn en Sport
   directie Zorgverzekeringen, afdeling Prijsvorming

Bijlage II

REACTIE COTG OP EVALUATIE-RAPPORT

De Minister van Volksgezondheid, Welzijn en Sport
  Mevrouw dr. E. Borst-Eilers
  Postbus 20350
  2500 EJ 's-GRAVENHAGE

Utrecht, 20 augustus 1999

Ons kenmerk: Sch/tbk/A/99/083

Uw brief van: 24 juni 1999

Uw kenmerk: Z/P-991575

Onderwerp: bestuurlijke werking WTG

Mevrouw de Minister,

Inleiding

Het COTG heeft met belangstelling kennisgenomen van het rapport «Het Speelveld van de WTG: strijd of samenspel», alsmede van uw brief aan de voorzitter van de Tweede Kamer van 24 juni 1999, waarin het genoemde rapport is aangeboden. Bij brief van 24 juni jl. hebt u het rapport en genoemde brief tevens aan het COTG aangeboden met het verzoek om commentaar. Daarin hebt u toegezegd de reactie van het COTG te betrekken bij het opstellen van de door u aan de Tweede Kamer toegezegde notitie inzake het toekomstige WTG-beleid. Het COTG heeft in zijn vergadering van 16 augustus 1999 het rapport en uw brief behandeld. Op grond hiervan geeft het COTG u bij deze de door u gevraagde reactie. Daarbij zij aangetekend dat deze reactie zich beperkt tot de hoofdlijnen van het rapport. In het licht van de door u beoogde notitie inzake het WTG-beleid lijkt het in de rede te liggen om in dit stadium af te zien van allerlei gedetailleerde opmerkingen en kanttekeningen.

Aanleiding van de evaluatie

In maart 1998 is in goed bestuurlijk overleg met u besloten tot een evaluatie van de WTG. Het COTG acht het van belang nog eens te benadrukken dat het orgaan het juist en wenselijk acht dat de Wet tarieven gezondheidszorg, de WTG, die vanaf 1982 functioneert, onder de loep wordt genomen en een evaluatie ondergaat. In dat bestuurlijk overleg is eveneens aan de orde gekomen dat het rapport geen aanbevelingen diende te bevatten omtrent een mogelijke toekomstige vormgeving van de WTG. Dit op grond van de door het COTG naar voren gebrachte argument dat de toekomstige vormgeving van de WTG meer bepaald zou moeten worden door de beleidsvorming omtrent de inrichting van het integrale stelsel van gezondheidszorg in Nederland dan door een rapportage met bevindingen over de feitelijke werking van de vigerende WTG. Wel kan een dergelijke evaluatie handvatten bieden voor een verbetering van regelgeving en uitvoering van regelgeving op operationeel niveau.

Het COTG wil deze benadering nog eens benadrukken in het licht van de door u op te stellen notitie inzake het toekomstige WTG-beleid. De huidige WTG vindt zijn oorsprong in een samenhangend structuurbeleid dat in de midden jaren zeventig is ontwikkeld door de toenmalige Staatssecretaris van Volksgezondheid Hendriks.

De WTG vormde toen onderdeel van een integrale benadering van het stelsel van gezondheidszorg, waarin naast een prijsregulering tevens een regulering van de planning en bouw van voorzieningen was voorzien. Daarnaast en in samenhang met deze planmatige sturing van het aanbod, werd een financiering van de gezondheidszorg voorzien via de introductie van een volksverzekering. Dat laatste deel is niet gerealiseerd, de wettelijke aanpak van de sturing van het aanbod via planning en prijsregulering is wel ingevoerd.

Het COTG memoreert deze ontstaansgeschiedenis van de WTG om het grote belang aan te geven van de samenhang tussen de financiering en verzekering van de gezondheidszorg aan de ene kant en het gedachtegoed omtrent de sturing van het aanbod aan de andere kant. Een dergelijke samenhang is eveneens aan de orde geweest bij de beleidsontwikkelingen rond de plannen Dekker en Simons in de eind jaren tachtig en de begin jaren negentig. De introductie van het concept van de basisverzekering leidde echter toen tot de beleidsopvatting dat een wettelijke prijsregulering als sturingsinstrument voor het aanbod achterwege kon blijven. Deze gang van zaken illustreert enerzijds de noodzakelijke samenhang in beleidsontwikkeling tussen financiering en aanbodsturing, anderzijds geeft het ook een beeld van de grote verscheidenheid van opvattingen die er kan bestaan over het concept van aanbodsturing in samenhang met een verzekeringsstelsel.

Met deze korte historische terugblik wil het COTG nogmaals benadrukken dat een beleidsontwikkeling inzake de sturing van het aanbod niet los mag en kan worden gezien van de opvattingen omtrent het totale stelsel van de gezondheidszorg, inclusief het financierings- en verzekeringsstelsel. In het licht hiervan legt het COTG dan ook een verband met het door u aan de SER gevraagde advies omtrent de inrichting van een toekomstig financieringsstelsel van de zorg, alsmede met de door u recentelijk geformuleerde opvattingen omtrent de relevante adviezen van de Raad voor de Volksgezondheid en zorg, de RVZ. Het COTG zou het derhalve betreuren, indien de toekomstige vormgeving van de WTG uitsluitend zou worden bepaald op basis van conclusies uit een evaluatierapport met een beperkte strekking, dan wel op grond van andere overwegingen die los zouden staan van het stelsel als zodanig. Wel is het mogelijk dat op een aantal praktische/operationele punten de wettelijke regeling dan wel de uitvoering van die regeling op grond van de onderhavige evaluatie of op basis van nieuwe inzichten wordt aangepast.

Ten slotte wil het COTG in het kader van de evaluatie/terugblik wijzen op enkele belangrijke verworvenheden die sinds 1982 op basis van de WTG tot stand zijn gebracht. In dit verband zijn te noemen:
– de budgettering van de instellingen en de kostenbeheersing die hierdoor is geëffectueerd;
– de transparante tariefstructuren bij de vrije beroepsbeoefenaren (met uitzondering van de medisch specialisten);
– de harmonisatie van ziekenfonds- en particuliere tarieven.

Mededinging

In aansluiting op het gestelde in de voorafgaande paragraaf, is het uiteraard wel zaak de relatie tussen de WTG en de vigerende Wet economische mededinging (WEM) op korte termijn te bezien. Immers in 2003 loopt de uitzonderingsbepaling op grond van art. 16 van de WEM af. De huidige WTG valt onder die bepaling. Het is overigens zonder meer van belang de werking van de WTG alsmede de daaronder liggende mechanismen te bezien in het licht van het mededingingsbeleid in het algemeen en van het nog te ontwikkelen mededingingsbeleid in de zorgsector in het bijzonder. Het COTG verwijst u onder meer naar het grote aantal ontheffingsverzoeken van partijen in de zorg, die mede betrekking hebben op afspraken die weliswaar niet direct voortvloeien uit rechtstreekse besluitvorming van het COTG, maar wel in het kader daarvan worden gemaakt.

De toetsing op het mededingingsbeleid en de eventuele gevolgen voor het WTG-beleid nieuwe stijl, die daaruit zouden kunnen voortvloeien, staan wederom in nauwe samenhang met de opvattingen over de werking van het stelsel van de zorg, zoals hierboven reeds is aangegeven. In dit verband wijst het COTG op een van de conclusies van het rapport, waarin gesteld wordt dat het veld meer duidelijkheid zou wensen omtrent de reikwijdte van de WTG. Het COTG moge u herinneren aan zijn brief van 18 augustus 1998 (HL/tbk/A/98/113) inzake de reikwijdte van de WTG in het licht van de compartimentering van de zorg en van de werking van de BIG. Tevens zij nog eens verwezen naar een eerder standpunt uwerzijds, in 1995, waarin u stelt dat afschaffing van prijsregulering in de zorg slechts mogelijk is indien adequate mededingingscondities aanwezig zouden zijn teneinde de positie van de consument c.q. patiënt te waarborgen.

Uw brief aan de Tweede Kamer

Het COTG heeft kennisgenomen van uw brief aan de Tweede Kamer met betrekking tot het evaluatierapport. Het COTG hecht er aan u mede te delen dat het COTG in grote lijnen kan instemmen met de inhoud van uw brief. Met name kan het COTG instemmen met de door u gemaakte voorlopige opmerkingen inzake aspecten als kostenbeheersing, verstarring, doelmatigheid en beleidsvrijheid.

Daarnaast wijst het COTG nog eens op de verschillende spanningsvelden die het overheidsbeleid inzake de gezondheidszorg kenmerken en die onder meer tot uiting komen in de uitvoeringspraktijk van de WTG. Het betreft hier spanningsvelden tussen enerzijds de door de overheid gewenste kostenbeheersing en anderzijds de roep om meer middelen, spanningsvelden tussen centrale regulering en regionale aanpak, tussen beheersing en liberalisatie en meer vrijheid, tussen «marktwerking» en regulering, tussen regelgeving en bureaucratische uitvoering, tussen andere, soms met elkaar conflicterende doelstellingen, die door de overheid worden nagestreefd. De uitvoeringsorganisatie van de WTG staat daar midden in. Het is daarom onvermijdelijk dat deze spanningsvelden mede aanleiding geven tot kritische kanttekeningen bij de uitvoering van de WTG en derhalve bij het functioneren van het COTG.

Daarbij komt dat er, meer dan in het verleden, sprake is van een toenemende gesegmenteerde belangenbehartiging in de gezondheidszorg, waardoor deze belangenbehartiging meer en meer zal botsen met een op het algemene belang gerichte wetgeving en uitvoeringsorganisatie. Het COTG komt in het navolgende op enkele hier genoemde aspecten nog terug bij de behandeling van de afzonderlijke algemene conclusies van het rapport.

Algemene conclusies van het rapport

Het COTG herkent een groot deel van de in de samenvatting weergegeven conclusies op grond van het onderzoek bij alle relevante actoren. Er is dan ook geen behoefte daaraan veel toe te voegen. Wel zijn er enkele aspecten die een nadere reactie dezerzijds verdienen. Alvorens hiertoe over te gaan, tekent het COTG het volgende aan. De conclusies van het rapport zijn weliswaar gestoeld op bevindingen van de onderzoekers die daarbij getracht hebben deze te veralgemeniseren, maar het is duidelijk dat de belangen die de verschillende partijen hebben bij de uitvoering van de WTG, een zekere kleuring geven aan deze conclusies en aan de genoteerde opvattingen over de WTG en de uitvoeringspraktijk. Het is reeds hierboven gezegd dat de doelstellingen van de WTG en de onderscheiden belangen van partijen werkzaam in de gezondheidszorg, lang niet altijd parallel lopen.

De WTG als procedurewet en de invulling door partijen

Het COTG onderschrijft in belangrijke mate de conclusies omtrent het belang van de rolopvattingen van partijen en de zekere verstarring die daarvan het gevolg is. Het COTG wijst in dit verband op de veranderingen die partijen hebben ondergaan gedurende de looptijd van de WTG.

De voormalige koepelorganisaties van aanbieders, die in het verleden een zekere medeverantwoordelijkheid voor het algemeen belang niet schuwden, hebben zich inmiddels, geheel volgens de vigerende tijdgeest, ontwikkeld tot zogenoemde brancheorganisaties met een eenzijdige belangenbehartiging als doelstelling. Voorts is ook bij de verzekeraars een en ander gewijzigd. Naast de integratie van de organisaties van de particuliere verzekeraars en ziekenfondsen, is de budgettering voor ziekenfondsen ingevoerd. Een element dat de positie van de verzekeraar in het WTG-model in sterke mate is gaan bepalen. Er is daardoor sprake van een verminderde aandacht voor de meer intrinsieke probleemstelling rond de prijsvorming in de zorg.

Daarnaast is ook het in de WTG verankerde countervailing-power-model tussen aanbieders en verzekeraars om verschillende redenen minder uit de verf gekomen. Dit soort effecten wordt nog eens versterkt door de rolopvatting van de overheid in het kader van de WTG. Ook deze heeft een verandering ondergaan. In de loop der jaren heeft de overheid de autonome ruimte die de WTG voorziet voor partijen en COTG ingeperkt. Zeker door de wetswijziging van de WTG in 1992 is dat het geval geweest. Daarnaast heeft de overheid overlegstructuren met aanbieders en verzekeraars opgezet die in een zeker spanningsveld functioneren met het overleg waarin de WTG voorziet. Steeds meer gedetailleerde afspraken worden er gemaakt tussen overheid en partijen, waardoor de onderhandelingsruimte van partijen wordt ingeperkt en de autonome tariefstelling binnen de gegeven wettelijke en financiële kaders door het COTG in zekere mate teniet wordt gedaan.

Dat alles heeft gevolgen voor het in de WTG vastgelegde participatiemodel, op grond waarvan de autonome tariefstelling dient plaats te vinden. Het COTG acht deze ontwikkeling van grote relevantie voor de bepaling van het toekomstige beleid inzake de WTG nieuwe stijl. Enerzijds is er een ontwikkeling waarbij de wetgever streeft naar een grotere autonomie en onafhankelijkheid, zie de wetgeving op het terrein van Raad op Maat, anderzijds beperkt diezelfde overheid deze door haar gewenste autonomie door gedetailleerde afspraken met partijen te maken die mede het terrein van het uitvoeringsorgaan regarderen.

Kostenbeheersing en evenwichtige tarieven

Het spanningsveld tussen enerzijds de kostenbeheersing en anderzijds de desiderata met betrekking tot de totstandkoming van evenwichtige tarieven, is ook in uw brief naar de Tweede Kamer gememoreerd. Hetgeen u daarover schrijft, kan het COTG slechts onderschrijven. Desondanks blijft het een probleem dat, sinds de introductie van het macrobudget in de WTG in 1992, een aanzienlijke omvang heeft gekregen. Als uitvoeringsorganisatie die weliswaar belast is met de uitvoering van het overheidsbeleid, maar evenzeer wordt aangesproken door het veld als instantie die geacht wordt evenwichtige tarieven vast te stellen, wordt het COTG soms in een lastige positie gebracht. In herinnering zij gebracht dat het COTG in de voorbije jaren regelmatig aandacht heeft gevraagd voor dit spanningsveld tussen macrokostenbeheersing en evenwichtige tarieven op microniveau.

De kostenconformiteit van de tarieven

In de rapportage wordt gewag gemaakt van de kritiek van partijen in het veld omtrent het al of niet vermeende gebrek aan kostenconformiteit van de verschillende tarieven. Een en ander verschilt overigens per sector en beroepsgroep. Immers, kostenconformiteit is van belang voorzover van tarieven een sturende werking is te verwachten, dan wel het verzekeringsstelsel daarom vraagt. Wat dit betreft bestaat er verschil tussen het eerste en het tweede compartiment.

Bij de beroepsgroepen is er sprake van een grote transparantie van de opbouw van de kostenstructuur en is de kritiek wellicht meer ingegeven door onvrede over het niveau dan over de opbouw van de kosten. Het bepalen van kostenconforme tarieven is geen eenvoudige zaak.

Er dient sprake te zijn van een duidelijke productomschrijving, waarbij in beginsel niet alleen een efficiënt, maar ook een effectief handelen uitgangspunt zou moeten vormen. Daarbij komt dat sprake is van de nodige dynamiek, waardoor een regelmatige herijking, op basis van door het veld te leveren informatie, noodzakelijk is.

Bij de instellingen doet zich bovendien nog een ander probleem voor. Daar wordt een exacte kostenconformiteit ernstig bemoeilijkt door de (complexe) kostenstructuur van deze organisaties. Daarbij is soms sprake van (relatief) hoge beschikbaarheidskosten en van veel gemeenschappelijke kosten, die moeten worden toegerekend. Het gaat immers bij de bekostiging van de gezondheidszorg voor een groot deel om een vaste infrastructuur, inclusief gereed staand hulpaanbod. Een treffend voorbeeld van de relatie tussen enerzijds de beschikbaarheidskosten en anderzijds de tariefberekening, is te vinden bij het ambulancevervoer.

Een en ander bemoeilijkt de totstandbrenging van kostenconforme tarieven. Desalniettemin is ook het COTG overtuigd van de noodzaak om verbeteringen aan te brengen in de kostenconformiteit. Daarbij is een drietal kanttekeningen te maken. Ten eerste moet het niet leiden tot een te grote bureaucratische exercitie. Ten tweede zal de probleemstelling steeds afhankelijk zijn van de verhouding tot enerzijds de budgetbepaling en anderzijds de tariefbepaling als instrument van financiering en distributie. Ten slotte zij nog eens gesteld dat tarieven gebaseerd dienen te zijn op kostenbenaderingen, waarbij het detail niet altijd gemist kan worden gezien de soms omvangrijke vermenigvuldigingsfactoren die hierop worden toegepast.

Doelmatigheid en incentives

Er worden in het rapport zinvolle opmerkingen gemaakt over de functie van de WTG waar het gaat om de bevordering van de doelmatigheid. De nuanceringen die het rapport noteert, waarbij het onderscheiden belang van partijen en overheid mede bepalend is, herkent het COTG. Tevens wordt melding gemaakt van de verschillende appreciaties met betrekking tot de zogenoemde prikkels tot doelmatigheid in het kader van het WTG-beleid. Deze worden verschillend beoordeeld en soms veroordeeld, met name door de belanghebbende partijen.

Het COTG is zich hiervan bewust, maar tekent aan dat incentives in de zorg een boeiende materie betreft, maar ook uiterst gecompliceerd. Er is vrijwel geen incentive te bedenken die slechts tot positieve resultaten kan leiden. Er is altijd wel weer een keerzijde die contraproductief kan uitwerken, dan wel genereert een incentive een al of niet onverwachte negatieve impuls elders in de zorg. Er zijn talloze voorbeelden om het een en ander te illustreren. Hoewel ook hier verbeteringen mogelijk zijn, blijven deze beperkingen rond de werking van incentives aanwezig. Dat is de prijs voor de keuze voor prijsregulering in plaats van een marktmechanisme dat veel sterkere en meer autonome prikkels kan genereren. De werking van incentives voor het bereiken van door de overheid bepaalde doelstellingen kan inderdaad in het huidige mechanisme soms gefrustreerd worden. Het zegt overigens ook iets over de rol van de actoren die daarvoor verantwoordelijk zijn. Met andere woorden: het ligt niet uitsluitend aan de gebruikte techniek of methode, maar ook aan de gebruiker en ontvanger.

Handhaafbaarheid

Het COTG onderschrijft de conclusie van het rapport over de kwetsbaarheid van de handhaving van de wetgeving. De spontane naleving van tarieven en beleidsregels ligt niet zonder meer voor de hand, zeker niet waar de relevante actoren een geringe acceptatiegraad vertonen. Het COTG heeft in het verleden ook reeds gewezen op de noodzaak van versterking van de controle op de juiste naleving van de wet. Daarbij gaat het niet alleen om zaken als versterking van controlediensten zoals de ECD, maar gaat het ook om zaken die het COTG zelve regardeert, namelijk het maken van heldere beleidsregels en tariefsystemen, zodat geen schemerzones kunnen ontstaan die fricties opleveren met de naleving van de wetgeving.

Het COTG vraagt in dit verband echter uw aandacht voor het volgende. De belangrijkste actor in de handhaving van de WTG-tarieven is tot nu toe de verzekeraar. Immers het is in zijn belang dat de aanbieder geen hoger tarief in rekening brengt dan het wettelijke toegestane (maximum)tarief. Deze natuurlijke rolverdeling dreigt echter in de knel te komen door de ziekenfondsverzekeraars tevens toe te laten als instelling en aanbieder van zorg. Hiermede wordt de verzekeraar tevens belanghebbende bij het aanbod en dreigt het eerdergenoemde countervailing-power-model tussen verzekeraar en aanbieder, grondslag voor de werking en handhaving van de WTG, in gevaar te komen.

Perceptiekosten WTG

Het COTG noteert een negatief oordeel over de administratiekosten van de WTG in het rapport. Het COTG onthoudt zich van een oordeel over de omvang van de administratiekosten bij de verzekeraars en aanbieders als direct gevolg van de uitvoering van de WTG. Echter ook bij een ander prijsstelsel zou er sprake zijn van een aanzienlijke post administratiekosten. Zo zullen de administratiekosten bij een meer gedecentraliseerde prijsvorming in het algemeen toenemen. Ook het eerder besproken item van meer kostenconforme tarieven dreigt door meer detaillering tot hogere administratiekosten te leiden. Het COTG heeft echter wel een oordeel over de eigen kosten. Het COTG stelt vast dat er sprake is van een zeer geringe perceptiepost waar het de nationale verdeling betreft van circa 60 miljard over ruim 4 000 instellingen en 30 000 beroepsbeoefenaren en ruim 100 verzekeraars. Door de WTG is een nationale uitvoeringsorganisatie mogelijk die grote schaalvoordelen kent. Daarmede wordt voorkomen dat op regionaal dan wel op lokaal niveau het wiel telkens opnieuw wordt uitgevonden door een veelvoud van organisaties die zich met lokale dan wel regionale partijen zouden dienen bezig te houden met prijsvorming in de zorg.

Internationale aspecten

Het rapport beperkt zich uiteraard tot een evaluatie van de uitvoering van de Nederlandse wetgeving op het terrein van de prijsvorming en prijsregulering in de zorg. In het licht van de door u aangekondigde notitie inzake de WTG nieuwe stijl, vraagt het COTG u om bij de vormgeving van het nieuwe beleid tevens aandacht te schenken aan internationale aspecten in het kader van het prijsbeleid in de zorg. Dit niet alleen in het kader van de actuele discussie rond de Decker Kohl-arresten van het Europese Hof, maar ook in algemene zin. De wijze waarop andere lidstaten van de Europese Unie het beleid met betrekking tot de tarieven in de zorgsector vormgeven, kan bijdragen tot de gedachtevorming rond het Nederlandse prijsbeleid.

Het COTG is de laatste jaren actiever geworden op het internationale vlak. Er zijn in dat kader delegaties uit vele landen op bezoek geweest. Die hebben geleid tot zeer interessante gedachtewisselingen, waarbij het opvallend was dat menige delegatie uitermate geïnteresseerd was in het Nederlandse model. Met name de bestuurlijke vormgeving en de integrale aanpak via de WTG, sprak vele buitenlandse gasten bijzonder aan. Hieruit moge het belang blijken van wederzijdse leerprocessen die de nationale grenzen overschrijden. Ook recentelijk door het COTG met enkele ons direct omringende landen gelegde contacten kunnen aan deze leerprocessen bijdragen.

Ten slotte

Het COTG stelt met instemming vast dat alle actoren die zijn geraadpleegd in principe voorstander zijn van een vorm van prijsregulering. De intensiteit en de wijze waarop een en ander plaats dient te vinden, is onderwerp van debat. Dit is een belangrijk gegeven voor de verdere toekomst van de WTG.

Daarnaast stelt het COTG vast dat de wetgeving als zodanig een flexibiliteit vertoont die door iedereen wordt onderkend. Ook dat is relevant voor de toekomstige regelgeving. Er zal daarin ruimte moeten blijven bestaan voor partijen om in het kader van de uitvoeringsorganisatie zelf mede verantwoordelijk te blijven voor de invulling binnen de gegeven kaders. Ten slotte stelt het COTG vast dat, naar het oordeel van alle actoren, het COTG erin geslaagd is de tarieven uitsluitend te baseren op algemeen geldende uitgangspunten en maatstaven. Voor een objectieve verdeling van de gelden voor de gezondheidszorg is zulks een onontbeerlijke werkwijze. Desalniettemin levert het rapport niet alleen voor de wetgever aanknopingspunten voor verbetering, maar ook voor het COTG. Het COTG is voornemens een aantal punten ter bespreking voor te leggen aan partijen om na te gaan of, en zo ja welke verbeteringen in de uitvoering van de huidige WTG reeds mogelijk zijn binnen de gegeven kaders van de overheid. Het COTG zal daarmede niet wachten tot de vormgeving van de WTG nieuwe stijl is afgerond.

Ten slotte gaat het COTG ervan uit dat u, gezien uw toezegging inzake de reactie van het COTG, deze brief ter kennis brengt van de Tweede Kamer. Voorts zou het COTG het op prijs stellen als u ervoor zou willen zorgdragen dat de vormgeving van het beleid met betrekking tot de WTG nieuwe stijl gepaard zou kunnen gaan met een goede overlegstructuur op zowel ambtelijk als bestuurlijk niveau.

Hoogachtend,

Centraal Orgaan Tarieven Gezondheidszorg

w.g.
drs. L.C.J. van der Poel,
algemeen secretaris

w.g.
drs. R.L.J.M. Scheerder,
voorzitter

Bijlage III

BEKNOPT OVERZICHT ALGEMENE MAATREGELEN EN VOORNEMENS

Maatregel	Actie	Tijdpad
WTG afstemmen op Mededingingswet	wijzigen WTG	realisatie uiterlijk 31-12-2002 vanwege afloop vrijstelling van Mededingingswet
WTG afstemmen op Algemene wet bestuursrecht, flexibiliseren, vereenvoudigen en experimenteerartikel	wijzigen WTG	conform tijdpad vorige maatregel
Overeenkomstenstelsel AWBZ en Ziekenfondswet afstemmen op Mededingingswet	wijzigen AWBZ en Ziekenfondswet	realisatie uiterlijk 31-12-2002 vanwege afloop vrijstelling van Mededingingswet
Overeenkomstenstelsel aanpassen in verband met vergroten regionale speelruimte en Decker/Kohl	wijzigen AWBZ en Ziekenfondswet	conform tijdpad vorige maatregel
Sanering reikwijdte WTG	wijzigen Vrijstellingsbesluit WTG	uitvoeringstoets zomer 2000 aan CTG, CVZ, CTU, IGZ, betrokken landelijke organisaties
Tijdelijke vrijstelling paramedische zorg van WTG	wijzigen Vrijstellingsbesluit WTG	na voorbereiding in MJA-overleg vrijstelling in 2003 voor periode vier jaren

Bijlage III bij bijlage 6

Maatregel	Actie	Tijdpad
Herziening mondzorg en onderbrenging tandtechnici en mondhygiënisten onder WTG (MDW-actie)	wijzigen Verstrekkingenbesluit ziekenfondsverzekering, Besluit werkingssfeer WTG 1992 en Besluit werkingssfeer maximumtarieven WTG	implementatieplan in voorbereiding
Algemene administratie- en declaratievoorschriften	regeling	inwerkingtreding 2001 permanent actualiseren permanent actualiseren
Voorlichting CTG	CTG internetsite CTG voorstel publieksvoorlichting	in CTG werkplan 2001
Vraagbakfunctie CTG	CTG ontwikkelt voorstel	permanent actualiseren
Periodieke evaluatie budget en tariefsysteem	CTG ontwikkelt voorstel	in CTG werkplan 2001
Signalering financiële ontwikkelingen instellingen	CTG beleidsregel	jaarlijks voor 1 november over voorgaand boekjaar signaal aan VWS
Aanvullende inkomsten evalueren en actualiseren	CTG ontwikkelt voorstel	Jaarlijks

Bijlage IV

DE REIKWIJDTE VAN DE WET TARIEVEN GEZONDHEIDSZORG

1 De WTG-instrumenten

De WTG moet bijdragen aan een goede en betaalbare zorg voor iedereen. De WTG heeft daarom – als instrumentele wet – kort gezegd de volgende doelen: uniforme procedures voor de totstandkoming van tarieven, doelmatige zorgorganisatie, evenwichtige tarieven ten behoeve van de toegankelijkheid en in verband met schaars aanbod en het beheersen van kostenontwikkelingen. Er is in de parlementaire geschiedenis van de WTG geen nadruk gelegd op één van de doelen.

Om de doeleinden te verwezenlijken beschikt de WTG in huidige vorm over de volgende instrumenten:
- het goedkeuren en vaststellen van tarieven door het CTG (artikel 2, 3 en volgende WTG);
- het geven van voorschriften betreffende de administratie van zorgaanbieders door de minister (artikel 2a, eerste lid, WTG);
- het stellen van regels betreffende de bekendmaking door zorgaanbieders van tarieven en maximumtarieven (prijsaanduiding; artikel 2a, tweede lid, onder a, WTG) door de minister;
- het stellen van regels betreffende het specificeren door zorgaanbieders van op verrichte prestaties betrekking hebbende rekeningen (declaratievoorschriften; artikel 2a, tweede lid, onder b, WTG) door de minister;
- het laten verstrekken van gegevens door zorgaanbieders en ziektekostenverzekeraars, onder andere ten behoeve van de signalering door het CTG van feitelijke ontwikkelingen op het terrein van de tarieven in de gezondheidszorg (artikel 30 jo. 29a, tweede lid, WTG).

Voor elk van de in te zetten instrumenten kan de reikwijdte afzonderlijk per categorie van zorgaanbieders worden bepaald. Voorwaarde is dat de categorie van zorgaanbieders is aangewezen als een categorie waarop de WTG van toepassing is. Het vrijstellen van de prestaties van de zorgaanbieders van de tariferingsystematiek hoeft bijvoorbeeld niet gekoppeld te zijn aan het vrijstellen van andere instrumenten.

2 Ziektekostenverzekeringen en verzekeringscompartimenten

De WTG maakt als instrument geen onderscheid tussen de bijzondere ziektekostenverzekering (AWBZ), de ziekenfondsverzekering, de particuliere ziektekostenverzekering en de publiekrechtelijke ziektekostenregelingen voor ambtenaren. Wel is er verschil in toepassing van de WTG. Dat is mede afhankelijk van de verschillen in bevoegdheden die de overheid heeft in die onderscheiden verzekeringssectoren.

Sinds het Regeerakkoord van 1994 is verzekerde zorg onderverdeeld in drie verzekeringscompartimenten[1]. In het derde verzekeringscompartiment is sedertdien de beheersing van de ontwikkeling van de macrokosten geen doel van de overheid meer. Wel blijft aandacht voor de overige WTG-doelstellingen en de micro-lastenontwikkeling: de tariefontwikkeling per prestatie[2].

In schema

WTG-doelstellingen

		uniforme procedures	doelmatige zorgorganisaties	evenwichtige tarieven	kostenbeheersing	
					micro	macro
verzekeringscompartimenten	1	*	*	*	*	*
	2	*	*	*	*	*
	3	*	*	*	*	nvt

---

1 *Zorg in het regeerakkoord* (Kamerstukken II, 1994/95, 24 124, nr. 1) p. 11 e.v.
2 *Zorg in het regeerakkoord* (Kamerstukken II, 1994/95, 24 124, nr. 1, p. 14): «De overheid heeft in dit compartiment geen verantwoordelijkheid voor de kostenontwikkeling. Wel zal in een aantal gevallen, om schoksgewijze tariefaanpassingen te mitigeren, vooralsnog de WTG van toepassing zijn. Idem P. 17 #7.

3 Toegankelijkheid van zorg

De WTG kan bescherming bieden aan burger en verzekeraar tegen al te hoge prijzen bij een schaars aanbod. Dat is gebaseerd op de doelstellingen evenwichtige tarieven en (micro-)kostenbeheersing. De WTG kan ook door het vaststellen van een prijs voor zorgprestaties bevorderen dat schaarse zorgaanbieders niet alleen omwille van de prijs aandacht en aanbod verschuiven naar prestaties waar de prijsvorming vrij is. Dat is gebaseerd op de doelstelling doelmatige zorgorganisatie. De WTG kan daarnaast de continuïteit van de zorg bevorderen door middel van het onder voorwaarden verlenen van steun aan instellingen die de veilig te stellen zorg verlenen, als daar planmatig behoefte aan is. De WTG bevordert op deze wijze de toegankelijkheid van gewenste zorg[3]. Voor de bepaling van de reikwijdte van de WTG is leidend of de toepassing van de WTG-instrumenten op die zorgaanbieder of prestatie bijdraagt aan een goede, betaalbare en toegankelijke gezondheidszorg. Niet elke categorie van zorgaanbieders of prestatie hoeft toegankelijk te zijn voor iedereen. Of de WTG-instrumenten moeten worden toegepast vergt een separate beoordeling, los van de inzet van instrumenten op grond van andere wetten. In 4.2.7 van de notitie «Speelruimte en verantwoordelijkheid» over de WTG wordt een voorstel gedaan mogelijke knelpunten in de reikwijdte bij de WTG-tariefstelling op te lossen.

4 Aangewezen ziektekostenverzekeraars en zorgaanbieders

De WTG geeft ziektekostenverzekeraars en zorgaanbieders een grote rol. Als ziektekostenverzekeraars worden in de wet aangewezen ziekenfondsen, particuliere ziektekostenverzekeraars en organen die en publiekrechtelijke ziektekostenregeling voor ambtenaren, zoals deze in de verzekeringsregelgeving zijn gedefinieerd[4].

De zorgaanbieders worden expliciet aangewezen bij algemene maatregel van bestuur[5]. De instellingen voor gezondheidszorg en de beroepsbeoefenaren worden in de WTG samengevat onder het begrip «orgaan voor gezondheidszorg». De WTG strekt zich uit tot alle instellingen en personen die behoren tot bij algemene maatregel van bestuur aangewezen categorieën van organen voor gezondheidszorg[6]. De aanwijzing van categorieën van zorgaanbieders voor de WTG komt veelal overeen met de zorgaanbieders waarvan de kosten van de zorgprestaties die zij leveren ten laste komen van het eerste of tweede verzekeringscompartiment. Dat komt omdat de overheid ook het hem beschikbare financieringsinstrument, de sociale ziektekosten-

---

[3] Antwoord minister VWS op vraag Van Blerck-Woerdman bij behandeling Zorgnota 2000 over WTG in het derde compartiment; Kamerstukken II, 1999/2000, 26 801, nr. 27, p. 20.
[4] Artikel 1, eerste lid, onder e, WTG.
[5] Besluit werkingssfeer WTG 1992.
[6] Besluit werkingssfeer WTG 1992.

verzekering, bij die zorg inzet om die zorg toegankelijk te houden. Een en ander laat onverlet dat zorgaanbieders die geheel of gedeeltelijk zorg leveren die ten laste komt van het derde verzekeringscompartiment onder de WTG vallen, omdat dat noodzakelijk is vanwege hun rol bij een algemene doelmatige zorgorganisatie of vanwege de toegankelijkheid van de door hen verleende of te verlenen zorg door de tarieven op een maatschappelijk aanvaardbaar peil te houden.

Bij instellingen die als categorie voor de WTG zijn aangewezen wordt in de praktijk aangesloten bij de toelating van die instellingen ten behoeve van de levering van de zorg ten laste van de sociale ziektekostenverzekeringen, de AWBZ en Ziekenfondswet.

De WTG kan ook als orgaan voor gezondheidszorg aanwijzen categorieën van personen die een medisch, paramedisch, psycho-sociaal dan wel psychotherapeutisch, farmaceutisch of verplegend beroep of een bij algemene maatregel van bestuur aangewezen daarmee verwant beroep uitoefenen. De WTG geeft geen eigen definitie aan de in het Besluit werkingssfeer WTG 1992 aangewezen categorieën van personen. Voor een definiëring wordt aangesloten bij relevante regelgeving. Ten aanzien van personen wordt thans aangesloten bij de Wet op de beroepen in de individuele gezondheidszorg (WBIG), die sedert 1 december 1997 in werking is getreden. De benaming van de aangewezen personen bij de WTG komt thans overeen met de benaming die alleen titelgerechtigden mogen voeren op grond van de WBIG. Als een categorie van personen is aangewezen op grond van de WTG én het betreft een op grond van de WBIG geregeld beroep, dan is de WTG van toepassing op elke persoon die gerechtigd is de bij dat beroep behorende titel te voeren[7]. De beoefenaren van een in artikel 3 van de WBIG geregeld beroep genieten titelbescherming als zij zijn ingeschreven in het BIG-register[8]. De beoefenaren waarvan het beroep is geregeld in artikel 34 van de WBIG zijn zonder expliciete registratie gerechtigd de bijbehorende titel te voeren[9].

De WTG kan in voorkomende gevallen ook categorieën van zorgaanbieders aanwijzen die zogenaamde alternatieve behandelingen uitvoeren. In de Nadere Memorie van Antwoord van de WTG[10] is bijvoorbeeld onder het kopje *alternatieve geneeswijzen* in antwoord op vragen van de P.P.R.-fractie door de regering in 1979 geantwoord:

---

[7] *Zie ook brief + bijlagen van de minister van Volksgezondheid, Welzijn en Sport aan de Voorzitter van de Tweede Kamer der Staten-Generaal inzake standpunt met betrekking tot fysiotherapie en manuele therapie in relatie tot WBIG en WTG (Kamerstukken II, 1998/99, 24 124, nr. 93).*
[8] *Voor de WTG de volgende art. 3 WBIG categorieën: huisartsen, tandartsen, medisch specialisten, apotheker, fysiotherapeut, verloskundige, (verpleegkundige).*
[9] *Voor de WTG de volgende art. 34 WBIG categorieën: logopedisten en oefentherapeuten.*
[10] *Tweede Kamer, zitting 1979–1980, 14 182, nr. 9.*

«dat beoefenaren van nog niet officieel erkende geneeswijzen in beginsel niet vallen onder de definitie van een orgaan voor gezondheidszorg zoals opgenomen in artikel 1, onder g, van de Wet tarieven gezondheidszorg. Op grond van het tweede lid van dat artikel kunnen deze beroepsbeoefenaren evenwel onder de werkingssfeer van de WTG worden gebracht. De vraag of zulks wenselijk is zal te zijner tijd worden bezien.»

Deze tekst, die om hiernavolgende redenen inmiddels is achterhaald, illustreert nog eens duidelijk de hoofdlijn van de afbakening van de reikwijdte van de WTG.

Uit dit antwoord blijkt dat de regering eerst de reikwijdte van de WTG afbakent door (bij algemene maatregel van bestuur) aan te geven welke subjecten (zorgaanbieders) onder de werkingssfeer van de WTG worden gebracht.

Bepalend is dus niet de behandelwijze, maar degene die het doet.

De gebezigde tekst uit de Nadere Memorie van Antwoord is inmiddels achterhaald. De WBIG is later dan de WTG in werking getreden. De WBIG is van toepassing op de uitoefening van reguliere én alternatieve geneeswijzen. De uitoefening van beide geneeswijzen valt onder de omschrijving van individuele gezondheidszorg. In de zin van de WBIG zijn ze even «officieel». Daarmee is een ten tijde van die Nadere Memorie van Antwoord van de WTG bestaand verschil opgeheven. Dat neemt niet weg dat er op grond van de WBIG geen sprake is van titelbescherming voor beoefenaren van beroepen waarvan (of omdat) de beoefenaren zich uitsluitend of in hoofdzaak toeleggen op een alternatieve geneeswijze. Dat komt omdat de WBIG beroepen regelt en niet behandelmethoden of geneeswijzen.

Omdat de omschrijving van de reikwijdte van de WTG gericht is op de aanbieder – met het doel door die aanbieder verrichte «prestaties» te prijzen – hangt het dus van (het voor de WTG aangewezen zijn van) de aanbieder af of een alternatieve geneeswijze wel of niet onder de WTG valt.

Een aanbieder die ook zorg mag leveren die behoort tot het eerste - dan wel tweede verzekeringscompartiment, en die voor de WTG is aangewezen, zoals bijvoorbeeld een huisarts of fysiotherapeut, en die (ook) «alternatieve» behandelmethoden/-geneeswijzen toepast, is dus ook voor de prijsvorming van die laatstbedoelde prestaties gebonden aan de WTG.

Sedert 1992 maakt het voor de werkingssfeer van de WTG niet meer uit of een individuele beroepsbeoefenaar zelfstandig «voor eigen rekening en risico» of in dienstverband werkt[11].

---

11 *Kamerstukken II, 1989/90, 21 357, nr. 3, p. 35.*

| 5 | **Te tariferen prestaties** |

De wetgever heeft zich van begin af aan ten doel gesteld álle prestaties van de aangewezen organen voor gezondheidszorg die verband houden met gezondheidszorg onder het prijsvormingsinstrumentarium van de WTG te brengen[12]. Onder prestaties voor gezondheidszorg worden verstaan alle prestaties die de aangewezen zorgaanbieder verricht met het doel de individuele of collectieve gezondheid of het individuele of collectieve welzijn van een of meer patiënten, cliënten of consumenten te bewaren, te verbeteren of daaraan bij te dragen[13]. Het is dus niet van belang of de prestaties zijn verricht in het kader van de uitoefening van het «eigen» beroep of «eigen» bedrijf van de zorgaanbieder waarvoor de categorie van zorgaanbieders in eerste instantie onder de WTG is gebracht. Zo kunnen «weglekeffecten» met betrekking tot de kostenbeheersing in de zorg worden tegengegaan. Alle prestaties uitgevoerd door personen of instellingen die behoren tot de aangewezen categorieën van zorgaanbieders worden door het CTG getarifeerd. Voorzover naar het oordeel van de wetgever prestaties op het terrein van de gezondheidszorg verricht door organen voor gezondheidszorg niet onder de WTG moeten vallen zijn deze expliciet bij algemene maatregel van bestuur vrijgesteld[14]. Deze uitleg vindt ook nog eens zijn steun in de volgende praktische afweging. De prestaties die als zorgaanspraak AWBZ dan wel als verstrekking Ziekenfondswet behoren tot het eerste en tweede verzekeringscompartiment staan omschreven in de regelgeving op grond van de AWBZ[15] respectievelijk de Ziekenfondswet[16]. Die aanspraak c.q. verstrekking is soms op een zodanige wijze omschreven, zie bijvoorbeeld de huisartsenzorg in het Verstrekkingenbesluit ziekenfondsverzekering[17], dat ook de dynamische ontwikkelingen met betrekking tot de inhoud van die zorg tot het verzekerd pakket blijven behoren. Een dergelijke dynamische omschrijving geeft geen eenduidig inzicht en onderscheid in welke prestaties wel tot het desbetreffende verzekeringscompartiment behoren en welke daartoe niet worden gerekend. Derhalve lijkt een dergelijke omschrijving zich niet onmiddellijk te lenen voor een vruchtbaar hanteren in het kader van de WTG, waar concreet omschreven prestaties dienen te worden geprijsd.

---

[12] *Kamerstukken II, 1976/77, 14 182, nr. 3, p. 25 e.v.*

[13] *Het bewaren, verbeteren of bijdragen aan de* collectieve *gezondheid of het* collectieve *welzijn valt buiten de reikwijdte van de Wet op de beroepen in de* individuele *gezondheidszorg. Dat heeft geen gevolgen voor de reikwijdte van de WTG.*

[14] *Vrijstellingsbesluit WTG.*

[15] *O.a. Besluit zorgaanspraken bijzondere ziektekostenverzekering.*

[16] *Art. 3: Vb: «Huisartsenzorg te verlenen door een huisarts omvat genees- en heelkundige zorg naar de omvang bepaald door hetgeen in de kring van de beroepsgenoten gebruikelijk is» en «De plaats waar de zorg wordt verleend, wordt bepaald door hetgeen in de kring der beroepsgenoten gebruikelijk is».*

[17] *Art. 3: Vb: «Huisartsenzorg te verlenen door een huisarts omvat genees- en heelkundige zorg naar de omvang bepaald door hetgeen in de kring van de beroepsgenoten gebruikelijk is» en «De plaats waar de zorg wordt verleend, wordt bepaald door hetgeen in de kring der beroepsgenoten gebruikelijk is».*

Dat levert het dilemma op dat voor een afbakening ofwel alle prestaties in het eerste en tweede verzekeringscompartiment dienen te worden omschreven ofwel dat de uitzonderingen worden beschreven, dus de prestaties die niet tot het eerste of tweede compartiment behoren. Met de eerste variant – zo de omschrijving al mogelijk is – is de kans groot dat een limitatieve opsomming ontstaat die geen recht doet aan het voordeel dat thans in de omschrijving van de verzekerde zorg is geïncorporeerd. Namelijk dat de ontwikkeling die die zorg, zoals de hierboven omschreven huisartsenzorg, doormaakt en welke leidt tot verandering van algemene standaarden automatisch wordt opgenomen als zorg waar verzekerden recht op hebben. Een systeem van strakke omschrijving van prestaties zou daarvoor te star zijn. Een dergelijk systeem zou ook ontduikend gedrag kunnen bevorderen door creatief met prestatiebeschrijvingen om te gaan. De tweede variant heeft deze nadelen niet in zich.

Tegen deze achtergrond is er voor gekozen niet over te gaan naar het expliciet omschrijven van prestaties die wél onder de WTG vallen. Veruit te prefereren is het expliciteren van de uitzonderingen. In lijn hiermee is het vanzelfsprekend met het oog op een goede uitvoering van de WTG de mogelijkheid te verkennen of er concrete en ten opzichte van andere prestaties af te bakenen prestaties van zorgaanbieders zijn die voor vermelding in het Vrijstellingsbesluit WTG in aanmerking komen. In de Meerjarenafspraken met betrekking tot de paramedische zorg is daartoe een aanzet gegeven. Onder andere is afgesproken om te onderzoeken welke paramedische prestaties tot het tweede dan wel derde compartiment kunnen worden gerekend. Ook andere sectoren kunnen voorstellen onderbouwen die kunnen leiden tot een onderscheid in prestaties naar verzekeringscompartimenten en mogelijk tot vrijstelling van de WTG-tarifering.

Samenvattend: Is de categorie van organen voor gezondheidszorg aangewezen in het Besluit werkingssfeer WTG 1992 dan vallen álle prestaties voor gezondheidszorg door personen of instellingen die behoren tot die aangewezen categorie onder de prijsvormingssystematiek van de WTG, behalve voorzover die prestaties uitdrukkelijk zijn uitgezonderd in het Vrijstellingsbesluit WTG. Bestaat er geen uitzondering dan dient voor de prestatie een tarief te worden/zijn vastgesteld op grond van de WTG.

6 Verschillende tarieven voor dezelfde prestatie

Het is onvermijdelijk dat er door de keuzes die in het kader van de WTG worden gemaakt om zorg toegankelijk en betaalbaar te houden ongelijkheid kan ontstaan tussen tarieven voor prestaties van aanbieders die niet vallen onder de WTG en tarieven voor dezelfde c.q. vergelijkbare prestaties van aanbieders van die zorg die wel vallen onder de WTG. De prestaties van de eerste aanbieder zijn niet aan de WTG gebonden, de prestaties van de tweede aanbieder zijn wel aan de WTG gebonden. Een voorbeeld daarvan is een aanbieder die alleen haptonomie levert en de huisarts of fysiotherapeut die haptonomie als nevenprestatie verricht. Of een niet-fysiotherapeut/manueel therapeut versus de fysiotherapeut die ook manuele therapie, een verbijzonderde vorm van fysiotherapie, levert. De noodzaak van bevordering van voldoende toegankelijk aanbod wegen in voorkomende gevallen voor de overheid zwaarder dan deze enkele ongelijkheid.

Beroepsbeoefenaren met een expliciete BIG registratie (art. 3) kunnen zich onttrekken aan de WTG. Beroepsbeoefenaren zonder expliciete BIG registratie (art. 34) kunnen dat niet. Degenen die zich aan de WTG onttrekken door zich niet te laten registreren volgens de WBIG zijn niet langer gerechtigd om prestaties ten behoeve van de AWBZ of Ziekenfondswet te leveren en voor zover van toepassing[18] op eigen initiatief de krachtens de WBIG aan hen voorbehouden handelingen te verrichten. Niet titelgerechtigde beroepsbeoefenaren zijn voor hun prestaties in beginsel omzetbelasting verschuldigd, als zij niet onder een vrijstelling van de regelgeving inzake omzetbelasting vallen[19].

Blijft nog het punt van degene die twee BIG-registraties heeft en in beide gevallen gerechtigd is dezelfde zorg/prestaties te leveren dan wel dezelfde handelingen uit te voeren. Een voorbeeld is de psychiater annex psychotherapeut. Beoefenaren van het eerste beroep vallen onder de WTG (medisch specialist), die van het tweede beroep niet. Van geval tot geval moet worden bezien of een uniform regiem van toepassing moet zijn. Dan zijn er nog beroepsbeoefenaren die een dubbele registratie hebben en die beide onder de WTG vallen. Daarvoor zouden gelijke of vergelijkbare prestaties in beginsel gelijk moeten zijn geprijsd. De WBIG wordt geëvalueerd. Die evaluatie gaat op 1 juli 2000 van start. De genoemde knelpunten worden daarbij meegenomen. Ook is een bespreekpunt het opzetten van een registratie op grond van art. 3 WBIG voor beroepsbeoefenaren die nu nog onder art. 34 WBIG vallen, zodat ook zij keuzevrijheid krijgen om zich al dan niet te registreren en in het verlengde daarvan al dan niet onder de WTG te vallen.

---

18 In casu arts, tandarts en verloskundige.
19 Wet op de omzetbelasting 1968, artikel 11, eerste lid, aanhef en onder g.

7 Schema beperking prijsregulering

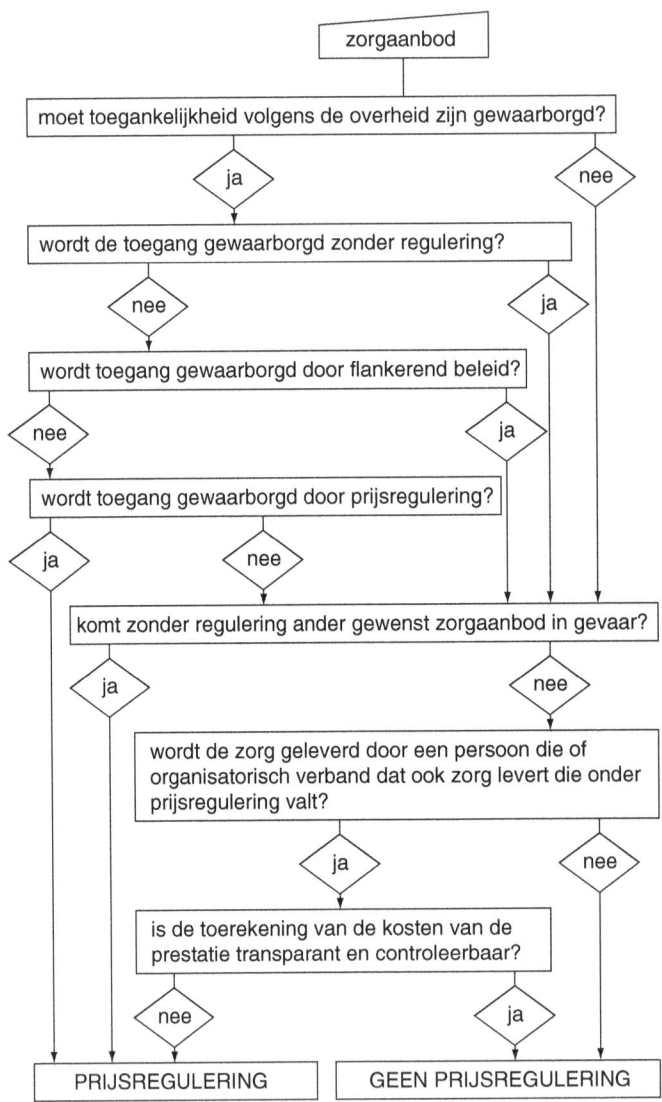

Bijlage 7
Document Bestuursrechtelijke handhaving

| 1 | **Handhavingsinstrumenten**

Op grond van artikel 32, van de WTG, heeft CTG/ZAio twee handhavingsinstrumenten:
- bestuursdwang en
- aanwijzing.

CTG/ZAio kan deze instrumenten inzetten bij overtreding van de artikelen 2a, 2b, 30 en 30a van de WTG en bij overtreding van de op die artikelen gebaseerde nadere regels van CTG/ZAio.

Bestuursdwang betekent dat CTG/ZAio door feitelijk handelen kan (laten) optreden tegen hetgeen in strijd met gestelde verplichtingen is of wordt gedaan of nagelaten. Omdat CTG/ZAio de bevoegdheid heeft om bestuursdwang toe te passen, heeft het op grond van de Algemene wet bestuursrecht (Awb) ook de bevoegdheid om een **last onder dwangsom** af te geven. Een last is de opdracht om een overtreding ongedaan te maken, te beëindigen of verdere overtreding te voorkomen. Een dwangsom kan inhouden dat de overtreder een bepaald bedrag ineens moet betalen of voor elk moment waarop de overtreding voortduurt. Een last onder dwangsom kan zelfstandig of als waarschuwing vooruitlopend op bestuursdwang worden ingezet. Een last onder dwangsom kan ook preventief worden ingezet als er sprake is van een klaarblijkelijk gevaar van overtreding van een concreet bij of krachtens de wet gesteld voorschrift op korte termijn.

Aanwijzing is een lichter instrument dan de last onder dwangsom en bestuursdwang: het kan zelfstandig of als waarschuwing vooruitlopend op een last onder dwangsom of bestuursdwang worden ingezet.

De aanwijzing, de last onder dwangsom en bestuursdwang zijn besluiten in de zin van de Algemene wet bestuursrecht (Awb). Dat betekent dat tegen deze besluiten bezwaar (bij CTG/ZAio) en beroep (bij het CBB) kan worden aangetekend. Voor deze besluiten gelden vormvereisten, zie verder paragraaf 3.

In beginsel past CTG/ZAio geen bestuursdwang toe dan nadat een aanwijzing en een last onder dwangsom zijn gegeven. Afhankelijk van de ernst van de overtreding en de gevolgen daarvan, kan CTG/ZAio ook direct (zonder voorafgaande aanwijzing) overgaan tot een last onder dwangsom of bestuursdwang. Gelijktijdige toepassing van een last onder dwangsom en bestuursdwang voor dezelfde overtreding is niet mogelijk. CTG/ZAio blijft echter bevoegd om na oplegging van een last onder dwangsom alsnog over te gaan tot het toepassen van bestuursdwang. Voorwaarde is wel dat de dwangsombeschikking is ingetrokken. Hetzelfde geldt voor de omgekeerde situatie.

2 Handhavingsprocedure

De gang van zaken is als volgt:

a Constatering van een overtreding door CTG/ZAio. Dit kan zijn naar aanleiding van een reguliere controle, melding of klacht.
b Vastleggen van de geconstateerde overtreding in een rapportage. Deze rapportage is nodig om tegen overtredingen te kunnen optreden met een aanwijzing, last onder dwangsom of bestuursdwang.
c Brief aan de overtreder over geconstateerde overtreding met het verzoek tot het beëindigen van de strijdige situatie binnen een bepaalde termijn en een termijn voor de overtreder voor het indienen van zijn zienswijze. De termijnen zijn afhankelijk van de ernst van de overtreding en van de verwachte duur van het ongedaan maken van de overtreding.
d Na het verstrijken van de gestelde termijn vindt een controle van de situatie plaats.
e Indien de strijdigheid niet is verholpen en de zienswijze niet leidt tot een ander oordeel omtrent de strijdigheid, verzendt CTG/ZAio een aanwijzing(sbesluit) tot het beëindigen van de strijdige situatie binnen een bepaalde termijn. De aanwijzing bevat een inhoudelijke reactie op de zienswijze en de aankondiging van een mogelijke last onder dwangsom of bestuursdwang.
f Na het verstrijken van de termijn van de aanwijzing volgt wederom een controle van de situatie.
g Indien niet aan de aanwijzing is voldaan, volgt een brief aan de overtreder met daarin de last onder dwangsom (besluit) en eventueel de aankondiging van bestuursdwang. De last onder dwangsom bevat het bedrag (hetzij een bedrag ineens, hetzij een bedrag per tijdseenheid waarin de last niet is uitgevoerd, hetzij een bedrag voor iedere overtreding van de last) en de termijn waarvoor de last onder dwangsom geldt.
h Na het verstrijken van de termijn van de last onder dwangsom volgt opnieuw controle van de situatie.
i Indien de strijdigheid niet is verholpen, verzendt CTG/ZAio een 'aankondiging' bestuursdwang na het verstrijken van de termijn van de last onder dwangsom. Als in de last onder dwangsom geen geldigheidstermijn staat, dan moet CTG/ZAio de last onder dwangsom intrekken. In geval van intrekking van een last onder dwangsom moet expliciet worden aangegeven dat de intrekking geen terugwerkende kracht heeft: eenmaal verbeurde dwangsommen moeten worden betaald.
j Uitvoering bestuursdwang vanwege CTG/ZAio.
k Verhaal van de kosten van de voorbereiding en de feitelijke uitvoering van bestuursdwang, tenzij het algemeen belang in die mate betrokken is bij de effectuering van het besluit, dat de kosten niet in redelijkheid voor rekening van de overtreder behoren te komen.

3 Vormvereisten

Voor de aanwijzing, last onder dwangsom en bestuursdwang gelden de volgende vormvereisten:
a schriftelijk;
b bevat een omschrijving van de geconstateerde overtreding en de vermelding van het wettelijk voorschrift (de artikelen 2a, 2b, 30 en 30a van de WTG en de op die artikelen gebaseerde nadere regels) dat is overtreden;
c de afweging van de ingediende zienswijzen wordt vermeld;
d de bevoegdheid die de grondslag vormt voor de toepassing van bestuursdwang (artikel 32 van de WTG);
e een concrete omschrijving van datgene wat de overtreder moet doen, herstellen of nalaten;
f de termijn waarbinnen moet worden voldaan aan de last zonder dat een dwangsom wordt verbeurd of waardoor de tenuitvoerlegging van bestuursdwang wordt voorkomen, de zogenaamde begunstigingstermijn;
g de waarschuwing dat, wanneer niet aan de last wordt voldaan, dit vanwege CTG/ZAio zal plaatsvinden op de wijze zoals in de last is vermeld;
h de waarschuwing dat de kosten van uitvoeren ten laste komen van de overtreder.

4 Besluiten

De aanwijzing, last onder dwangsom en bestuursdwang zijn besluiten in de zin van de Awb. Geen besluiten in de zin van de Awb zijn:
– de brief als genoemd onder handhavingsprocedure paragraaf 2 onder sub c;
– de constatering dat niet aan een aanwijzing of last onder dwangsom is voldaan;
– mededelingen over het verschuldigd zijn van bedragen en over de hoogte van die bedragen;
– de beslissing om al dan niet tot invordering over te gaan.

Niet invorderen kan worden gezien als impliciete intrekking van de last onder dwangsom. Om onduidelijkheid te voorkomen wordt bij definitief niet invorderen de dwangsombeschikking ingetrokken.

5 Hoogte last onder dwangsom

Het vastgestelde dwangsombedrag staat in redelijke verhouding tot de zwaarte van het geschonden belang, de beoogde werking van de dwangsomoplegging en de hoogte van de kosten van de te treffen voorzieningen in relatie tot het genoten voordeel van de overtreder bij voortzetting van de overtreding. Deze evenredigheidseis waaraan moet worden voldaan, houdt niet in dat een financieel (draagkracht) onderzoek moet worden uitgevoerd voordat de dwangsom wordt opgelegd.

Slechts het in de toekomst door de overtreding te behalen financiële voordeel mag een rol spelen bij het bepalen van de hoogte van de dwangsom; de dwangsom mag niet worden gebruikt om in het verleden behaald voordeel af te romen. Een motivering waarin de hoogte van de dwangsom uitsluitend word gekoppeld aan de omzet van een bedrijf is niet toegestaan. Er mag geen verkapt kostenverhaal plaatsvinden. In het geval de rechter de hoogte van de dwangsom niet evenredig acht, wat door de rechter over het algemeen met terughoudendheid wordt getoetst, kan hij overgaan tot matiging van het bedrag.

Bijlage 8
Briefwisseling VWS-COTG over de relatie tussen de Wet BIG en de werkingssfeer van de WTG

Brief VWS 11-05-1998

Bijlage bij brief A/98/115 van 18 augustus 1998

Ministerie van Volksgezondheid Welzijn en Sport

Economische Controledienst
t.a.v. mr. C.J.A Schouten, directeur
Postbus 19266
3501 DG UTRECHT

Ons kenmerk	Inlichtingen bij	Doorkiesnummer	Rijswijk
VPZ/P-981509	mw. mr. C.M. de Jager	070-3407502	11 mei 1998

Onderwerp: fysiotherapeuten/manueel therapeuten

Geachte heer Schouten,

Bij brief van 9 februari 1998 heeft u mij de ECD-rapportage van de onderzoeken Wet tarieven gezondheidszorg 1997 toegezonden. In een aparte bijlage bij de rapportage geeft u een korte beschrijving van door de ECD in deze periode verrichte onderzoeken onder diverse beroepsgroepen. Een aantal van deze onderzoeken is uitgevoerd onder fysiotherapeuten.

In uw rapportage geeft u daarover onder andere het volgende aan.
Tot april 1995 was het voor fysiotherapeuten niet toegestaan om voor manuele-therapie een hoger tarief in rekening te brengen dan voor fysiotherapie. Per 1 april 1995 heeft het Centraal Orgaan Tarieven Gezondheidszorg (COTG) hogere tarieven voor de specifieke verrichting van manuele-therapie ingevoerd. Dat tarief was echter beduidend lager dan de meeste fysiotherapeuten voor 1 april 1995 reeds (onrechtmatig) voor manuele-therapie in rekening brachten. Als reactie op die tariefvaststelling heeft een aantal fysiotherapeuten die in het bezit waren van de opleiding manuele-therapie de relatie met de beroepsvereniging van fysiotherapeuten verbroken en een eigen vereniging opgericht. Zij zien zich niet als fysiotherapeuten die manuele-therapie verrichten doch als manueel-therapeuten, als een nieuwe beroepsgroep, welke naar hun mening niet als orgaan voor gezondheidszorg in de zin van de Wet tarieven gezondheidszorg (WTG) wordt aangemerkt. Er lijkt aldus een discrepantie te bestaan tussen fysiotherapeuten die naast reguliere prestaties ook 'alternatieve' prestaties leveren als manuele-therapie en die gebonden zijn aan de prijsvormingsregels van de WTG en personen die dezelfde 'alternatieve' prestaties leveren, maar niet zijn gebonden aan de WTG-regels.

De in uw rapport aangegeven kwestie vervult mij met zorg omtrent de beheersing van de kostenontwikkelingen in de gezondheidszorg. Met name de relatie tussen de Wet op de beroepen in de individuele gezondheidszorg (Wet BIG) en het instrumentarium van de WTG blijkt aan een nadere beschouwing toe te zijn. Een dergelijke beschouwing wordt op dit moment binnen het departement uitgevoerd. Uit die beschouwing zal ook duidelijk worden welke maatregelen kunnen en/of moeten worden genomen in verband met de kostenbeheersing in de gezondheidszorg.
Voorshands merk ik met betrekking tot de onderhavige kwestie op, dat de stand van zaken tot het moment dat mogelijk maatregelen zijn getroffen als volgt kan worden gezien

Ministerie van Volksgezondheid, Welzijn en Sport

Blad
2

Kenmerk
VPZ/P-981509

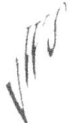

Fysiotherapeuten zijn als categorie van organen voor gezondheidszorg in de zin van de WTG aangewezen in het Besluit werkingssfeer WTG 1992. Bovendien worden de fysiotherapeuten aangewezen in het Besluit werkingssfeer maximumtarieven WTG. De fysiotherapeuten zijn derhalve gebonden aan de wettelijke maximumtarieven van de WTG.

Op 1 december 1997[1] is de Wet BIG in werking is getreden. Met name het systeem van titelbescherming en de bevoegdheidsregeling van de Wet BIG is voor de reikwijdte van de WTG van belang.

Vóór de inwerkingtreding van de Wet BIG gold het volgende:
a. "Eens een fysiotherapeut altijd een fysiotherapeut".
b. Alleen fysiotherapeuten mochten zich begeven op het gebied van de fysiotherapie (want onderdeel van de geneeskunst).

Had men eenmaal op grond van het diploma van de opleiding tot fysiotherapeut de bevoegdheid verkregen om fysiotherapie te beoefenen, dan behield men die bevoegdheid en het recht om de titel van fysiotherapeut te voeren voor het leven. Voor anderen was het gelet op de Wet op de paramedische beroepen (WPB) verboden om fysiotherapie te beoefenen.

Tot 1 december 1997 overtraden manueel-therapeuten die niet tevens fysiotherapeut waren of een andere (para)medische opleiding hadden afgerond, het verbod op de onbevoegde uitoefening van de geneeskunst. Dit werd gedoogd voor zover er geen schade optrad.

Tot 1 december 1997 waren manueel-therapeuten die wel tevens fysiotherapeut waren, derhalve zonder meer gebonden aan de wettelijke maximumtarieven van de WTG.

Na inwerkingtreding van de Wet BIG (dus met ingang van 1 december 1997) is het volgende aan de orde:
1. Alleen diegenen die zich hebben ingeschreven in het BIG-register, zijn gerechtigd de titel van fysiotherapeut te voeren.
2. Alleen voor de in artikel 36 van de Wet BIG genoemde handelingen geldt een verbod op de onbevoegde uitoefening van die handelingen.

ad 1
Diegene die aan de wettelijke opleidingseisen voor het beroep van fysiotherapeut voldoet, kan op diens verzoek in het BIG-register worden ingeschreven mits er voor inschrijving geen weigeringsgronden van toepassing zijn. Als men in het BIG-register van fysiotherapeut is ingeschreven, heeft men het recht om de wettelijk beschermde titel van fysiotherapeut te voeren. Inschrijving is niet verplicht en gebeurt dus niet automatisch maar op verzoek van betrokkene.

.../3

---

[1] Besluit van 19 november 1997 Stb 553.

Ministerie van Volksgezondheid, Welzijn en Sport

Blad
3

Kenmerk
VPZ/P-981509

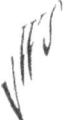

De WPB is inmiddels ingetrokken en in formele zin is er met ingang van 1 december 1997 een BIG-register van fysiotherapeuten. Voor zittende beroepsbeoefenaren (fysiotherapeuten die in het bezit zijn van het bewijs van bevoegdheid van fysiotherapeut[2]) kent de Wet BIG overgangsrecht. Zij mogen zich fysiotherapeut blijven noemen tot de in het overgangsrecht genoemde termijn van zes maanden na inwerkingtreding van artikel 3, eerste lid, van de Wet BIG is verstreken[3] (tot 1 juni 1998). Fysiotherapeuten die dat ook daarna nog willen moeten zich binnen die termijn hebben aangemeld voor inschrijving in het BIG-register. Voor deze fysiotherapeuten geldt dat zij voor de toepassing van in andere wetten opgenomen bepalingen, betrekking hebbende op in het BIG-register ingeschrevenen, gedurende de periode van zes maanden beschouwd worden als fysiotherapeuten die in het BIG-register ingeschreven staan[4].
Daarna mogen ze alleen nog die titel voeren als ze zijn ingeschreven in het BIG-register van fysiotherapeuten. In individuele gevallen kan de termijn van zes maanden tot verlenging leiden zolang in een eventuele bezwaar- of beroepsprocedure nog geen definitieve beslissing is gevallen. De facto betekent dit dat er nu sprake is van een overgangssituatie waarin de Wet BIG al wel van toepassing is voor de zittende fysiotherapeuten die dat willen. Pas op ongeveer 1 juni 1998 zal in beginsel duidelijk zijn wie van de huidige fysiotherapeuten zich nog steeds als fysiotherapeut wil en mag presenteren.
De Wet BIG voorziet tevens in een bepaling (thans nog niet in werking) op grond waarvan de inschrijving in het register aan een bepaalde periode gebonden wordt. Of een fysiotherapeut daarna voor herregistratie in aanmerking komt, zal afhangen van opgedane werkervaring dan wel gevolgde bijscholing. Het systeem van registratie en herregistratie op grond van de Wet BIG geeft derhalve een andere betekenis aan titelvoering dan voorheen het geval was.

ad 2
Weliswaar hebben alleen in het BIG-register ingeschrevenen het "exclusieve" recht om de titel van fysiotherapeut te voeren, maar de beoefening van de handelingen die behoren tot fysiotherapie komt de fysiotherapeut niet langer exclusief toe (fysiotherapie "bevat" geen voorbehouden handelingen). De omslag van een systeem van beroepsbescherming naar een systeem van titelbescherming brengt dus met zich dat met ingang van 1 december 1997 een ieder beroepsmatig handelingen die behoren tot fysiotherapie, mag verrichten.
Het wordt aan de eigen verantwoordelijkheid van het publiek overgelaten of men zich met bepaalde gezondheidsklachten wendt tot een fysiotherapeut dan wel tot een beroepsbeoefenaar die wellicht ook een ter zake relevante deskundigheid te bieden heeft, maar die zich geen fysiotherapeut mag noemen.

.../4

---

[2] Het bewijs van bevoegdheid van fysiotherapeut wordt uitgereikt aan hen die het in artikel 7 van het Fysiotherapeutenbesluit 1977 aangewezen examen met gunstig gevolg hebben afgelegd, alsmede de belofte van geheimhouding, bedoeld in artikel 4 van het Fysiotherapeutenbesluit 1977 hebben afgelegd (artikel 3, tweede lid van het Fysiotherapeutenbesluit 1977).

[3] Artikel 104 eerste lid van de Wet BIG

[4] Artikel 104 zesde lid van de Wet BIG

Ministerie van Volksgezondheid, Welzijn en Sport

Blad
4

Kenmerk
VPZ/P-981509

Voor de eerstgenoemde geldt dat de overheid een bepaalde kwaliteitsgarantie afgeeft (te herkennen aan de wettelijk beschermde titel van fysiotherapeut), voor de laatstgenoemde is geen sprake van een dergelijke overheidsbemoeienis.

Onder voorbehoud van mogelijke maatregelen die op relevante punten tot veranderingen zouden kunnen leiden kan de ontstane situatie voorlopig als volgt worden samengevat.
Tot 1 december 1997 waren manueel-therapeuten die een opleiding tot fysiotherapeut hebben gehad, zonder meer gebonden aan de wettelijke maximumtarieven voor fysiotherapeuten van de WTG.
Nu met ingang van die datum de Wet BIG in werking is getreden, zijn de maximumtarieven van de WTG voor fysiotherapeuten slechts van toepassing op die manueel-therapeuten die in het bezit zijn van het diploma van een opleiding voor fysiotherapeut en staan ingeschreven in het BIG-register van fysiotherapeuten.
Manueel-therapeuten, in het bezit zijnde van het diploma van een opleiding voor fysiotherapeut, maar niet ingeschreven in het BIG-register van fysiotherapeuten, zijn niet gebonden aan maximumtarieven van de WTG.
Hierbij dient echter het overgangsrecht van de Wet BIG voor de zittende fysiotherapeuten in het oog te worden gehouden: fysiotherapeuten die vóór inwerkingtreding van de Wet BIG reeds fysiotherapeut waren kunnen tot 1 juni 1998 genieten van titelbescherming als fysiotherapeut en zijn dan gebonden aan de maximumtarieven van de WTG. De fysiotherapeut hoeft echter geen gebruik te maken van het overgangsrecht. Een fysiotherapeut kan er voor kiezen geen fysiotherapeut meer te willen zijn. Mocht hiervan sprake zijn dan heeft hij/zij niet langer het recht om de wettelijk beschermde titel van fysiotherapeut te voeren en is hij/zij niet gebonden aan de WTG-maximumtarieven. Wil hij/zij op die keuze terugkomen dan heeft hij/zij daarvoor de tijd tot 1 juni 1998. Pas dan is duidelijk of hij/zij van het overgangsrecht gebruik heeft gemaakt én gedurende die periode beschouwd moet worden als een in het BIG-register ingeschreven fysiotherapeut die derhalve is gebonden aan de WTG-maximumtarieven.
Na 1 juni 1998 zijn slechts de fysiotherapeuten die staan ingeschreven in het BIG-register van fysiotherapeuten, gebonden aan de wettelijke maximumtarieven van de WTG. Staat een fysiotherapeut niet in dit register ingeschreven, dan is deze niet gebonden aan de wettelijke maximumtarieven van de WTG.

Ik beraad mij thans op de vraag of ik de werkingssfeer van de WTG met het oog op de doelstellingen van die wet aan deze nieuwe situatie moet aanpassen. Over het antwoord op die vraag zal ik u te gelegener tijd berichten.

Ik vertrouw erop u met het bovenstaande voorshands voldoende te hebben geïnformeerd.

Afschrift van deze brief is gezonden aan:
de heer H. Kloft, coördinator WTG-team van de Economische Controledienst;
drs. R.L.J.M. Scheerder, voorzitter van het Centraal Orgaan Tarieven Gezondheidszorg;

/5

Ministerie van Volksgezondheid, Welzijn en Sport

Blad
5

Kenmerk
VPZ/P-981509

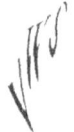

mr. J.N. Redeker, secretaris van de Vereniging van Vrijgevestigde Fysiotherapeuten;
de heer H. Wiegel, voorzitter van Zorgverzekeraars Nederland;
drs. H.J. Nijhuis, secretaris van de Vereniging van Manueel-Therapeuten;
de heer L. de Graaf, voorzitter van de Ziekenfondsraad;
de voorzitter van de Nederlandse Vereniging van Oefentherapeuten Mensendieck;
de voorzitter van de Vereniging Bewegingsleer César;
mevrouw J. van Leeuwen, voorzitter van de Kontactcommissie Publiekrechtelijke Ziektekostenregelingen voor ambtenaren.

Hoogachtend,

de Minister van Volksgezondheid, Welzijn en Sport,
namens deze,
de Directeur Verzekeringen en Prijsvorming Zorgsector,

Drs. mr. J.L.M. van Wesemael

Brief COTG 18-08-1998

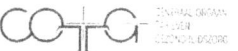

Moeder Teresalaan 100
Postbus 3017
3502 GA Utrecht

telefoon 030-296 81 11
fax 030-2 93 57 46

De Minister van Volksgezondheid,
Welzijn en Sport
Mevrouw dr. E. Borst-Eilers
Postbus 5406
2280 HK RIJSWIJK

Utrecht, 18 augustus 1998

Ons kenmerk: HL/tbk/A/98/115

Uw brief van:

Uw kenmerk:

Onderwerp:
Relatie Wet BIG en WTG

Behandeld door:
mr dr J.J.M. Linders

Doorkiesnummer:

Mevrouw de Minister,

Op 1 december 1997 zijn voor onder meer de artsen, tandartsen, apothekers en fysiotherapeuten de meest relevante artikelen van de Wet op de beroepen in de individuele gezondheidszorg (Wet BIG) van kracht geworden. Hiermee is de overgang van een systeem van beroepsbescherming naar een systeem van titelbescherming gerealiseerd. Het verbod tot het uitoefenen van de geneeskunst door anderen dan degenen die daartoe bij de wet bevoegd zijn verklaard, is vervangen door het verbod een titel te voeren indien niet aan bepaalde vereisten van de wet voldaan is. Een van de vereisten is de registratie in het daartoe aangewezen register. Daarnaast wijst de wet voor de zogenoemde voorbehouden handelingen expliciet de deskundigen aan die bevoegd zijn tot het verrichten van deze handelingen.

De invoering van de Wet BIG is eveneens van belang voor de Wet tarieven gezondheidszorg (WTG). Een aantal van de in artikel 3 van de Wet BIG genoemde beroepsbeoefenaren, zoals de tandartsen en de fysiotherapeuten, wordt immers in de WTG aangemerkt als orgaan voor gezondheidszorg. In dat kader vraagt het COTG uw aandacht voor het volgende.

In uw brief van 11 mei 1998 aan de directeur van de Economische Controledienst (zie bijlage) wordt aandacht besteed aan de relatie tussen de Wet BIG en de WTG. In het bijzonder gaat het daarbij om de positie van de fysiotherapeut in beide wetten. In deze brief wordt aangegeven dat een fysiotherapeut die zich heeft laten registreren in het kader van de Wet BIG en zich aldus fysiotherapeut mag noemen, een orgaan voor gezondheidszorg is in de zin van de WTG. De fysiotherapeut die zich niet heeft laten registreren maar wel een diploma bezit, mag zich geen fysiotherapeut noemen ingevolge de Wet BIG en is geen orgaan voor gezondheidszorg in de zin van de WTG, aldus de strekking van uw brief. Dit betekent dat de fysiotherapeut die zich niet heeft laten registreren ook niet gehouden is aan de WTG-tarieven, maar vrij is in zijn tariefstelling.

Bovenstaande strekking is een relevante wijziging van het tot nu toe gevoerde beleid. Tot nu toe werd iedereen die het diploma fysiotherapie had behaald, als fysiotherapeut (orgaan voor gezondheidszorg) in de zin van de WTG beschouwd. Dit was ongeacht het feit of de fysiotherapeut zich via uiterlijke kenmerken als zodanig presenteerde. Prestaties die in dat kader werden verricht, werden als prestaties in de zin van de WTG aangemerkt.

briefnummer: A/98/115

Door de aangehaalde brief van 11 mei 1998 wordt de werkingssfeer van de WTG beperkt. Het orgaanbegrip in de WTG wordt beperkt tot de organen voor gezondheidszorg (de individuele beroepsbeoefenaren) die zich hebben laten registreren in het kader van de Wet BIG. Dit geldt niet alleen voor de fysiotherapeuten, zoals genoemd in de brief van 11 mei 1998, maar ook voor andere individuele beroepsbeoefenaren die als orgaan voor gezondheidszorg worden aangewezen. Te denken valt bijvoorbeeld aan de medisch specialist, de huisarts en de tandarts. Deze beroepsbeoefenaren kunnen zich aan de werkingssfeer van de WTG onttrekken door zich niet te laten registreren in het kader van de Wet BIG.

Deze beperking van het orgaanbegrip in de WTG staat niet op zichzelf. Er ligt hier een verband met het prestatiebegrip in de WTG, waarvoor het COTG tevens uw aandacht heeft gevraagd in zijn brief van heden (A/98/113). In die brief wordt aangegeven op welke wijze in de huidige tijdgeest en het daarmee verbonden overheidsstreven naar deregulering, een nadere begrenzing van de prestaties ex WTG door u zou kunnen worden gerealiseerd. Het uitgangspunt blijft daarbij wel het hanteren van een orgaangerichte benadering, hetgeen betekent dat de WTG uit blijft gaan van krachtens de wet aangewezen organen voor gezondheidszorg. Door de uitleg in uw brief van 11 mei 1998 over de gevolgen van de Wet BIG voor het orgaan voor gezondheidszorg, wordt ook dit orgaanbegrip, zoals reeds gezegd, nader begrensd. Deze begrenzing draagt het gevaar in zich van calculerend gedrag van beroepsbeoefenaren bij de vraag of zij zich al dan niet moeten laten registreren in het kader van de Wet BIG. Het zich niet laten registreren betekent immers dat daarmee de WTG niet op hen van toepassing is, zodat er sprake kan zijn van vrije prijsvorming voor de gezondheidszorgprestaties die worden verricht.

Een rem op de geschetste ontwikkeling zou in zekere zin gevormd kunnen worden door de vormgeving van het huidige aansprakenregime ingevolge de Ziekenfondswet. Dit regime is in zijn huidige vorm sterk gekoppeld aan de kwalificatie van de beroepsbeoefenaar. Aanspraak bestaat op fysiotherapie door een fysiotherapeut. Er mag daarbij van uit worden gegaan dat het gaat om een fysiotherapeut die zich in het kader van de Wet BIG heeft laten registreren. Indien de aanspraak in de toekomst meer naar zorginhoud omschreven zou worden, zou deze beperking wellicht niet meer op kunnen gaan. Er zou dan aanspraak bestaan op fysiotherapie, ongeacht de vraag door wie de fysiotherapeutische behandeling gegeven wordt. Voor wat betreft de particuliere verzekeringen constateert het COTG op dit moment al een lacune. De particuliere aanspraken worden immers niet bij of krachtens wettelijke regels bepaald, maar door de individuele verzekeraars. Deze kunnen in hun polissen zelf bepalen of al dan niet alleen aanspraak op vergoeding bestaat indien de behandeling heeft plaatsgevonden door een ingevolge de Wet BIG geregistreerde beroepsbeoefenaar. Met name het al dan niet aanspraak hebben op (vergoeding van) de behandeling en de hoogte van het in rekening te brengen tarief, brengen voor de patiënt onzekerheid met zich.

Het COTG acht de in deze brief onder uw aandacht gebrachte punten inzake de relatie tussen de Wet BIG en de WTG van wezenlijk belang voor de toepassing van de WTG en de daarmee samenhangende rechtszekerheid. Meer duidelijkheid is derhalve gewenst. Mede met het oog hierop verneemt het COTG graag op korte termijn van u of de signaleringen aanleiding vormen uw standpunt, zoals naar voren gebracht in uw brief van 11 mei 1998, nader aan te vullen en toe te lichten.

Hoogachtend,

Centraal Orgaan
Tarieven
Gezondheidszorg

drs. L.C.J. van der Poel,
algemeen secretaris

drs. R.L.J.M. Scheerder,
voorzitter

Brief COTG 22-12-1998

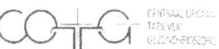

Moeder Teresalaan 100
Postbus 3017
3502 GA Utrecht

telefoon 030-296 81 11
fax 030-2 93 57 46

De Minister van Volksgezondheid, Welzijn en Sport
Mevrouw dr. E. Borst-Eilers
Postbus 20350
2500 EJ 's-GRAVENHAGE

Utrecht, 22 december 1998

Ons kenmerk: HL/mt/A/98/159

Behandeld door:
mr. J.J.M. Linders

Uw brief van:

Uw kenmerk:

Doorkiesnummer:

Onderwerp:
Wet BIG en uitspraken strafrechters inzake fysiotherapeuten

Mevrouw de Minister,

In zijn brief van 18 augustus 1998 heeft het COTG uw aandacht gevraagd voor de relatie tussen de Wet BIG en de WTG. Deze brief betrof een reactie op uw brief van 11 mei 1998, waarin werd gesteld dat slechts de in het kader van de Wet BIG geregistreerde beroepsbeoefenaar, aan de regelgeving van de WTG onderhevig is. Het COTG heeft daarbij aangegeven dat deze interpretatie van de reikwijdte van de Wet BIG tot rechtsonzekerheid bij de patiënt en ontwijkend gedrag bij de beroepsbeoefenaar kan leiden.

Inmiddels heeft een aantal strafrechters uitspraken gedaan omtrent de positie van fysiotherapeuten in de WTG. Deze uitspraken hebben in de media veel aandacht gehad. Voor een samenvatting en een analyse van deze uitspraken verwijzen wij u naar de bijgevoegde COTG-nota (bijlage), welke in de vergadering van het bestuur van 14 december 1998 aan de orde is gesteld. Het COTG constateert dat uw reeds aangehaalde brief van 11 mei 1998 een rol speelt bij deze zaken, die dateren van vóór de invoering van de Wet BIG. Uit de uitspraken blijkt ook dat een aantal fysiotherapeuten zich vanwege onvrede met de tarieven, niet meer als fysiotherapeut wensen te manifesteren en zo de regelgeving van de WTG proberen te ontlopen. Met uw interpretatie van de reikwijdte van de Wet BIG wordt dit gedrag gefaciliteerd.

Zoals het COTG reeds in zijn brief van 18 augustus 1998 aan u heeft bericht, ligt er ook een relatie tussen de Wet BIG en het aansprakenregime ingevolge de Ziekenfondswet. Een eenduidige afstemming tussen de Wet BIG, WTG en Ziekenfondswet is vanuit de rechtszekerheid noodzakelijk.

briefnummer: A/98/159

In het licht van de uitspraken van de strafrechters en de beroering die deze bij het veld en de media hebben veroorzaakt, acht het COTG het van groot belang dat van uw zijde spoedig een reactie komt op de brief van het COTG van 18 augustus 1998 en de daarin aangegeven signaleringen.

Een afschrift van deze brief wordt aan de Ziekenfondsraad gezonden.

Hoogachtend,

Centraal Orgaan
Tarieven
Gezondheidszorg

drs. A.L.M. Barendregt,
plv. algemeen secretaris

drs. R.L.J.M. Scheerder,
voorzitter

i.a.a.: Ziekenfondsraad

Brief VWS 22-2-1999

Ministerie van Volksgezondheid, Welzijn en Sport

Directie Zorgverzekeringen

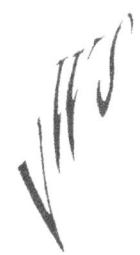

Centraal Orgaan Tarieven Gezondheidszorg
t.a.v. drs. R.L.J.M Scheerder, voorzitter
Postbus 3017
3502 GA   Utrecht

Ons kenmerk	Inlichtingen bij	Doorkiesnummer	Den Haag
Z/P-99289	mw drs. A H Tjalma	070-3407658	22 februari 1999
Onderwerp		Bijlage(n)	Uw brief
Tussenbericht stand van			18 augustus 1998
Zaken WBIG/WTG			22 december 1998

Geachte heer Scheerder,

Naar aanleiding van uw brieven van 18 augustus 1998 met kenmerk
HL/tbk/A/98/115 en 22 december 1998 met kenmerk HL/mt/A/98/159 bericht ik u
hierbij het volgende

Op 12 maart 1998 heeft het ministerie het ECD-rapport, waarin onder andere de
opsporingsonderzoeken over fysiotherapeuten die manuele therapie verrichtten aan
de orde komen, verzonden aan de Tweede Kamer. In de brief van VWS aan de ECD
van 11 mei 1998, waarvan het Cotg een afschrift heeft ontvangen, wordt over dit
onderzoek opgemerkt dat de relatie tussen de Wet op de beroepen in de individuele
gezondheidszorg (WBIG) en het instrumentarium van de Wtg aan een nadere
beschouwing toe blijkt te zijn en worden zorgen geuit omtrent de beheersing van de
kostenontwikkelingen in de gezondheidszorg

In de brieven van 18 augustus en 22 december 1998 heeft het Cotg aandacht
gevraagd voor de relatie tussen de WBIG, de Wtg en ook de ZFW

Bij besluit van 28 mei 1998 is het Verstrekkingenbesluit ziekenfondsverzekering en
het Vergoedingenbesluit particulier verzekerden aangepast op de WBIG (Staatsblad
340)

Inmiddels is een inventarisatie gemaakt van de gevolgen die de invoering van de
WBIG heeft op het Budgettair Kader Zorg, de verzekeringswetgeving en de
tarievenwetgeving

Postbus 20350
2500 EJ Den Haag
Telefoon (070) 340 79 11
Fax (070) 340 78 34

Bezoekadres:
Parnassusplein 5
2511 VX Den Haag

Correspondentie
uitsluitend richten aan het
postadres met vermelding
van de datum en het
kenmerk van deze brief

http://www.minvws.nl

Ministerie van Volksgezondheid, Welzijn en Sport

Blad
2
Kenmerk
Z/P-99289

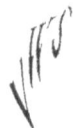

De stand van zaken is in het kort als volgt:
Een beroepsbeoefenaar die manuele therapie uitoefent en ingeschreven staat in het BIG-register als fysiotherapeut, mag zorg leveren in het kader van ZFW/WTZ 1998 en is orgaan voor gezondheidszorg

Een beroepsbeoefenaar die manuele therapie levert en niet ingeschreven staat in het BIG-register, kan geen zorg leveren in het kader ZFW/WTZ 1998 en is geen orgaan voor gezondheidszorg.

Over de periode vóór 1 december 1997 zijn enkele strafrechtelijke vonnissen gewezen in zaken van beroepsbeoefenaren met het diploma fysiotherapie die niet de vigerende tarieven voor fysiotherapeuten in rekening brachten. Hiertegen is hoger beroep ingesteld. Verwijzend naar de brief van VWS aan de ECD van 11 mei 1998 wil ik het volgende nogmaals opmerken. Had men voor de inwerkingtreding van de WBIG, dus voor 1 december 1997, op grond van het diploma van de opleiding tot fysiotherapeut de bevoegdheid verkregen om fysiotherapie te beoefenen, dan behield men die bevoegdheid en het recht om de titel van fysiotherapeut te voeren voor het leven. Fysiotherapeuten zijn als categorie van organen voor gezondheidszorg in de zin van de Wtg gebonden aan de wettelijke maximumtarieven van de Wtg.

Voorzover bekend gaat het tot op heden om een beperkte groep beroepsbeoefenaren die zich niet inschrijft in het BIG-register. In dat licht ga ik er voorshands vanuit dat de mogelijkheid tot het niet inschrijven in het BIG-register nauwelijks consequenties zal hebben voor de kostenbeheersing in het tweede compartiment.

Tenslotte wil ik opmerken dat niet alleen de relatie WBIG en Wtg van invloed is op de prijsvorming voor vrije beroepsbeoefenaren maar ook de relatie tussen de WBIG en de Wet op de omzetbelasting (WOB). Met het ministerie van Financiën vindt over dit laatste overleg plaats.

Over mogelijke stappen die kunnen worden genomen voor een eenduidige afstemming tussen de WBIG, Wtg en WOB zal ik u te gelegenertijd berichten.

Ministerie van Volksgezondheid, Welzijn en Sport

Blad
3
Kenmerk
Z/P-99289

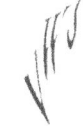

Afschrift van deze brief wordt gezonden aan de Commissie toezicht Uitvoeringsorganisaties en de Economische Controledienst

Hoogachtend,

de Minister van Volksgezondheid, Welzijn en Sport,
namens deze,
de Directeur Zorgverzekeringen,

drs mr. J.L.M. van Wesemael

Bijlage 9
Circulaire en beleidsregel algemene
bepalingen experimenten

Circulaire

alle representatieve organisaties van
organen voor gezondheidszorg en
ziektekostenverzekeraars

Utrecht: 18 oktober 2004
Uw brief van:
Uw kenmerk:
Ons kenmerk: KSCN/arog/A/04/08c
Behandeld door: mevrouw mr. K. Schroten
Doorkiesnr.:
Afdelingsfax: 030-2968 298
E-mail:
Onderwerp: beleidsregel algemene bepalingen experimenten

Korte inhoud: Na wijziging van de WTG door de WTG ExPres, zal het mogelijk zijn kleinschalig te experimenteren met alternatieve wijzen van (prijs- en prestatie)regulering. CTG/ZAio kan zo'n experiment mogelijk maken bij beleidsregel. Daarbij is gekozen voor een tweeledige systematiek.
In de beleidsregel algemene bepalingen over experimenten (ook wel basisbeleidsregel genoemd) worden de regels neergelegd die voor alle experimenten gelden. Deze beleidsregel heeft CTG/ZAio op 30 september 2004 vastgesteld. Daarnaast zal er per experiment steeds een specifieke experimentbeleidsregel moeten worden vastgesteld met bepalingen die specifiek op het betreffende experiment zijn toegesneden.

Geachte heer/mevrouw,

CTG/ZAio heeft op 30 september 2004 de beleidsregel algemene bepalingen experimenten vastgesteld (bijlage). Deze beleidsregel zal ingaan zodra de WTG, zoals gewijzigd door de WTG ExPres, in werking treedt. *De inwerkingtreding van de beleidsregel is dus onder voorbehoud van aanvaarding van het wetsvoorstel WTG ExPres door de Eerste Kamer en – uiteraard – onder voorbehoud van goedkeuring van de beleidsregel door de Minister van VWS.*

In het navolgende treft u een algemene en artikelsgewijze toelichting op de beleidsregel aan.

1. Algemeen

Artikel 15 van de WTG, zoals gewijzigd door de WTG ExPres, maakt experimenten met alternatieve wijzen van (prijs- en prestatie)regulering mogelijk op grond waarvan een of enkele organen voor gezondheidszorg en/of een of enkele zorgverzekeraars van de werking van de algemene beleidsregels van CTG/ZAio worden uitgezonderd ten behoeve van een beperkt (bekostigings- en/of prestatie)experiment. Een experiment dient bij beleidsregel geregeld te worden.

Circulairenummer: KSCN/ajog/A/04/09c

Om aan deze mogelijkheid handen en voeten te geven is gekozen voor een tweeledige systematiek. In een beleidsregel met algemene bepalingen over experimenten worden de regels neergelegd die voor alle experimenten gelden. Dat is de onderhavige beleidsregel. Daarnaast dient er per experiment een specifieke experimentbeleidsregel te worden vastgesteld met bepalingen die specifiek voor het betreffende experiment gelden.
De met inachtneming van een specifieke experimentbeleidsregel afgegeven experimentbeschikking(en) bepaalt (bepalen) vervolgens welke organen voor gezondheidszorg en welke ziektekostenverzekeraars (zie toelichting artikel 1) daadwerkelijk deelnemen aan het experiment. Tegen experimentbeschikkingen en beschikkingen tot afwijzing van een verzoek om een experimentbeschikking staat de mogelijkheid van bezwaar open en beroep bij het CBB. Een experimentbeschikking is overigens steeds een tarief- of prestatiebeschikking in de zin van de WTG.

2. Artikelsgewijs

Artikel 1
Experimenten kunnen in beginsel alle organen voor gezondheidszorg of ziektekostenverzekeraars of prestaties betreffen die onder de werkingssfeer van de WTG vallen. Net als bij 'gewone' beleidsregels in de zin van artikel 11 WTG, worden beschikkingen aan de organen voor gezondheidszorg afgegeven en behoeven de ziektekostenverzekeraars dus niet in de werkingssfeer van de onderhavige beleidsregel te worden genoemd. De werking van een experiment zal zich echter logischerwijze ook uitstrekken jegens ziektekostenverzekeraars. Welke ziektekostenverzekeraars onder een experiment vallen is afhankelijk van de tekst van de specifieke experimentbeleidsregel (bijvoorbeeld van de vraag of de (omgekeerde) contracteerplicht geldt voor het betreffende experiment en of het experiment in de specifieke experimentbeleidsregel voor bepaalde verzekeraars verplicht wordt gesteld) en hangt ook samen met de vraag tot welke organen voor gezondheidszorg het experiment zich uitstrekt en aan welke daarvan een experimentbeschikking is afgegeven. De datum van inwerkingtreding van de onderhavige beleidsregel komt overeen met de datum van inwerkingtreding van de WTG, zoals gewijzigd door de WTG ExPres.

Artikel 2.1 en 2.2
Deze artikelen bevatten de eisen waaraan elk experiment moet voldoen. De eisen van 2.1 zijn eisen waaraan het experiment moet voldoen, de eisen van 2.2 zijn de eisen en voorwaarden die gelden voor de deelnemers aan het experiment. Als CTG/ZAio tot de conclusie komt dat een lopend experiment niet langer aan (een van) deze eisen voldoet, is het college bevoegd de experimentbeschikking in te trekken (artikel 7.1).
2.1 ad a: De doelstellingen van de WTG zijn 1) kostenbeheersing, 2) evenwichtige tarieven, 3) uniforme procedures voor de totstandkoming van tarieven en 4) doelmatige organisatie van de zorg (op macroniveau en op het niveau van zorgverlening door een individuele zorgaanbieder);
2.1 ad b: Dat een experiment voldoet aan een van de hier genoemde doelen dient te waarborgen dat het experiment naar zijn inhoud daadwerkelijk een experiment is. Tot de innovatie van het stelsel van (prijs- en prestatie)regulering kan behoren dat het experiment de grens tussen cure en care en tussen de verzekeringsschotten doorbreekt (ontschotting);
2.1 ad c: De kleinschaligheid kan gelegen zijn in een of meerdere van de hier genoemde vier elementen. Wat betreft de beperkte groep organen voor gezondheidszorg en de beperkte groep ziektekostenverzekeraars zij voor de duidelijkheid opgemerkt dat het daarbij ook kan gaan om één orgaan voor gezondheidszorg en/of één ziektekostenverzekeraar;
2.1 ad d: Deze eis beoogt te waarborgen dat het experiment past bij het door CTG/ZAio beoogde of ingezette beleid;
2.1 ad e: Deze eis beoogt experimenten die naar verwachting tot te hoge administratieve lasten aanleiding te kunnen uitsluiten;
2.1 ad f: Deze eis heeft tot doel te garanderen dat het experiment kans van slagen heeft. Deze eis brengt onder andere mee dat een instelling of ziektekostenverzekeraar die in financiële problemen verkeert, van deelname aan een experiment wordt uitgesloten.

Circulairenummer: KSCN/ajog/A/04/09c

Behalve op de financiële positie van deelnemende partijen, kan het in deze bepaling bedoelde 'voldoende vertrouwen' ook afsluiten op de bedrijfsvoering van deelnemende partijen of de technische dan wel administratieve mogelijkheden van de (potentiële) deelnemers. Ook andere concretiseringen zijn denkbaar;
2.1 ad g: Zodra een experiment leidt tot discontinuïteit van de zorg in de regio of discontinuïteit van deelnemende partijen is er reden tot beëindiging van het experiment;
2.1 ad h: Als aan deze eis niet voldaan wordt is er geen reden een experiment te starten. Aan een dergelijk experiment zou immers na afloop nooit algemene toepassing gegeven worden;

2.2 Het spreekt vanzelf dat een experiment alleen mag functioneren binnen de in een specifieke experimentbeleidsregel gestelde kaders.

Artikel 3.1
Dit artikel beschrijft de procedure die moet worden gevolgd in de situatie dat er nog *geen* specifieke experimentbeleidsregel is. Vereist is dan een verzoek om een experimentbeschikking van een orgaan voor gezondheidszorg en een of meer ziektekostenverzekeraars gezamenlijk. Een gezamenlijk verzoek is gewenst omdat een orgaan voor gezondheidszorg dat deelneemt aan een experiment niet kan zonder de medewerking van een verzekeraar. Enig draagvlak onder verzekeraars die logischerwijze voor deelneming in aanmerking komen, is daarom gewenst en heeft ook een praktisch doel, namelijk te voorkomen dat er al te gemakkelijk eenzijdige verzoeken worden ingediend waarover CTG/ZAio besluiten moet nemen. Na ontvangst van het gezamenlijke verzoek bekijkt CTG/ZAio of het verzoek aanleiding geeft tot het vaststellen van een specifieke experimentbeleidsregel en neemt daarover een besluit. Met inachtneming van dit besluit neemt het college vervolgens een beslissing op het verzoek om een experimentbeschikking af te geven.

Een verzoek om een experimentbeschikking als bedoeld in artikel 3.1 kan mede zijn aanleiding vinden in een vraag aan de betreffende zorgaanbieder/zorgverzekeraar van consumenten, verzekerden of patiënten. Signalen van patiënten, verzekerden of patiënten kunnen voor CTG/ZAio ook zelfstandig aanleiding vormen voor het vaststellen van een specifieke experimentbeleidsregel.

Ten aanzien van representatieve organisaties is niet vereist dat zij een verzoek moeten kunnen doen om een experimentbeschikking. Zij kunnen immers in WTG-verband aan CTG/ZAio verzoeken om de vaststelling van een specifieke experimentbeleidsregel.
Ten algemene is het raadzaam *voorafgaand* aan een specifiek experiment *steeds* aandacht te besteden aan de volgende aspecten (geen uitputtende opsomming en in willekeurige volgorde): onderwerp; doel; functie; prestatiebeschrijvingen; tariefsoorten; toe te passen WTG-beleidsregels; toepassing (omgekeerde) contracteerplicht; adherentie; toepassing toelating; bouwregime; winstoogmerk; toetsingscriteria per experiment en vervolgacties en tijdpad; sturing en begeleiding; rapportage; eigendom gegevens experiment; evaluatie door CTG/ZAio; besluitvorming vervolg Minister; betrokkenheid parlement; termijn minder dan vijf jaren en per boekjaar; gevolgen experiment voor patiënt, consument, verzekerde, organen voor gezondheidszorg en ziektekostenverzekeraars; meting administratieve lasten; bijzondere omstandigheden; vrijwillige/verplichte deelneming; mededingingseffecten; continuïteit van zorg; landelijk/regionaal; dezelfde omgeving/verschillende omgevingen (vergelijkend onderzoek / spiegelinformatie); communicatie, voorlichting aan burgers, consumenten en verzekerden; inzet personeel, logistiek, financiële middelen; mogelijke schade door deelneming experiment; waarborgen publieke belangen. Dat aan deze aspecten aandacht dient te worden besteed brengt overigens niet per definitie met zich dat regeling in de specifieke experimentbeleidsregel nodig is (zie artikel 5.1).

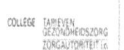

Circulairenummer: KSCN/ajog/A/04/09c

Artikel 3.2
Dit artikel beschrijft de procedure die moet worden gevolgd in de situatie dat er om een experimentbeschikking wordt verzocht en er al *wel* een specifieke experimentbeleidsregel is. Om dezelfde redenen als genoemd in de toelichting op 3.1 is hier gekozen voor het uitgangspunt van een gezamenlijk verzoek. In de specifieke experimentbeleidsregel kan evenwel van dat uitgangspunt worden afgeweken. In de specifieke experimentbeleidsregel kan bijvoorbeeld worden bepaald dat eenzijdige verzoeken ook zijn toegestaan of dat CTG/ZAio ambtshalve een experimentbeschikking kan afgeven (verplichte deelneming). Bij een verzoek toetst CTG/ZAio dit aan de specifieke experimentbeleidsregel om vervolgens een besluit te nemen over het al dan niet afgeven van een experimentbeschikking. Een verzoek om een experimentbeschikking als bedoeld in artikel 3.2 kan mede zijn aanleiding vinden in een vraag aan de betreffende zorgaanbieder/zorgverzekeraar van consumenten, verzekerden of patiënten. Signalen van patiënten, verzekerden of patiënten kunnen voor CTG/ZAio ook zelfstandig aanleiding vormen voor het vaststellen van een specifieke experimentbeleidsregel.

Artikel 4.1
lid 1 Dit artikellid geeft het uitgangspunt weer dat de bepalingen van de WTG en de 'andere' beleidsregels in de zin van artikel 11 WTG gelden, voorzover de specifieke experimentbeleidsregel niet anders bepaalt.

lid 2 Niet ondenkbaar is de situatie dat niet alle organen voor gezondheidszorg, die onder de reikwijdte van een specifieke experimentbeleidsregel vallen, beschikken over een experimentbeschikking. Dat is namelijk het geval als ze wel onder de reikwijdte van de beleidsregel vallen maar om allerlei redenen liever niet meedoen aan het experiment en daarom geen verzoek om een experimentbeschikking als bedoeld in 3.2 indienen en CTG/ZAio bovendien niet van oordeel is dat hun deelneming aan het experiment verplicht moet worden opgelegd via het ambtshalve afgeven van een experimentbeschikking. Voor dergelijke organen voor gezondheidszorg gelden niet de bepalingen van de specifieke experimentbeleidsregel, maar de 'gewone' beleidsregels in de zin van artikel 11 WTG.

Artikel 5.1
Artikel 5.1 bevat een opsomming van de onderwerpen die bij een specifieke experimentbeleidsregel moeten worden geregeld. Van een aantal onderwerpen is voorstelbaar dat een regeling niet bij elk experiment is gewenst, dit is dan in de tekst tot uitdrukking gebracht door de bepaling dat in de specifieke experimentbeleidsregel wordt vastgelegd *of* een regeling gewenst is en, zo ja, op welke wijze het onderwerp dan geregeld moet worden.
ad a Bedoeld is een specifiek doel dat past in de eisen genoemd in artikel 2.1. De (tussentijdse) toetsingscriteria zijn ook van belang voor de tussentijdse evaluaties/rapportages (5.1, onderdeel k) en voor de evaluatie van het experiment (zie 5.1, onderdeel I en artikel 8.1).
ad b Zie de toelichting bij 2.1 en 2.2. De verplichting tot deelneming kan zowel aan organen voor gezondheidszorg als aan ziektekostenverzekeraars worden opgelegd. Tot een dergelijke verplichte deelneming zal, gelet op het karakter van een experiment, niet lichtvaardig worden besloten.
ad c Een regeling hierover is nodig om te bepalen wat het experiment inhoudt.
ad d Hier wordt niet gedoeld op een financieel gelijke uitgangspositie (zie e) maar op eventuele andere aspecten die leiden tot een ongelijk speelveld, zoals marktaandeel enzovoort.

Circulairenummer: KSCN/ajog/A/04/09c

ad e   Bij vrijwillige deelneming is deze bepaling niet aan de orde, omdat partijen dan vrijwillig een risico aangaan. Tarieven worden aan organen voor gezondheidszorg afgegeven, niet aan ziektekostenverzekeraars. Dit maakt directe compensatie van ziektekostenverzekeraars onmogelijk. Indien er aanleiding is voor 'compensatie' van een specifieke ziektekostenverzekeraar, is een constructie met landelijke tarieftoeslagen denkbaar. Door het te compenseren bedrag niet uitsluitend te verdisconteren in de tarieven van de aan het experiment deelnemende organen voor gezondheidszorg maar in landelijke tarieftoeslagen, komen de lasten niet alleen neer op de aan het experiment deelnemende verzekeraars maar worden de lasten verdeeld over de verzekeraars in het land.
ad f   Te denken valt aan het in de tarieven corrigeren van onterecht verkregen voordeel.
ad g   In de specifieke experimentbeleidsregel kan worden bepaald dat de verbodsbepaling van artikel 2 WTG in zijn geheel dan wel het specifieke verbod om een tarief te declareren dat niet overeenkomstig de WTG is goedgekeurd of vastgesteld (artikel 2, lid 1, sub c en d WTG) of de bepaling over het kunnen doen van verzoeken tot het vaststellen van een prestatiebeschrijving voor een prestatie waarvoor vrije prijzen gelden (artikel 10a WTG) niet van toepassing is op de bij het experiment betrokken prestaties.
ad h   In de specifieke experimentbeleidsregel kan worden bepaald dat de (omgekeerde) contracteerplicht niet geldt of dat een verzekerde niet de keuzevrijheid heeft tussen zorg in natura of vergoeding van zorg. Die keuzevrijheid is neergelegd in artikel 11 van de Ziekenfondswet;
ad i   Ten behoeve van het in 4.1 neergelegde uitgangspunt is het van belang dat duidelijk is welke bij of krachtens de WTG geldende bepalingen niet van toepassing zijn op het experiment.
ad j   Indien declaratiebepalingen in nadere regels moeten worden neergelegd dienen specifiek voor het experiment nadere regels met declaratiebepalingen te worden vastgesteld. Die specifieke nadere regels kunnen overigens ook nodig zijn als het gaat om administratie- en bekendmakingsvoorschriften. Vastleggen in nadere regels betekent dat de regels bestuursrechtelijk kunnen worden gehandhaafd. Vastleggen in beleidsregels betekent, gelet op artikel 7.1, dat bij niet-naleving van de voorschriften het experiment kan worden stopgezet. Zo'n besluit tot intrekking dient overigens steeds te voldoen aan algemene bestuursrechtelijke eisen.
ad k   Deze bepaling spreekt voor zich. In artikel 15 lid 8 WTG is bepaald dat een experiment maximaal 5 jaar kan duren en dat CTG/ZAio kan besluiten de gevolgen van een experiment geheel of gedeeltelijk in stand te laten tot het einde van het boekjaar volgend op het boekjaar waarin het experiment is geëindigd.
ad l   Zie de toelichting ad a.
ad m   Na afloop van het experiment moet het experiment geëvalueerd worden. De specifieke experiment beleidsregel dient voor te schrijven op welke criteria geëvalueerd moet worden. Daartoe behoren in elk geval de doelstelling van het experiment en de tussentijdse toetsingscriteria. Zie ook de toelichting ad a.
De term 'ten minste' in de aanhef van artikel 5.1 geeft aan dat de lijst niet uitputtend bedoeld is.

Artikel 6.1
In dit artikel is de informatieplicht van partijen geregeld. Het uitgangspunt van artikel 4.1 lid 1 komt daarin tot uitdrukking dat de specifieke experimentbeleidsregel alleen dat regelt wat nog niet bij of krachtens de artikelen 30, 30a en 30b WTG is geregeld. Met periodieke tussenrapportages wordt bereikt dat CTG/ZAio de vinger aan de pols houdt van het experiment. Daarnaast kan de specifieke experimentbeleidsregel regelen of en hoe CTG/ZAio participeert in de organisatie van het experiment.

Artikel 7.1
Zie de toelichting bij de artikelen 2.1 en 2.2 en de toelichting bij artikel 5.1 sub i. De betrokken deelnemende zorgaanbieders en ziektekostenverzekeraars dienen voorafgaand aan een beslissing tot intrekking van een experiment in de gelegenheid te worden gesteld te worden gehoord.

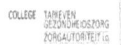

Circulairenummer: KSCN/ajog/A/04/09c

Artikel 8.1
Dit artikel regelt de informatieplicht van CTG/ZAio jegens de Minister van VWS en waarborgt dat CTG/ZAio niet alleen zijn bevindingen over het experiment opschrijft maar ook dat het zich een oordeel vormt over de vraag of aan de uitkomsten van het experiment algemene toepassing zou moeten worden gegeven. En dus over de vraag of het experiment landelijke geldigheid dient te krijgen door een vertaalslag naar 'gewone' beleidsregels in de zin van artikel 11 WTG.

Wij hopen u hiermee voldoende te hebben geïnformeerd.

Hoogachtend,

College tarieven gezondheidszorg/
Zorgautoriteit i.o.

drs. A.L.M. Barendregt,
algemeen secretaris

bijlage

Beleidsregel bijlage bij circulaire

1 Algemeen

a Deze beleidsregel is van toepassing op de organen voor gezondheidszorg als vermeld in het Besluit werkingssfeer WTG 1992 (1991, Stb. 732), dat laatstelijk gewijzigd is bij Besluit van 25 oktober 2002 (Stb. 2002, 527) en bij Besluit van 5 november 2002 (Stb. 2002, 549).
b Deze beleidsregel treedt in werking op de datum dat de WTG, zoals gewijzigd door de WTG ExPres, in werking treedt en werkt terug tot die datum indien de bekendmaking van de nederlegging van de beleidsregel in de Staatscourant na deze datum plaatsvindt.
c De termijn waarvoor deze beleidsregel geldt: onbepaald.
d Deze beleidsregel kan worden aangehaald als 'Beleidsregel algemene bepalingen experimenten'.

2 Eisen

2.1
Een experiment als bedoeld in artikel 15 WTG dient te voldoen aan alle volgende eisen:
a het experiment past binnen de doelstellingen van de WTG (de bevordering van marktwerking daaronder begrepen);
b het experiment is bedoeld om te experimenteren met alternatieve wijzen van (prijs- en prestatie)regulering die tot doel hebben een meer doelmatige (en efficiënte besteding van de middelen in de) zorg, kostenbeheersing en marktwerking daaronder begrepen, of innovatie van het stelsel van (prijs- en prestatie)regulering;
c het experiment is kleinschalig in die zin dat het experiment geldt voor een beperkte groep organen voor gezondheidszorg en/of een beperkte groep ziektekostenverzekeraars en/of beperkt is tot een bepaalde regio en/of is beperkt tot een bepaalde prestatie;
d het experiment is een aanvulling op het beleid, dat CTG/ZAio beoogt of heeft ingezet om te komen tot een meer doelmatige (en efficiënte besteding van de middelen in de) zorg of innovatie van het bekostigingsstelsel;

e het experiment leidt naar verwachting niet tot een verhoging van de administratieve lasten voor de betrokken zorgaanbieder(s) en ziektekostenverzekeraar(s), die onevenredig is in verhouding tot doel en nut van het experiment zoals omschreven in sub b van dit artikellid;
f CTG/ZAio moet voldoende vertrouwen hebben in de realisatie van het experiment door de deelnemende partijen;
g het experiment mag niet leiden tot discontinuïteit van de zorg in de regio en discontinuïteit van deelnemende organen voor gezondheidszorg en ziektekostenverzekeraars;
h het experiment levert naar verwachting een bijdrage aan de toegankelijkheid, kwaliteit en betaalbaarheid van de zorg.

2.2
De deelnemende organen voor gezondheidszorg en ziektekostenverzekeraars houden zich aan de in de specifieke experimentbeleidsregel gestelde voorwaarden, voorschriften en beperkingen.

3 Procedure

Voor een beoogd experiment is geen specifieke experimentbeleidsregel vastgesteld.

3.1
−1. Indien een orgaan voor gezondheidszorg samen met een of meer ziektekostenverzekeraars een experiment beoogt waarvoor geen specifieke experimentbeleidsregel is tot stand gekomen, kunnen zij CTG/ZAio gezamenlijk verzoeken een experimentbeschikking vast te stellen.
−2. CTG/ZAio stelt naar aanleiding van het verzoek als bedoeld in het eerste lid, al dan niet een specifieke experimentbeleidsregel vast en neemt met inachtneming van dit besluit een beslissing op het verzoek om een experimentbeschikking als bedoeld in het eerste lid.

Voor een beoogd experiment is een specifieke experimentbeleidsregel vastgesteld.

3.2 Indien een specifieke experimentbeleidsregel niet anders bepaalt, besluit CTG/ZAio op gezamenlijk verzoek van een orgaan voor gezondheidszorg met een of meer ziektekostenverzekeraars tot de afgifte van een experimentbeschikking.

4 Toepasselijkheid WTG

4.1
−1. Het bij of krachtens de WTG bepaalde is van toepassing op experimenten, tenzij bij of krachtens artikel 15 WTG anders is bepaald.

−2. Op organen voor gezondheidszorg die onder de werking van een specifieke experimentbeleidsregel vallen maar waaraan geen experimentbeschikking is afgegeven, zijn de bepalingen van de specifieke experimentbeleidsregel niet van toepassing.

5 Inhoud, omvang en duur van experimenten

5.1 In een specifieke experimentbeleidsregel wordt ten minste vastgelegd:
a welk specifiek doel met het experiment wordt nagestreefd en aan welke toetsingscriteria het experiment (tussentijds) dient te voldoen;
b welke organen voor gezondheidszorg en ziektekostenverzekeraars vallen onder het experiment en welke daarvan, naar het oordeel van CTG/ZAio verplicht dienen deel te nemen aan het experiment;
c op welke prestaties, deelprestaties of welk geheel van prestaties het experiment betrekking heeft en welke tariefsoort(en) daarop van toepassing zijn;
d of, en zo ja hoe een gelijke uitgangspositie wordt gegeven aan organen voor gezondheidszorg en ziektekostenverzekeraars die wel en aan hen die niet hebben deelgenomen aan het experiment, indien de inhoud van het experiment na evaluatie algemene gelding krijgt;
e of en, zo ja hoe organen voor gezondheidszorg en ziektekostenverzekeraars verplicht worden gesteld deel te nemen aan een experiment en hoe zij gecompenseerd worden voor het eventuele financiële nadeel dat zij door deelneming aan het experiment zouden kunnen lijden ten opzichte van niet-deelnemers;
f op welke wijze CTG/ZAio de gevolgen van onrechtmatig gebruik van het experiment na stopzetting van het experiment zal corrigeren;
g of de in artikel 15 lid 4 en 5 WTG genoemde bepalingen van de WTG van toepassing zijn;
h of de in artikel 15 lid 6 en lid 7 WTG genoemde bepalingen van de Ziekenfondswet en de in artikel 15 lid 6 genoemde bepalingen van de AWBZ van toepassing zijn;
i welke (bepalingen in) andere beleidsregels op grond van artikel 11 WTG of nadere regels als bedoeld in de artikelen 2a, 2b, 30 en 30a WTG niet van toepassing zijn op het experiment;
j noodzakelijk geachte specifieke declaratiebepalingen die niet in nadere regels moeten worden neergelegd;
k wat, met inachtneming van het bepaalde van artikel 15 lid 8, de duur is van het experiment;
l op welke momenten het experiment tussentijds door CTG/ZAio geëvalueerd wordt en welke de tussentijdse toetsingscriteria zijn;
m op welke aspecten het experiment na afloop geëvalueerd wordt door CTG/ZAio. Tot deze aspecten behoren in elk geval het doel als genoemd in artikel 2.1 lid 1 sub b jo. artikel 5.1 sub a van deze beleidsregel en de in dit artikel sub a en sub l bedoelde tussentijdse toetsingscriteria.

6   Informatieplicht deelnemende partijen

6.1 In een specifieke experimentbeleidsregel wordt voorts vastgelegd:
- welke gegevens door de deelnemer(s) aan een experiment met welke regelmaat aan CTG/ZAio verstrekt moeten worden indien en voor zover dit afwijkt van hetgeen is geregeld bij of krachtens de artikelen 30, 30a en 30b van de WTG;
- de termijnen waarop de deelnemer(s) aan het experiment tussenrapportages verstrekken aan CTG/ZAio waarin gerapporteerd wordt of en in hoeverre het specifieke doel van het experiment gehaald wordt en of en in hoeverre voldaan wordt aan de door CTG/ZAio gestelde tussentijdse toetsingscriteria;
- of, en zo ja, hoe CTG/ZAio bevoegd is te participeren in de organisatie ten behoeve van het experiment.

7   Intrekking beschikking

7.1 Indien CTG/ZAio tijdens de duur van een experiment tot het oordeel komt dat het experiment niet langer voldoet aan de eisen genoemd in de artikelen 2.1 en 2.2 van deze beleidsregel, is CTG/ZAio bevoegd de experimentbeschikking in te trekken. Voordat CTG/ZAio besluit tot intrekking worden de betrokken organen voor gezondheidszorg en de betrokken ziektekostenverzekeraars in de gelegenheid gesteld te worden gehoord.

8   Informatieplicht CTG/ZAio

8.1 CTG/ZAio zendt de Minister binnen 3 maanden na afloop van het experiment een rapport met daarin zijn bevindingen aangaande het experiment. Dit rapport bevat in elk geval de door CTG/ZAio na afloop van het experiment gemaakte evaluatie. In de begeleidende brief aan de Minister geeft CTG/ZAio aan of en zo ja, op welke wijze, zijns inziens aan de uitkomsten van het experiment algemene toepassing dient te worden gegeven.

De auteurs

Mevrouw mr. H.H.M. Debets is sinds juli 1999 als (senior-)jurist werkzaam bij het College tarieven gezondheidszorg (CTG). Dit college was voorheen, dat wil zeggen tot 1 januari 2000, bekend als Centraal orgaan tarieven gezondheidszorg. Sinds medio 2004 is aan de naamvoering van het CTG de aanduiding Zorgautoriteit in oprichting toegevoegd: CTG/ZAio.
   Telefoon CTG/ZAio: 030-2968181
   e-mail: mdebets@ctg-zaio.nl

Mevrouw mr. K. Schroten was van juli 1999 tot juni 2005 eveneens bij het CTG werkzaam als (senior-)jurist. In de tijd dat zij bij het college werkzaam was heeft zij haar proefschrift 'De overheidsstichting op het niveau van de centrale overheid' afgerond (november 2000). Sinds 1 juni 2005 is Karin Schroten werkzaam als (wetgevings)jurist bij de directie Wetgeving en Juridische Zaken van het ministerie van Economische Zaken.
   Telefoon EZ: 070-3797935
   e-mail: k.schroten@minez.nl

GPSR Compliance

The European Union's (EU) General Product Safety Regulation (GPSR) is a set of rules that requires consumer products to be safe and our obligations to ensure this.

If you have any concerns about our products, you can contact us on

ProductSafety@springernature.com

In case Publisher is established outside the EU, the EU authorized representative is:

Springer Nature Customer Service Center GmbH
Europaplatz 3
69115 Heidelberg, Germany

www.ingramcontent.com/pod-product-compliance
Lightning Source LLC
Chambersburg PA
CBHW081349100426
42871CB00021B/261